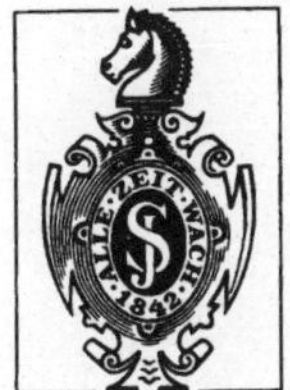

R. Hartung
W. Hübner W. Kropp (Hrsg.)

Urologische Beckenchirurgie

Mit 159 Abbildungen und 97 Tabellen

Springer-Verlag
Berlin Heidelberg New York
London Paris Tokyo
Hong Kong Barcelona
Budapest

Univ.-Prof. Dr. Rudolf Hartung
Urologische Klinik und Poliklinik der
Technischen Universität München
Klinikum rechts der Isar
Ismaninger Straße 22
D-8000 München 80

Dr. Wilhelm Hübner
Urologische Abteilung
Allgemeine Poliklinik der Stadt Wien
Mariannengasse 10
A-1090 Wien

Dr. Wolfgang Kropp
Urologische Klinik und Poliklinik der
Technischen Universität München
Klinikum rechts der Isar
Ismaninger Straße 22
D-8000 München 80

ISBN-13:978-3-642-76139-3 e-ISBN-13:978-3-642-76138-6
DOI: 10.1007/978-3-642-76138-6

Die Deutsche Bibliothek – CIP-Einheitsaufnahme
Urologische Beckenchirurgie : mit Tabellen / W. Hartung ... (Hrsg.). – Berlin ; Heidelberg ; New York ; London ; Paris ; Tokyo ; Hong Kong ; Barcelona ; Budapest : Springer, 1991
ISBN-13:978-3-642-76139-3
NE: Hartung, W. [Hrsg.]

Softcover reprint of the hardcover 1st edition 1991

10/3140/543210 – Printed on acid-free paper

Vorwort

Über die Hälfte aller urologischen Operationen sind Eingriffe am Harntrakt im Beckenbereich. Bedingt durch die Anatomie der Nachbarorgane wird besonders bei onkologischen Operationen häufig ein interdisziplinäres Operieren mit Chirurgen oder Gynäkologen erforderlich.

Die Einführung neuer Operationstechniken zur Harnableitung, aber auch Verbesserungen bei der Durchführung der radikalen Prostatektomie und der operativen Korrektur der Harninkontinenz veranlaßten mich, die „Urologische Beckenchirurgie" als Hauptthema der 16. Gemeinsamen Tagung der Bayerischen Urologenvereinigung und der Österreichischen Gesellschaft für Urologie 1990 zu wählen.

Zahlreiche Beiträge kompetenter Kollegen schienen so wichtig, daß die Autoren um ein erweitertes und ausreichend illustriertes Manuskript gebeten wurden mit dem Ziel, dieses in einem zusammenfassenden Band zu publizieren. Wenn auch bisherige Konzepte für den Blasenersatz oder das kontinente Stoma den Beweis für ein langfristig gutes Ergebnis noch nicht erbrachten und andererseits noch andere Operationsvarianten erwartet werden dürfen, so fanden wir es dennoch interessant, den Stand des Jahres 1990 beim raschen Wandel dieser Technologie festzuhalten.

Ausführlich wird auch auf die operative Korrektur der Harninkontinenz der Frau eingegangen, einschließlich des Einsatzes des artefiziellen Sphinkters. Die Behandlungsstrategie bei Weichteiltumoren des Beckens und die urologische Chirurgie bei Beckenverletzungen runden die Thematik ab.

Die Herausgeber schulden allen Autoren für ihre Beiträge großen Dank. Ich danke dem Springer-Verlag für die Erstellung dieses Buches und danke besonders Frau Dr. Heilmann für ihr entschiedenes Engagement, das Buch entstehen zu lassen.

München, Juni 1991 Univ.-Prof. Dr. *Rudolf Hartung*

Inhaltsverzeichnis

Harnableitung

Prostatakarzinom

Streßharninkontinenz

Artefizieller Sphinkter

Chirurgisch-urologische Eingriffe

Gynäkologisch-urologische Eingriffe

Endourologische Maßnahmen

Alternative und adjuvante Therapie beim Harnblasenkarzinom

Mitarbeiterverzeichnis

Die Anschriften sind jeweils bei Beitragsbeginn angegeben

Harnableitung

Kontinente Harnableitung versus Neoblase – Differentialindikation

U. Köhl [1], H. Riedmiller [1] und R. Hohenfellner [2]

Harnleiterdarmimplantation (HDI) in den nicht ausgeschalteten Dickdarm

Die erste ureterointestinale Anastomose wurde im Jahre 1851 von Simon [52] in London durchgeführt. Folge der refluxiven Harnleiterimplantation waren aszendierende Pyelonephritiden mit konsekutiver renaler Insuffizienz, was zu dieser Zeit den Tod des Patienten bedeutete.

Coffey [10] entwickelte 1910 eine antirefluxive Implantation der Ureteren in das Sigma und machte damit die Ureterosigmoidostomie für viele Jahre zur Harnumleitung der Wahl. Aufgrund von Komplikationen wie aszendierenden Pyelonephritiden, Stenosierung der Ureteren oder metabolischen Entgleisungen (hyperchlorämischen Azidose) wurde in der Folgezeit diese Form der Harnumleitung zunehmend verlassen.

In den letzten Dekaden hat die HDI eine Renaissance erlebt. Die Gründe hierfür liegen in einer verfeinerten operativen Technik [21, 22, 31], besserer perioperativer Pflege und Nachsorge, den guten Langzeitergebnissen bei Kindern mit Blasenexstrophie und einem Follow-up von bis zu 20 Jahren [56] sowie den deutlich verbesserten Ergebnissen bei Erwachsenen bei exakter Patientenselektion. Folgende Kriterien müssen bei der Indikationsstellung unbedingt beachtet werden:

1. normale Morphologie des oberen Harntraktes,
2. normale Nierenfunktion zum Ausgleich metabolischer Störungen,
3. morphologisch unauffälliges Sigma ohne entzündliche oder neoplastische Veränderungen,
4. keine Vorbestrahlung, keine geplante Nachbestrahlung,
5. kompetenter Sphinkter ani, wobei in einem präoperativen Halteversuch 350 ml Kochsalzlösung tags wie nachts über mehrere Stunden gehalten werden müssen.

Darüber hinaus müssen regelmäßige Blutgasanalysen sowie gegebenenfalls eine alkalisierende Langzeittherapie gewährleistet sein. Auf Grund des bekannten Risikos der Entstehung sekundärer Malignome sollte ab dem fünften

[1] Urologische Universitätsklinik, Baldinger Str., D-3550 Marburg.
[2] Urologische Klinik und Poliklinik der Universität, Langenbeckstr. 1, D-6500 Mainz.

postoperativen Jahr eine jährliche Rektoskopie durchgeführt werden. Finden sich dabei polypöse Veränderungen im Bereich der Ureterimplantationsstelle ins Sigma, so ist eine frühzeitige Umwandlung in einen Pouch mit kontinentem Stoma sowie die Resektion des betroffenen Sigmabereiches Therapie der Wahl. Durch dieses Vorgehen entfällt die für den Patienten problematische Umwandlung einer kontinenten HDI in einen Conduit mit nassem Stoma [1, 56].

Rektosigmoidale Undiversion

Patienten mit gestautem oberen Harntrakt sollten nicht einer HDI zugeführt werden. Erst nach Ableitung über ein Sigmaconduit mit antirefluxiver Ureterimplantation kann diese nach durchschnittlich 6 Monaten unter folgenden Voraussetzungen der Anschluß ans Rektosigmoid erfolgen:

1. röntgenologischer Nachweis eines refluxfreien Conduits,
2. vollständige Rückbildung der Dilatation des oberen Harntraktes mit normaler Nierenfunktion.

Bei bisher nur kleinen Fallzahlen und unterschiedlichen Beobachtungszeiten differieren die Ergebnisse bislang nicht von denen der HDI. Das von Modelski 1962 publizierte Verfahren [44], das später von H. Hendren wieder aufgegriffen wurde [28], sollte in die Differentialindikation zur kontinenten Harnableitung miteinbezogen werden. Es ist technisch einfacher durchführbar als das Ghoneim-Verfahren der ileum-augmentierten Rektumblase [18, 19] und vermeidet den „doppelten Nippel". Hinsichtlich der übrigen Voraussetzungen zu diesem Eingriff gelten dieselben Richtlinien wie die zur Harnleiterdarmimplantation.

Ileum-augmentierte Rektumblase (Ghoneim-Kock)

Weder das Verfahren von Mauclaire [42] (isolierte Rektumblase mit endständiger Kolostomie) noch die transsphinkteren Durchzugsverfahren von Gersuny [17], Heitz-Boyer u. Hovelacque [27] wurden jemals zu standardisierten Verfahren mit breiter Anwendung und großen Fallzahlen. Die Gründe hierfür sind:

1. die Kolostomie als Dauerlösung ist nicht besser als ein nasses Stoma,
2. der transsphinktere Durchzug endete oft mit Stuhl- und Harninkontinenz.

Die Bildung eines rektalen Niederdruckreservoirs durch Seit-zu-Seit-Anastomose des Sigmas in Kombination mit der trigonalen Implantation (Maydel) wird erstmals 1907 bei Kocher erwähnt.

Die Ileum-augmentierte Rektumblase wurde nach Tierversuchen von Kock und Ghoneim bisher bei 89 Patienten mit verschiedenen Modifikationen angewandt. Bei sog. doppelter Nippelbildung können auch dilatierte Hohlsysteme in das rektale Niederdruckreservoir implantiert werden. Das operationstechnisch aufwendige Verfahren erfordert eine temporäre Kolostomie über 3–6 Monate, die danach verschlossen wird. Bei 51 zwischen 1986 und 1988 operierten Patienten konnten bei 79 renalen Einheiten bei 19 eine Dekompression sowie eine Stabilisierung der Nierenfunktion bei 48 renalen Einheiten erreicht werden, während sich bei 12 renalen Einheiten eine Deterioration des oberen Harntraktes zeigte [18].

Ähnlich dem Verfahren nach Modelski eignet sich die Operation von Ghoneim für Frauen sowie für Patienten, die auch ein kontinentes Hautstoma nicht akzeptieren oder für Patienten, bei denen die Versorgung mit Einmalkathetern nicht sicher gestellt ist. Ob das Ghoneim-Verfahren im Rahmen von Langzeitbeobachtungen effektive Vorteile gegenüber der HDI bringt, ist noch offen.

Ersatzblasenbildung mit kontinentem Stoma

Ausgeschaltete und zur Urinreservoirbildung verwandte Darmsegmente behalten auch detubularisiert teilweise die dynamisch funktionellen Eigenschaften des intakten Darmes bei. Somit nehmen sie, obgleich aus dem Gastrointestinaltrakt ausgeschaltet, am Ablauf der Peristaltik mit phasischen und Massenkontraktionen weiter teil. Die hierbei auftretenden Basaldrucke und Amplituden der peristaltischen Wellen sind zunächst abhängig von der Pouchfüllung (Abb. 1).

Detubularisierte und nicht detubularisierte Darmanteile verhalten sich hinsichtlich der Druckspitzen unterschiedlich (Abb. 2), unberücksichtigt blieben hierbei die großen interindividuellen Schwankungsbreiten, nebst anderen individuellen Faktoren, wie Zeitpunkt der letzten Nahrungsaufnahme, körperliche Bewegung, Alkohol- und Nikotingenuß sowie Medikamenteneinnahme.

Für den kontinenten Pouch ist dies solange von untergeordneter Bedeutung, als der „kontinente Nippel" bzw. das efferente kontinente Segment (tubulari-

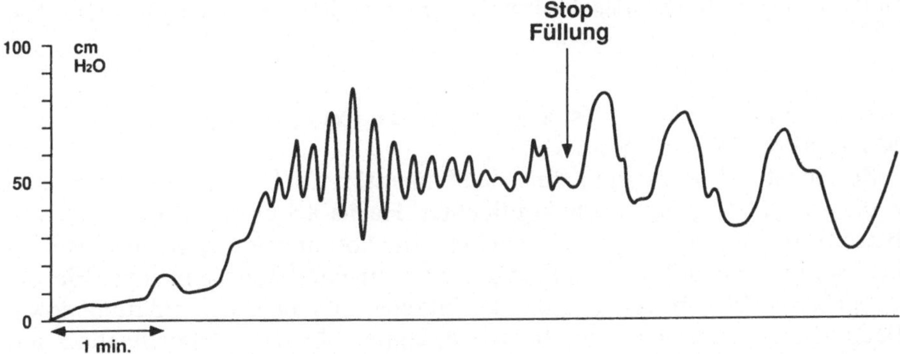

Abb. 1. Mit zunehmender Pouchfüllung treten durch peristaltische Kontraktionen ausgelöste ungehemmte Druckwellen auf, mit Spitzen bis 90 cm H_2O

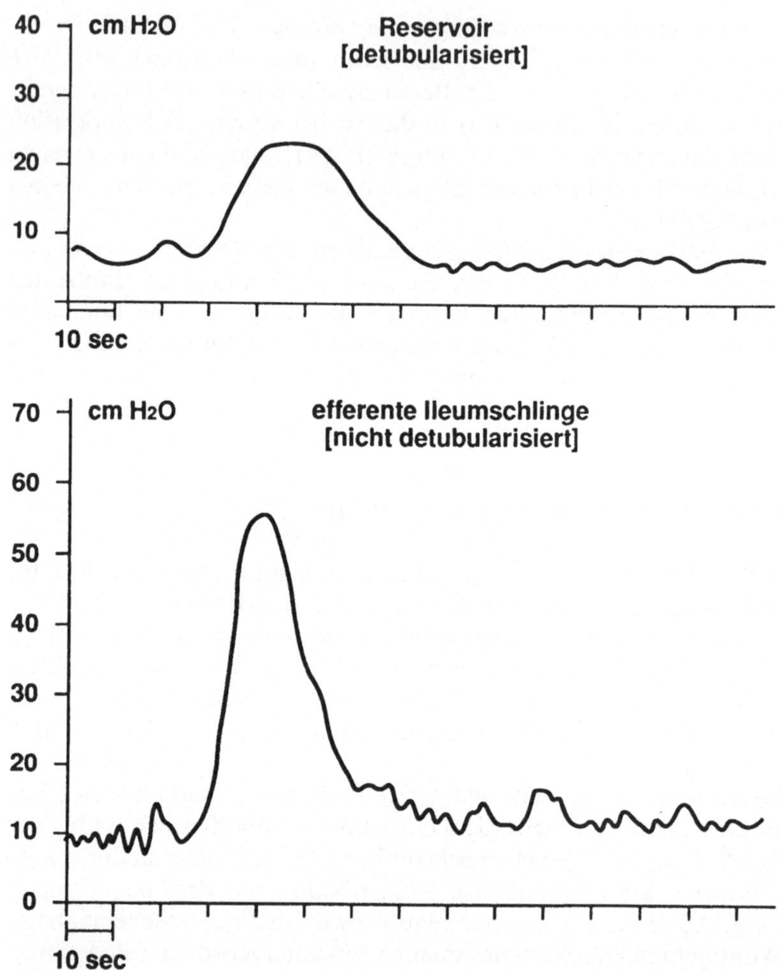

Abb. 2. Urodynamische Untersuchung des Reservoirs (*oben*) und der efferenten, nicht detubularisierten Ileumschlinge (*unten*). Der Druck der efferenten Ileumschlinge übersteigt den Druck des Reservoirs und trägt damit zur Sicherung der Kontinenz bei (nach Carroll et al. [13])

siertes Ileum, tubularisiertes Antrum, Appendix) einen höheren Druck aufbauen als der Pouch selbst (Abb. 2).

Somit ist die Indikation zur medikamentösen Therapie bei funktionell bedingter Inkontinenz nach kontinenter Harnableitung im Gegensatz zur Blasensubstitution (s. dort) eher selten. Im abführenden Segment (Abb. 3) liegt somit der Schlüssel zum Erfolg der kontinenten Pouchchirurgie. Für die Nippelkonstruktion erwies sich der Stapler zur Ileuminvagination sowie Ileumintussuszeption in die Ileozökalklappe oder zur Nippelfixation am Pouch als entscheidender Vorteil gegenüber der ausschließlichen Naht [35, 36]. Auch die Modellage der efferenten Ileumschlinge (Indiana-Pouch) wird zu-

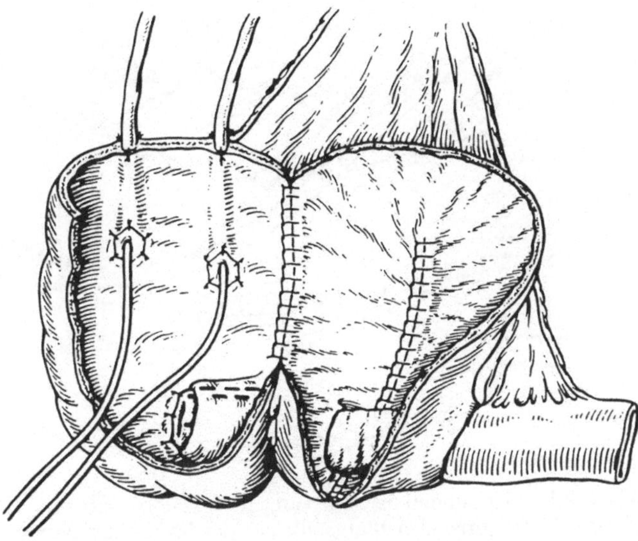

Abb. 3. Durchzug des Stapler-fixierten Invaginationsnippel (abführendes Segment) durch die Ileozökalklappe und Fixierung mit einer weiteren Klammernahtreihe

nehmend mit dem GIA-Instrument durchgeführt, im Gegensatz zur früher verwandten fortlaufenden einstülpenden Naht [5, 13, 50].

In den letzten beiden Jahren erlangte die Appendix als Kontinenzmechanismus zunehmend an Bedeutung [49] (Abb. 4). Voraussetzung ist eine mindestens 6–7 cm lange, für 16 Charriere gut durchgängige und nicht entzündlich veränderte Appendix. In die Seromuskularis des Zökums „eingebettet" finden sich die Vorteile der doppelten Blutversorgung (aus Zökum und Mesappendix) mit dem des an der Bauchwand direkt anliegenden Pouches. Der kurze direkte Weg für den Einmalkatheterismus führt durch das kosmetisch unsichtbare Nabelstoma, wobei Stomastenosen aufgrund des Hauttrichters des Nabels außerordentlich selten sind.

Bei initial hoher Pouchkapazität (Ileozökal-pouch) sind Nippelprobleme seltener als beim Kock-Pouch [35, 36, 55], wobei die Nippelrevisionsraten der derzeitigen Technik des ileozökalen Durchzuges und bei der Stapler-Fixierung bei durchschnittlich 8% liegen.

Blasensubstitution

Hinsichtlich der Auswahl von Darmsegmenten für die Blasensubstitution wie auch zur kontinenten Harnableitung gilt die Formel $V = r^2 \cdot \pi \cdot h$ (V = Volumen, r = radius, h = Höhe), wobei die Verwendung des großlumigen Dickdarmes für eine hohe Kapazität mittels wenig Darm bürgt [30].

Zu den neueren Verfahren zählt der VIP-Padua-Pouch, dessen schneckenförmiges Design mit nur 45 cm Ileum eine Kapazität von 500 ml erreicht [46].

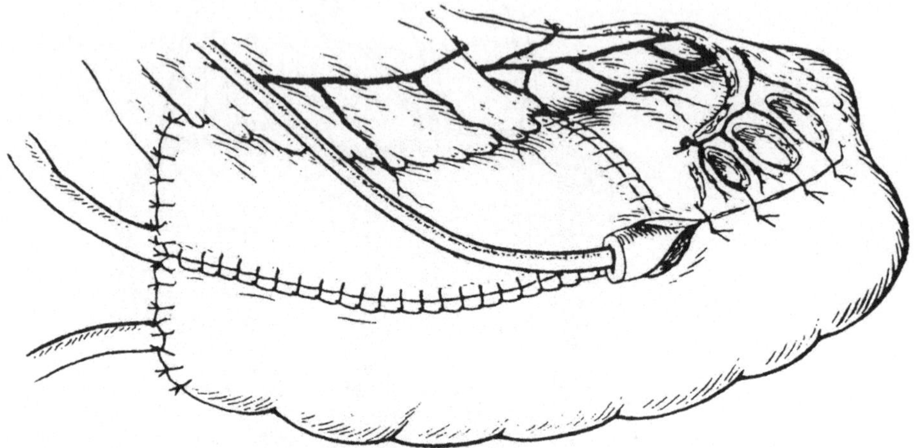

Abb. 4. Über der submukös eingebetteten Appendix wurde die Seromuskularis unter Aussparung der versorgenden Blutgefäße aus der Meso-Appendix geschlossen

Für den Kontinenzmechanismus entscheidend ist die direkte Anastomose zwischen dem tiefsten Punkt des Pouches und der Urethra. Bei zwischengeschalteten, nicht detubularisierten, auch kurzen Segmenten entstehen Hochdruckzonen mit nachfolgender Inkontinenz [60].

Ausgeschaltete, zur Blasensubstitution verwandte Darmsegmente werden mittels Bauchpresse gegen den urethralen Widerstand entleert. Da nachts der Tonus der quergestreiften Muskulatur nachläßt, ergeben sich Unterschiede hinsichtlich der Kontinenz bei Tag und bei Nacht (Abb. 5). Tagsüber gehen erhöhte Beckenbodenkontraktionen dem Druckanstieg im Pouch unmittelbar voraus und sichern so zusätzlich die Kontinenz.

Bei einer durchschnittlichen Trinkmenge von 2500 ml und einer Urinproduktion von 1200 ml sowie einer osmotischen Transsudation des Pouches von etwa 1000 ml werden pro Stunde etwa 90 ml Flüssigkeit in den Pouch ausgeschieden. Für eine ungestörte Nachtruhe von 7 Stunden reicht eine Pouchkapazität von 600–800 ml aus. Treten erste Pouchkontraktionen bei 200–300 ml Füllung auf, kann der Patient mit zweimaligem Weckerstellen nachts trocken bleiben oder mit einer Sicherheitsvorlage auskommen [55, 61]. Studer et al. betonen die Lernphase des Patienten, die Hand in Hand mit einer Zunahme der Pouchkapazität nach ca. einem Jahr zu einer deutlichen Verbesserung der Ausgangssituation führt [60]. Diese Ergebnisse konnten wir am eigenen Krankengut von 28 Patienten von einem zur Blasensubstitution verwandten Ileozökalpouch nachvollziehen.

Ob durch eine medikamentöse Therapie die nächtliche Kontinenzsituation des Patienten zu verbessern ist, wird derzeit in der Literatur kontrovers diskutiert. Erfolgversprechende Ergebnisse konnten von Brendler et al. mit Oxybutynin-Instillationen an Patienten mit kontinenter Harnableitung erreicht werden [8]. Dabei kam es durch die anticholinerge und lokalanästhetische

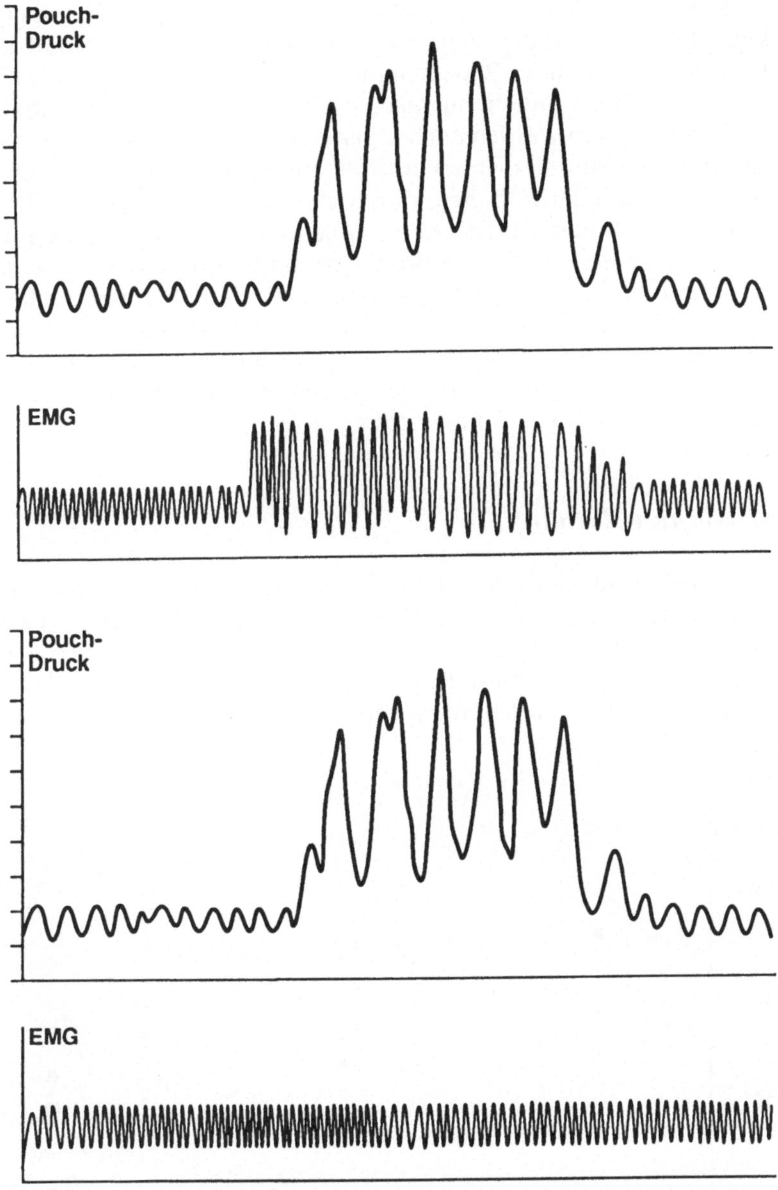

Abb. 5. Tags (*oben*) gehen Kontraktionswellen im Pouch mit einer reflektorischen Anspannung der Beckenbodenmuskulatur einher, im Schlaf (*unten*) kommt es zu einer Relaxation des Beckenbodens und Kontraktionen des Reservoirs gehen mit Inkontinenz einher

Wirkung von Oxybutynin [37] zur Abnahme der Kontraktionswellen und zur Zunahme des Reservoirvolumens. Die orale Medikation mit Oxybutynin hat sich bei Patienten mit Blasensubstitution als unwirksam erwiesen [32].

Instillationen mit Atropin (Anticholinergikum) und Terbutalin (β_2-Mimetikum, Bricanyl) wurden von Månsson et al. durchgeführt und konnten die Kontinenzsituation bei Patienten mit kontinenter Harnableitung nicht verbessern [41]. Neben anticholinergen, β_2-mimetischen und/oder lokalanästhetischen Substanzen wurden auch Opiate und deren Derivate auf eine Wirkung an der Muskulatur des Reservoirs hin untersucht. Fowler et al. versuchten den bekannten antidiarrhoischen, durch eine Verlangsamung der Peristaltik des Darmes vermittelten Effekt von Diphenoxylat in Kombination mit Atropin (Resasec, Lomotil) auf eine Ersatzblase zu übertragen [16]. Sie konnten durch 2 Instillationen pro Tag Kontraktionswellen dämpfen und die Kapazität des Reservoirs erhöhen, ohne systemische Nebenwirkungen zu beobachten. Ob sich die positiven Erfahrungen von Oxybutynin-Instillationen auch auf blasensubstituierte Patienten übertragen lassen, bleibt abzuwarten und ist derzeit Gegenstand intensiver Untersuchungen.

Urethrales Rezidiv

Mit zunehmender Anzahl von Publikationen zu diesem Thema (Abb. 6) findet sich in der Literatur hinsichtlich der Indikationsstellung zur simultanen Urethrektomie insofern ein weitgehender Konsens, als diese bei positiver urethraler Biopsie, multifokalem Carcinoma in situ bzw. blasenhalsnahen Tumoren durchgeführt werden sollte.

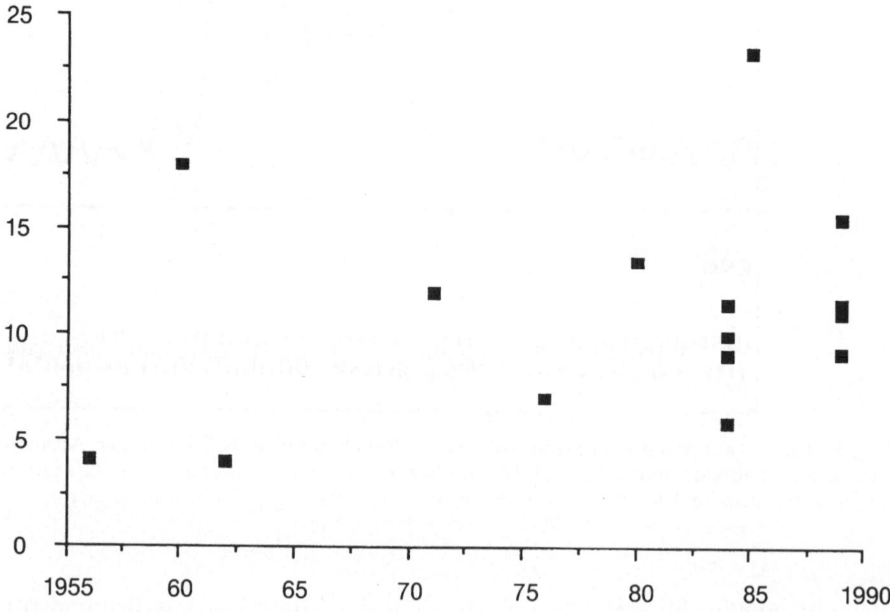

Abb. 6. Häufigkeit des urethralen Rezidiv und Publikationsjahr der entsprechenden Arbeit [2, 4, 9, 15, 20, 29, 47, 48, 51, 58, 62]

Am eigenen Krankengut konnte gezeigt werden, daß mit der Indikationsstellung zur frühen radikalen Zystektomie bei Erstnachweis einer Infiltration in die Lamina propria und entdifferenziertem Tumorwachstum eine deutliche Verbesserung der Prognose erreicht wird [57].

Damit steigt insbesondere bei Patienten mit multifokalem Carcinoma in situ das Risiko des urethralen Rezidivs [58]. Die Hälfte unserer Patienten mit urethralem Rezidiv verstarb zwischen dem 3. und 8. Beobachtungsjahr. Gleichzeitig erwies sich die Urethrektomie als Sekundäreingriff nach positiver Urethrallavage nicht nur als technisch schwieriger, sondern mitunter auch als inkompletter Eingriff.

Den obengenannten Risikopatienten sollte eine kaum weiter belastende, simultane Urethrektomie und Harnableitung mit kontinentem Stoma empfohlen werden. Die Frage, ob auch Patienten mit multifokalen Tumoren von der Blasensubstitution ausgeschlossen werden sollten, kann derzeit noch nicht beantwortet werden.

Ureterimplantation

Gegenwärtig liegt die Komplikationsrate der Harnleiter-Pouch-Implantation zwischen 5% und 8%. Stenosen und Refluxe wurden sowohl bei dem Verfahren nach Le Duc als auch Politano beobachtet. Im eigenen Krankengut zeigte sich ein deutlicher Zusammenhang zwischen Vorbestrahlung, intraarterieller Chemotherapie zur präoperativen Tumorreduktion, präoperativer Harnleiterdilatation nach Voroperationen und Stenosen an der Implantationsstelle. Neben Stenosen an der Implantationsstelle wurde beim Hemi-Kock auch das „Nippelgleiten" mit nachfolgendem Reflux beobachtet. All dies führte zu einer Reihe von Modifikationen. Beim Florida-Pouch wurde die Tunnellänge auf 1,5 cm verkürzt [46]. Studer erprobt derzeit eine nicht antirefluxive Implantation in das zuführende, nicht detubularisierte Ileumsegment, wobei dieses Verfahren randomisiert gegenüber dem Ileumnippel und dem Le Duc-Verfahren angewandt wird. Beim Indiana-Pouch wird das Goodwin-Verfahren bevorzugt [50]. Skinner hält nach wie vor beim urethralen Hemi-Kock den Nippel im zuführenden Segment für unentbehrlich [53].

Zusammenfassend existiert bis heute kein Implantationsverfahren, das bei dilatierten Harnleitern einen absolut sicheren Refluxschutz gewährleistet und gleichzeitig die Obstruktion verhindert. Auch bleibt abzuwarten, inwieweit bei Verzicht auf eine antirefluxive Implantation mit renalen Spätkomplikationen zu rechnen ist.

Metabolische Veränderungen

Erste längerfristige Beobachtungen über mehr als 5 Jahre zeigen, daß Patienten mit zur Harnableitung ausgeschalteten Ileumsegmenten einer antiazidotischen Therapie bedürfen. Desgleichen wird in zunehmendem Ausmaß eine Vitamin B_{12}-Substitutionstherapie durchgeführt. Etwa 30% unserer Patienten mit Ileozökalausschaltung zur Bildung eines Urinspeicherreservoirs müssen wegen vermehrter Stuhlfrequenz über etwa 3 Monate mit Colestyramin (Quantalan) nachbehandelt werden. Danach treten Durchfälle nurmehr vereinzelt sporadisch auf. Alle anderen Parameter wie Vitamin B_6, Folsäure und Gallensäuren blieben bei einer Nachbeobachtungszeit von bis zu 7 Jahren bisher im Normbereich (Tabelle 1).

Tabelle 1. Metabolische Nachuntersuchung bei 75 Patienten nach Anlage eines Mainz-Pouch zur kontinenten Harnableitung, Blasenaugmentation oder Blasensubstitution

Patienten	n = 75 mittleres Follow-up: 36 Monate	
Vitamin B_{12}	473 ng/l (292,5–700 ng/l)	Norm: 175–700 ng/l
Folsäure	7,62 mg/l (3,7–12,4 mg/l)	Norm: 2–20 mg/l
Gallensäure	178,2 mg/l (100–500,4 mg/l)	Norm: 10–600 mg/l

Sekundäre Malignombildung

Adenokarzinome und Plattenepithelkarzinome nach Darmblasenerweiterungsplastiken wurden bisher erst bei wenigen Patienten publiziert [23, 24]; es bleibt jedoch zu fürchten, daß die Anzahl mit der Länge der Nachbeobachtungszeit zunimmt [58]. Hierfür scheinen eine chronische bakterielle Infektion, mechanische Irritation sowie das Vorhandensein von N-Nitrosaminen verantwortlich zu sein. Diese entstehen durch die Reduktion von Urinnitrat zu Nitrit durch Darmbakterien und dessen Reaktion mit endogenen sekundären Aminen. Messungen über die N-Nitrosaminkonzentration zeigen deutlich höhere Werte bei Verwendung ausgeschalteter Sigmasegmente gegenüber Ileumsegmenten [45], für Zökalsegmente liegen noch keine verbindlichen Werte vor.

Ob sich die unterschiedlichen N-Nitrosaminkonzentrationen auch in einem unterschiedlichen Risiko für die Entstehung sekundärer Malignome niederschlagen, bleibt abzuwarten. Erste Hinweise hierfür scheinen sich in der niedrigen Entartungsrate beim Ileumconduit und bei Blasenerweiterungsplastiken unter Verwendung von Ileum gegenüber Ableitungen in andere Darmsegmente zu finden [23, 24, 58].

Ähnlich der Ureterosigmoidostomie sollten auch Patienten mit einem Urinreservoir aus Darm ab dem 10. postoperativen Jahr einer regelmäßigen Endoskopie und Biopsie des Reservoirs unterzogen werden. Erschwert wird endoskopische Kontrolle durch Orientierungsprobleme im Reservoir. Auch erscheint es fraglich, ob Tumoren rechtzeitig endoskopisch erkannt werden können. Ob die Zytologie bei Restschleimbildung und chronischer Infektion einen Beitrag zur frühzeitigen Entdeckung von Malignomen leisten kann, ist fragwürdig und ergibt ein klinisches Problem für Patienten mit langer Lebenserwartung.

Ausblick

Kontinente Harnreservoirs sind im subjektiven Empfinden des Patienten besonders dann ein Gewinn, wenn die Umwandlung von einem nassen in ein kontinentes Stoma erfolgte [6, 38]. Der hierfür zu zahlende Preis ist noch ungewiß.

Patientinnen kann zum gegenwärtigen Zeitpunkt eine Blasensubstitution mit artifiziellem Sphinkter nicht empfohlen werden. Für männliche Patienten muß bei der Differentialindikation zwischen kontinenter Harnableitung und Blasensubstitution das Risiko des urethralen Rezidivs sorgfältig abgewogen werden. In Abhängigkeit von Lebensgewohnheiten und Schlaftiefe sind rund 80% aller Patienten mit einer Blasensubstitution zufrieden. Dieser Zufriedenheitsgrad unterscheidet sich nicht wesentlich von dem der Patienten mit kontinenter Harnableitung.

Literatur

1. Allen TD (1989) Editorial comment J Urol 142:795–796
2. Ashworth A (1956) Papillomatosis of the urethra. Brit J Urol 28:3–10
3. Baigrie JR, Kelleher JP, Fawcett DP, Pengelly AW (1988) Oxybutynin: is it safe? Brit J Urol 62:319–322
4. Beahrs JR, Fleming TR, Zincke H (1984) Risk of local urethral recurrence after radical cystectomy for bladder cancer. J Urol 131:264–266
5. Bejany DE, Politano VA (1988) Stapled and non stapled tapered distal ileum for construction of a continent colonic urinary reservoir. J Urol 140:491–494
6. Boyd SD, Feinberg SM, Skinner DG, Lieskofsky G, Baron D, Richardson J (1987) Quality of life survey of urinary diversion patients: comparison of ileal conduits versus continent Kock ileal reservoirs. J Urol 138:1386–1389
7. Boyd SD, Lieskofsky G, Schiff WM, Kanellos AW, Skinner DG, Klimaszewski AD (1989) Prosective study of metabolic abnormalities in patients with continent Kock pouch urinary diversion. Urology 33:85–88
8. Brendler CB, Radebaugh LC, Mohler JL (1989) Topical oxybutin chloride for relaxation of dysfunctional bladders. J Urol 141:1350–1352
9. Clark PB (1984) Urethral carcinoma after cystectomy: the case of routine urethrectomy. J d'Urol 90:173–179
10. Coffey RC (1911) Physiologic implantation of the severed ureter or bile duct into the intestine. JAMA 56:397–409
11. Connor JP, Hensle TW, Lattimer JK, Burbige KA (1989) Long-term follow-up of 207 patients with bladder exstrophy: An evolution in treatment. J Urol 142:793–796.
12. Cordonnier JJ, Spjut HJ (1962) Urethral occurrence of bladder carcinoma following cystectomy. J Urol 87:398–403
13. Carroll PR, Presti JC, McAninch JW, Tanagho EA (1989) Functional characteristics of the continent ileocecal urinary reservoir: mechanisms of urinary continence. J Urol 142:1032–1036

14. Egghart G, Bachor R, Frohneberg D, Miller K, Hautmann R (1990) Umwandlung einer supravesikalen Harnableitung in Ileumneoblase. Indikation, Ergebnisse, Problematik. Urologe [A] 29:141–145
15. Faysal MH (1980) Urethectomy in men with transitional cell carcinoma. Urology 16:23–26
16. Fowler JE, Clayton M, Mouli K, Reagan G (1987) Effect of liquid diphenoxylate hydrochloride and atropine sulfate (Lomotil) instillations on dynamics and function of continent cecal urinary reservoirs. J Urol 138:735–738
17. Gersuny R zit. durch Foges (1898) Offizielles Protokoll der KK-Gesellschaft der Ärzte in Wien. Wien Klin Wochenschrift 11:990
18. Ghoneim MA (1990) Persönliche Gespräche
19. Ghoneim MA, Shehab El-Din AB, Ashamallah A, Gaballah MA (1981) Evolution of the rectal bladder as a method for urinary diversion. J Urol 126:737–740
20. Gowing NFC (1960) Urethral carcinoma associated with cancer of the bladder. Brit J Urol 32:428–438
21. Goodwin WE, Harris AP, Kauffman JJ, Beal JM (1953) Open transcolonic uretero-intestinal anastomosis, a new approach. Surg, Gynec & Obstet 97:295–300
22. Goodwin WE, Scardino PT (1977) Ureterosigmoidostomy. J Urol 118:169–174
23. Harzmann R (1989) Harnableitungskarzinom – Fiktion oder Realität? Akt Urol 20:179–183
24. Harzmann R, Kopper B, Carl P (1986) Karzinominduktion durch Harnab- oder -umleitung über Darmabschnitte. Urologe [A] 25:198–203
25. Hautmann RE, Egghart G, Frohneberg D, Miller K (1988) The ileal neobladder. J Urol 139:39–42
26. Hedlund H, Lindström K, Månsson W (1984) Dynamics of a continent caecal reservoir for urinary diversion. Brit J Urol 56:366–372
27. Heitz-Boyer M, Hovelacque A (1912) Creation d'une nouvelle vessie et d'une nouvel uretre. J d'Urol 1:237–258
28. Hendren WH (1983) Ureterocolic diversion of urine: management of some difficult problems. J Urol 129:719–729
29. Hickey DP, Soloway MS, Murphy WM (1986) Selective urethrectomy following cystoprotatectomy for bladder cancer. J Urol 136:828–830
30. Hinman FJR (1988) Selection of intestinal segments for bladder substitution: physical and physiological characteristics. J Urol 139:519
31. Hohenfellner R, Plannz C, Wulff HD, Moormann G, Rohman A, Kunkel R, Oberhausen E, Burmeister W, Straub E (1967) Die transigmoidale Ureterosigmoidostomie (Sigma-Rektum-Blase): Operationstechnik und Gesamtkaliumbestimmung. Urologe 6:429–435
32. Jakobsen H, Steven K (1989) Lack of effect of cholinergic blocking and alpha-adrenergic stimulation on nocturnal incontinence after ileocecal bladder replacement. A controlled randomized study. Brit J Urol 63:379–383
33. Kälble T, Möhring K, Tricker AR, Ovelgönne H-R, Schlag P (1989) Adeokarzinome nach Ureterosigmoidostomie. Akt Urol 20:173–179
34. Killeen KP, Libertino JA (1988) Management of bowel and urinary tract complications after urinary diversion. Urol Clin North Am 15:183–194
35. Lieskovsky G, Boyd SD, Skinner DC (1987) Management of late complications of the Kock Pouch form of urinary diversion. J Urol 137:1146–1150
36. Lieskovsky G, Skinner DC, Boyd SD (1988) Complications of the Kock-Pouch. Urol Clin North Am 15:195–205
37. Lish PM, Labudde JA, Peters EL, Robbins SL (1965) Oxybutynin – a musculotropic antispasmotic drug with moderate anticholoinergic action. Arch. Int. Pharmcodyn 156:476
38. Månsson A, Johnson G, Månsson W (1988) Quality of life after cystectomy. Comparison between patients with conduit and those with continent cecal reservoir urinary diversion. Brit J Urol 62:240–245

39. Månsson W, Willen R (1988) Mucosal morphology and histochemistry of the continent cecal reservoir for urine. J Urol 139:1199–1201
40. Månsson W, Colleen S, Sundin T (1984) Continent cecal reservoir in urinary diversion. Brit J Urol 56:359–365
41. Månsson W, Hedlund H, Andersson K-E (1989) Effect of atropine and terbutaline on motor activity of the continent cecal reservoir for urine. Brit J Urol 63:375–378
42. Mauclaire P (1985) De quelles essais de chirurgie experimental applicables au traitment de l'extrophie de la vessie et des anus contre nature complexes. Ann d mal d org GU 13:1080–1081
43. Mesrobian HGJ, Kelalis PP, Kramer SA (1988) Long-term follow-up of 103 patients with bladder exstrophy. J Urol 139:719–722
44. Modelski W (1962) The transplantation of ureters into the partial excluded rectum. J Urol 87:122–124
45. Nurse D, Mundy AR (1989) Assessment of malignant potential of cystoplasty. Brit J Urol 64:489–492
46. Pagano F, Artibani W, Guazzieri S, Filiberto Z (1989) The „Vesica Ileale Padovana" (VIP): A technique for continent total bladder replacement following cystectomy. (Abstrakt Nr. 1601). 48th annual meeting of the American Urological Association, Dallas J Urol 141:565A
47. Poole-Wilson DS, Barnard RJ (1971) Total cystectomy for bladder tumors. Brit J Urol 43:16–24
48. Raz S, McLorie G, Johnson S, Skinner D (1978) Management of the urethra in patients undergoing radical cystectomy for bladder carcinoma. J Urol 120:298–300
49. Riedmiller H, Bürger R, Müller SC, Thüroff JW, Hohenfellner R (1990) Continent appendix-stoma: A modification of the Mainz-Pouch technique. J Urol 143:1115–1117
50. Rowland RG, Mitchell ME, Bihrle R, Kahnoski RJ, Piser JE (1987) Indiana continent urinary reservoir. J Urol 137:1136–1139
51. Schellhammer PF, Wittmore WF (1976) Transitional cell carcinoma of the urethra in men having cystectomy for bladder cancer. J Urol 115:56–59.
52. Simon B (1852) Ectopia vesicae (absence of anterior walls of the bladder and pubic abdominal parietes); operation for directing the orifices of ureters into the rectum: temporary success: subsequent death: autopsy. Lancet 2:568–579
53. Skinner DG (1990) Editorial comment. J Urol 143:496–497
54. Skinner DG, Lieskofsky G, Boyd SD (1987) Continuing experience with the continent ileal reservoir (Kock-Pouch) as an alternative to cutaneous urinary diversion: an update after 250 cases. J Urol 137:1140–1145
55. Skinner DG, Lieskofsky G, Boyd SD (1989) Continent urinary diversion. J Urol 141:1323–1327
56. Stöckle M, Alken P, Engelmann HU, Jacobi GH, Riedmiller H, Hohenfellner R (1986) Radikale Zystektomie – Oft zu spät? Akt Urol 17:234–239
57. Stöckle M, Gökcebay E, Riedmiller H, Hohenfellner R (1990) Urethral tumor recurrences after radical cystoprostatectomy: The case for primary cystoprostatourethrectomy? J Urol 143:41–43
58. Stöckle M, Becht E, Voges G, Riedmiller H, Hohenfellner R (1990) Ureterosigmoidostomy: An outdated approach to bladder exstrophy. J Urol 143:770–775
59. Stone AR, Davis N, Stephenson TP (1987) Carcinoma associated with augmentation cystoplasty. Brit J Urol 60:236–238
60. Studer UE, Ackermann D, Casanova GA, Zingg EJ (1989) Three years experience with an ileal low pressure bladder substitute. Brit J Urol 63:43–52
61. Wenderoth UK, Bachor R, Egghart G, Frohneberg D, Miller K, Hautmann RE (1990) The ileal neobladder: experience and results of more than 100 consecutive cases. J Urol 143:492–497
62. Zabbo A, Montie JE (1984) Management of the urethra in men undergoing radical cystectomy for bladder cancer. J Urol 131:267–268

Die Ileumneoblase

K. MILLER und R. HAUTMANN

Einleitung

Darmersatzblasen kommen von allen Formen der kontinenten Harnableitung der natürlichen Harnblase hinsichtlich Speicher- und Entleerungsfunktion am nächsten: Das Harnreservoir liegt orthotop im kleinen Becken, die Entleerung erfolgt durch abdominelle Druckerhöhung (Bauchpresse) und der Sphinkter urethrae externus gewährleistet die Kontinenz. Entsprechend den onkologischen Prinzipien bei der radikalen Zystektomie ist diese Form der Ersatzblasenbildung nur beim Mann möglich, bei der Frau ist die Entfernung der gesamten Harnröhre und damit des urethralen Kontinenzapparates obligater Bestandteil der radikalen Chirurgie des Harnblasenkarzinoms.

Die „Urform" der Darmersatzblase, ein U-förmiger tubulärer Ileum-Abschnitt, der mit der membranösen Harnröhre anastomosiert wird, wurde seit den 50er Jahren von Camey klinisch angewandt [4]. Das Problem dieser ersten klinisch angewandten Form einer Darmersatzblase liegt auf der Hand: In dem tubulären Ileumreservoir kommt es bei Volumenbelastung zu Kontraktionen der zirkulären Darmmuskulatur, die in Druckspitzen bis zu 100 cm H_2O resultieren [20]. Die Folge ist eine vor allem nächtliche Inkontinenz bei praktisch allen Patienten [14], da es im Schlaf zu keiner reflektorischen Druckerhöhung des Sphinkter urethrae externus bei Druckerhöhungen im Harnreservoir kommt [3].

Durch die Verwendung detubularisierter und neuangeordneter Darmsegmente konnten die spezifischen Nachteile der Camey-Blase in der Zwischenzeit entscheidend verbessert werden. Unsere Erfahrungen mit der Ileum-Neoblase umfassen derzeit über 170 Patienten, die folgenden Ergebnisse beziehen sich auf 145 Patienten, bei denen die Operation mehr als 3 Monate zurückliegt.

Material und Methode

Operative Technik

Die Erhaltung des Sphinkter urethrae externus als Kontinenzorgan erfolgt analog der Technik bei der radikalen Prostatektomie [21]. Nach deszendieren-

Urologische Abteilung, Universitätsklinik Ulm, Prittwitzstraße 43, D-7900 Ulm.

dem Mobilisieren der Harnblase (Ligieren und Durchtrennen der oberen Blasenpfeiler) wird der Plexus santorini ligiert und durchtrennt. Die Harnröhre wird unmittelbar distal des Apex prostatae durchtrennt und nach Absetzen der unteren Blasenpfeiler die Zystektomie komplettiert. An den Harnröhrenstumpf werden für die spätere Enterourethroanastomose 4–6 Nähte gestochen. Anschließend wird das gewünschte Darmsegment aus der Darmkontinuität ausgeschaltet und diese mit 2reihiger Nahttechnik wiederhergestellt. Vor Festlegen des auszuschaltenden Stückes sollte der Punkt gekennzeichnet werden, der sich am einfachsten für die spätere Anastomose in das kleine Becken mobilisieren läßt. Nach entsprechender Detubularisierung und w-förmiger Anordnung des Darmes (Abb. 1) wird dieser mit den am Harnröhrenstumpf vorgelegten Nähten mit der Urethra anastomisiert (Abb. 2). Die Harnleiter werden antirefluxiv in der Technik nach Le Duc und Camey [11] in die Darmersatzblase eingepflanzt. Die Ureteroenteroanastomose bleibt für 14 Tage mit Ureterenkathetern, die Darm-Harnröhren-Anastomose für 3 Wochen mit einem Dauerkatheter geschient.

Patienten

Von April 1986 bis April 1990 wurde bei 140 Patienten eine Ileum-Neoblase zum kompletten Blasenersatz nach Zystektomie angelegt. Bei 16 Patienten erfolgte eine Blasenaugmentation in analoger Technik.

Die operative Technik war mit keiner perioperativen Mortalität belastet im Langzeit Follow-up verstarben 2 Patienten an unklaren Infektionen/Stoffwechselstörungen in auswärtigen Krankenhäusern, 6% erlagen einer Progression ihres Tumorleidens (Abb. 3).

Reinterventionsbedürftige postoperative Komplikationen traten kurzfristig bei 3% und langfristige bei 9% der Patienten auf (Abb. 4, 5). Sonstige Kom-

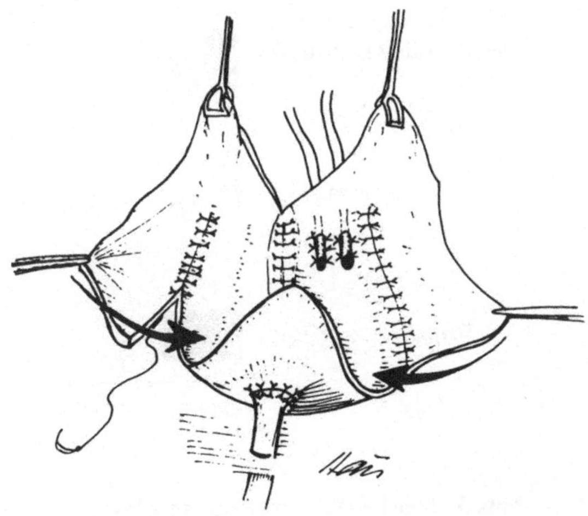

Abb. 1. Für die Konstruktion einer Ileumneoblase werden 60–70 cm Darm aus der Kontinuität ausgeschaltet. Der tiefste Punkt des ausgeschalteten Konvoluts wird markiert und für die spätere Anastomosierung mit der Harnröhre bei der Detubularisierung des Darmes U-förmig umschnitten (*Pfeil*). Die aufgeschnittenen Ileumschlingen sind w-förmig angeordnet und aneinanderliegenden Schnittflächen mit fortlaufender Naht vereinigt. Die Harnleiter sind nach dem Prinzip von Le Duc [11] antirefluxiv in einem 2–4 cm langen Schleimhautgraben eingebettet

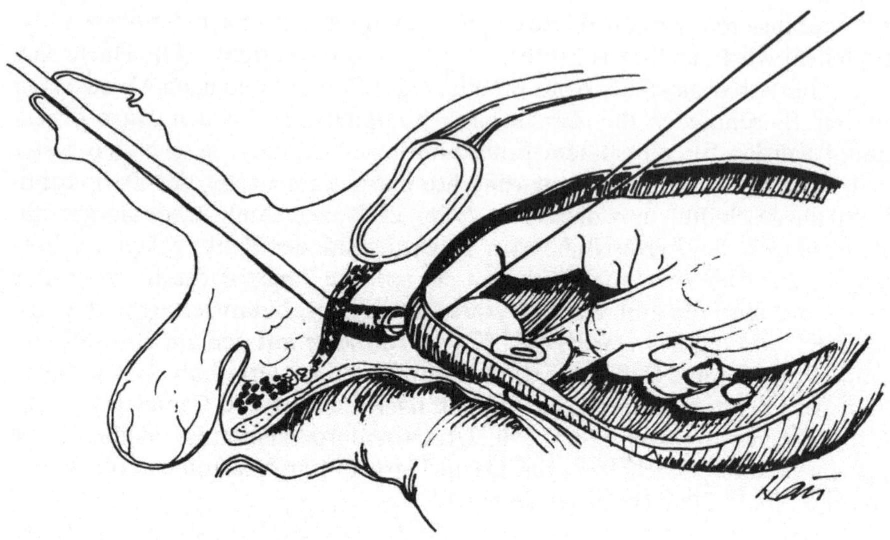

Abb. 2. Prinzip der Anastomosierung einer Ileumneoblase mit dem Harnröhrenstumpf: Durch das Knüpfen der Nähte innerhalb des Reservoirs wird die Approximation des Reservoirs an die Harnröhre erleichtert

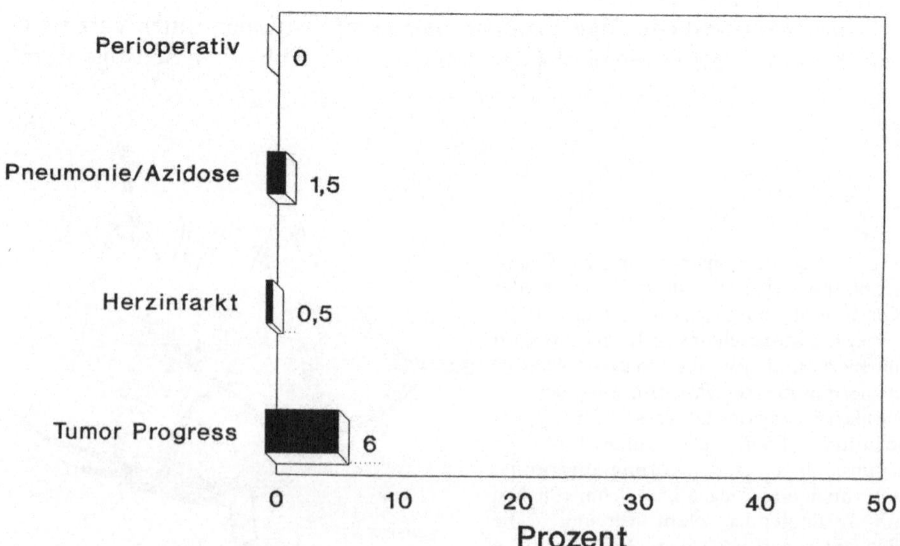

Abb. 3. Mortalität nach Ileumneoblase

plikationen wie z. B. protrahierte Magen-Darm-Atonie (13%) und temporäre Leckage (8%) an der enterourethralen Anastomose konnten konservativ beherrscht werden (Abb. 4, 5).

Bei 4% der RUE ließ sich durch Kontrastmittel-Füllung des Reservoirs ein vesikoureteraler Reflux nachweisen.

Die Auswertung des Urogramms von 226 renoureteralen Einheiten (RUE) mit einem Follow-up von mindestens 3 Monaten ist in Abb. 6 zusammengefaßt, Abb. 7 zeigt die Kontinenzergebnisse.

Diskussion

Während Conduits lediglich als „Verlängerung“ der Ureteren einen widerstandsfreien Abfluß des Urins nach außen gewährleisten sollen, kommt den kontinenten Reservoiren zusätzlich die Aufgabe zu, die Speicherfunktion der Blase zu imitieren. Von seinen viskoelastischen Eigenschaften ist der Darm der Blase ähnlich, unterschiedlich ist jedoch sein Verhalten auf Volumenbelastung: Hier kommt es zu einer reflektorischen Kontraktion der Darmmuskulatur, die sich in einem geschlossenen System als Druckerhöhung bemerkbar macht.

Kock [8] hat durch seine experimentellen Arbeiten die wesentlichen Erkenntnisse geliefert, wie dieses pathophysiologische Prinzip zu durchbrechen ist: Durch Detubularisierung des Darmrohres und durch Neuanordnung der Schlingen werden die Darmkontraktionen so „desynchronisiert“, daß sie bei Volumenbelastung des Reservoirs nicht mehr zu einer Druckerhöhung führen. Kock [8] hat darüber hinaus gezeigt, daß auch die Art der Anordnung von Bedeutung ist: Die Konstruktion eines U-förmigen Reservoirs mit seitlichem Längsverschluß führte nur zu einer unzureichenden Dämpfung der Druckwellen, während der kraniokaudale Verschluß des U's experimentell zu einem kompletten Verschwinden führte [8].

Eine W-förmige Anordnung der Darmschlingen [6] mit seitlichem Längsverschluß (vgl. Abb. 1) ergibt nach den derzeit vorliegenden Erfahrungen von allen Reservoirformen die besten Ergebnisse bezüglich der unerwünschten Druckwellen durch Darmperistaltik. Gezielte Nachuntersuchungen der Patienten haben jedoch gezeigt, daß sowohl beim Kock-Pouch [14] als auch bei der Ileumneoblase [1] bei einem Teil der Patienten (Ileumneoblase = 30%) während der Füllung des Reservoirs Kontraktionswellen auftreten. Der wesentliche Unterschied zu anderen Reservoirformen ist jedoch, daß sie sowohl zeitlich (10% der Füllungsphase, [14]) als auch von der Amplitude her (max. 20 cm H_2O, [1]) nicht zu einer funktionellen Beeinträchtigung der Kontinenz führen: Eine nächtliche Inkontinenz („Enuresis“) tritt bei weniger als 10% der Patienten mit Ileumneoblase auf.

Insgesamt sind 78% der Patienten mit Ileumneoblase Tag und Nacht völlig kontinent, bei 9,5% findet sich eine geringe, nicht behandlungsbedürftige Streßinkontinenz Grad I, bei 5,5% eine ausgeprägte Streßinkontinenz Grad III. Die letztgenannten Zahlen reflektieren jedoch immer nur eine statische Beobachtung des Patientenkollektivs zu einem bestimmten Zeitpunkt. Dabei

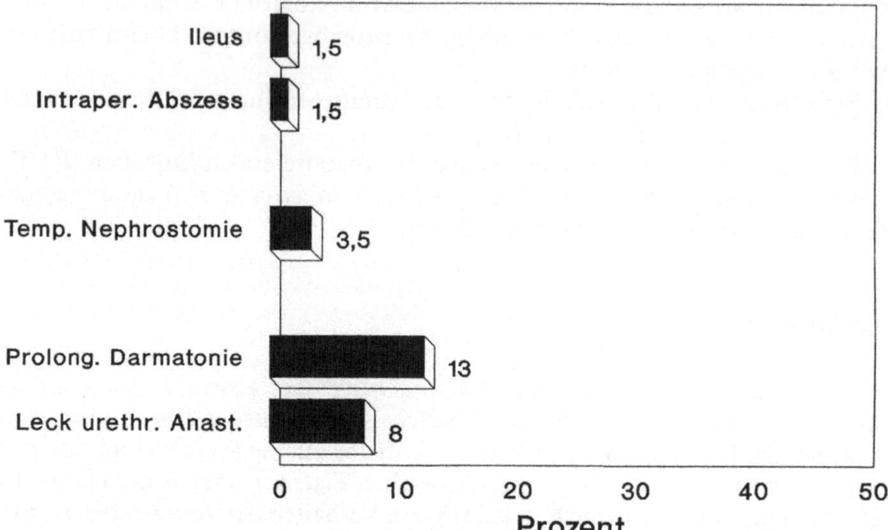

Abb. 4. Kurzzeitkomplikationen nach Ileumneoblase

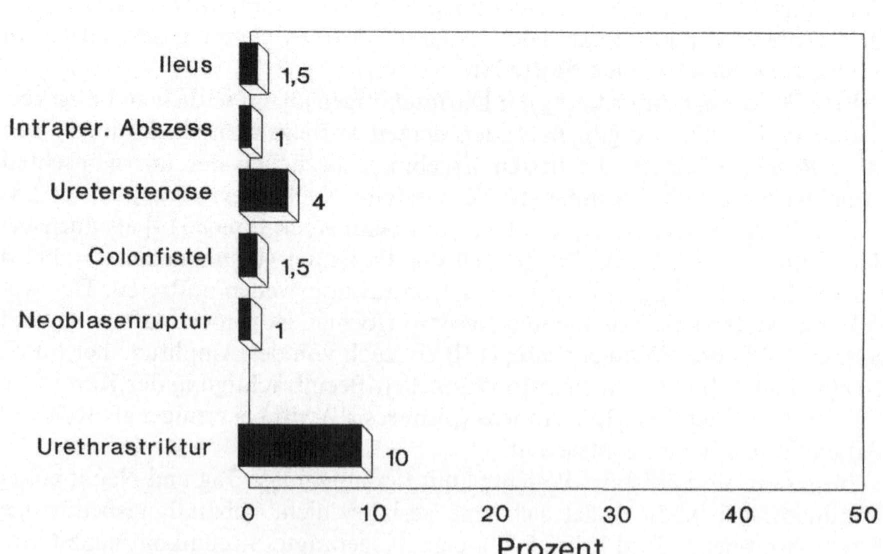

Abb. 5. Langzeitkomplikationen nach Ileumneoblase

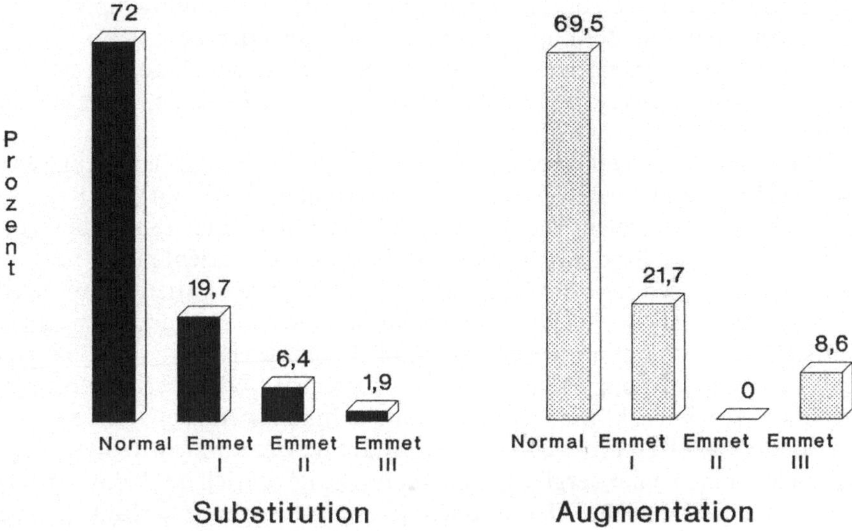

Abb. 6. Urografische Ergebnisse nach Ileumneoblase

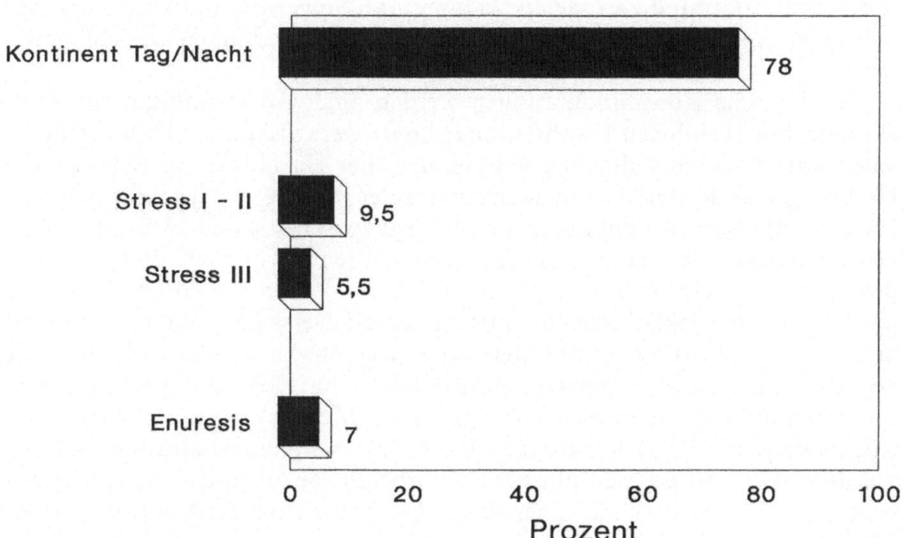

Abb. 7. Kontinenzergebnisse nach Ileumneoblase

gehen die Ergebnisse von Patienten mit 3–6 Monaten Follow-up mit ein, die zu einem späteren Zeitpunkt noch eine bessere oder komplette Kontinenz erreichen. Aussagekräftiger ist, daß bis jetzt keiner der Patienten mit Ileumneoblase wegen ausgeprägter Inkontinenz einen artifiziellen Sphinkter benötigte.

Die Kontinenzergebnisse mit anderen Formen von Darmersatzblasen weisen, bei insgesamt kleinen Serien, erhebliche Unterschiede auf: Kock [10] selbst findet beim „urethralen" Kock-Pouch 30 von 34 Patienten (88%) bei Tag und Nacht kontinent, Studer [19] berichtet über „einige" Patienten, die nachts eine Vorlage benötigen und Boyd [2] gibt an, daß 40% der Patienten mit urethralem Kock-Pouch nachts nur kontinent sind, wenn sie mindestens zweimal aufstehen um zu miktionieren. Während Riedmiller [15] 24 von 27 Patienten mit urethralem Mainz-Pouch komplett kontinent findet, berichtet Broderick [3] über „Hochdruck"wellen und nächtliche Inkontinenz bei 8 von 8 Patienten mit demselben Reservoir. Diese (unvollständige) Zusammenstellung zeigt die Schwierigkeiten einer vergleichenden Beurteilung speziell der Kontinenzergebnisse: unterschiedliche Definitionen und Untersuchungstechniken, schwer quantifizierbare Angaben und kleine Serien lassen derzeit einen echten Vergleich nur sehr bedingt zu.

Die Technik der ureteroilealen Anastomose nach Le-Duc [11] hat sich als deutlich komplikationsärmere – speziell im Vergleich zur Antirefluxnippelalternative bewährt: Reflux (2%) und korrekturbedürftige Stenosen sind selten (4%, [22]). Die Angaben über reinterventionsbedürftige Komplikationen bei Invaginationsnippeln als Antireflux-Mechanismus sind oft ungenau oder fehlen, sie reichen jedoch in einzelnen Serien bis 50% [10].

Prinzipiell können Darmersatzblasen bei allen männlichen Patienten angelegt werden, bei denen eine Zystektomie aus kurativer Zielsetzung durchgeführt wird. Kontraindikationen bzw. Einschränkungen der Indikation ergeben sich unter onkologischen, psychosozialen und altersbedingten Gesichtspunkten.

Onkologische Kontraindikationen werden analog der simultan zur Zystektomie durchgeführten Urethrektomie kontrovers diskutiert: Ist bei multifokalen oder blasenauslaßnahen Karzinomen der Harnblase ein Belassen der Urethra gerechtfertigt? Die Inzidenz urethraler Rezidive nach suprapubischen Harnableitungen wie dem Ileumconduit liegt zwischen 4 und 18% [5]. Da bei den Darmersatzblasen die Harnröhre jedoch ihre ursprüngliche Funktion beibehält und die Urinexposition hinsichtlich des karzinogenetischen Effektes noch nicht völlig geklärt sind [6], müssen sicherlich erst Langzeitergebnisse mit dem kontinenten Blasenersatz abgewartet werden, bevor hier endgültig eine genaue Indikationsbegrenzung stattfinden kann. Die Kurzzeitergebnisse (durchschnittliche Nachbeobachtungszeit 20 Monate) weisen zunächst auf eine niedrige urethrale Rezidivrate hin [6, 22]. Als Ausschlußkriterium kann aus diesem Grund zur Zeit nur der Tumorbefall der prostatischen Harnröhre gelten [18, 22], da hier mit einer deutlich erhöhten Inzidenz von urethralen Rezidiven zu rechnen [16] und eine simultane Urethrektomie bei Entfernung der Harnblase angezeigt ist.

Stoffwechselstörungen und Veränderungen des oberen Harntraktes im Zusammenhang mit Darmersatzblasen können ohne spezifische Symptome auftreten und sind potentiell lebensbedrohlich. Eine regelmäßige Überwachung dieser Patienten ist deswegen unabdingbar, das Verständnis des Patienten („Compliance") für diese Notwendigkeit und seine besondere Lage sind Voraussetzung für die Anlage eines kontinenten Blasenersatzes [2, 7].

Weitere Indikationseinschränkungen betreffen das Alter der Patienten: Stratifizierte Nachuntersuchungen haben gezeigt, daß bei Patienten (mit Ileumneoblase) über 70 Jahren die Inkontinenzrate deutlich höher ist [13]. Zusätzlich ist zu bedenken, daß diese Patienten weniger von der stomalosen Form der Harnableitung profitieren als jüngere, noch sexuell aktive Patienten.

Die nunmehr 5jährige weltweite Erfahrung mit den Darmersatzblasen erlaubt noch keine definitive Beurteilung dieser Form der Harnableitung. Erfahrungen mit der Uretero-Sigmoideostomie und dem Ileumconduit haben gezeigt, daß sich vor allem Veränderungen des oberen Harntraktes und Verschlechterungen der Nierenfunktion oft erst nach Jahrzehnten zeigen. Die einzigen Langzeiterfahrungen, die z. Z. nur mit der Camey-Blase vorliegen, sind teilweise unvollständig dokumentiert [4], weisen jedoch vom Trend her auf eine gute Protektion der oberen Harnwege hin, wenn der Harnleiter antirefluxiv implantiert ist [4, 11]. Die längsten Erfahrungen mit modernen, detubularisierten Ersatzblasen liegen zwischen 3 und 5 Jahren und bestätigen diesen Trend [15, 19, 22].

Analoges wie für die Beurteilung des oberen Harntraktes gilt für das Risiko der Karzinombildung in urinexponierten Darmabschnitten: Erst Langzeitergebnisse werden eine Beurteilung des Risikos speziell beim kontinenten Blasenersatz möglich machen. Aufgrund der ungleichen Verhältnisse (Infektion, Stase) lassen sich die Ergebnisse des Ileumconduits nicht ohne weiteres auf Darmersatzblasen übertragen. Aus diesen Gründen ist eine endgültige Beurteilung aller neuen Formen der kontinenten Harnableitung erst nach einer Beobachtungszeit von mindestens 20 Jahren möglich.

Die sehr guten Kurzzeiterfahrungen und die gegenüber der Standardharnableitung nicht erhöhte Morbidität und Mortalität rechtfertigen heute den routinemäßigen klinischen Einsatz von Darmersatzblasen. Die Technik ist jetzt schon – bei Beachtung der Kontraindikationen – als Methode der Wahl beim Blasenersatz männlicher Patienten [7, 18] anzusehen.

Literatur

1. Bachor R, Frohneberg D, Miller K, Egghart G, Hautmann R (1990) Continence after total bladder replacement: urodynamic analysis of the ileal neobladder. Brit J Urol 65:462
2. Boyd SD, Skinner DG, Lieskovsky G (1989) Die kontinentale Harnableitung nach Kock. Urol A 28:183
3. Broderick GA, Narayan P, Tanagho E (1989) The dynamics of continence in the detubularized ileocecal reservoir. J Urol 141:304A

4. Camey M (1985) Bladder replacement by ileocystoplasty following radical cystectomy. World J Urol 3:161
5. Gökcebay D, Riedmiller H, Stöckle M, Hohenfellner R (1989) Urethrale Tumorrezidive nach radikaler Zystoprostatektomie – eine Indikation zur primären Zystoprostato-Urethretektomie? Urol A 28:199
6. Hautmann R, Egghart G, Frohneberg D, Miller K (1987) Die Ileum-Neoblase. Urologe (A) 26:67
7. Hautmann R (1989) Harnableitung 1989. Editorial Urol A 28:177–182
8. Kock NG (1969) Intraabdominal reservoir in patients with permanent ileostomy. Arch Surg 99:223
9. Kock NG, Nilson AE, Nilsson LO, Norlen LJ, Philipson BM (1982) Urinary diversion via a continent ileal reservoir: clinical results in 12 patients. J Urol 128:469
10. Kock NG, Ghoneim MA, Lycke KG, Maahran MR (1989) Replacement of the bladder by the urethral Kock pouch: functional results, urodynamics and radiological features. J Urol 141:1111
11. Le Duc A, Camey M, Teillac P (1987) An original antireflux ureteroileal implantation technique: long-term follow-up. J Urol 137:1156
12. Lilien OM, Camey M (1984) 25-year experience with replacement of the human bladder (Camey procedure). J Urol 132:886
13. Miller K, Bachor R, Frohneber D, Effhart G, Hautmann R (1990) Kontinente Harnableitung beim älteren Patienten: Ergebnisse mit der Ileum-Neoblase. Urol A 29:87
14. Norlen L, Trasti H (1978) Functional behaviour of the continent ileum reservoir for urinary diversion. An experimental and clinical study. Scand J Urol Nephrol 49:33
15. Riedmiller H, Köhl U, Thüroff J, Hohenfellner R (1989) Mainz-Pouch – Fünf Jahre klinische Erfahrung. Poster Int Symp Njiemegen, Sept.
16. Schellhammer PF, Bean MA, Whitmore WF (1977) Prostatic involvement by transitional cell carcinoma: pathogenesis, patterns and prognosis. J Urol 118:399
17. Skinner DG (1990) Editorial comment. J Urol 143:497
18. Skinner DG, Lieskovsky G, Boyd S (1989) Continent urinary diversion. J Urol 141:1323
19. Studer UE, Ackermann D, Casanova GA, Zingg EJ (1989) Three years' experience with an ileal low pressure bladder substitute. Brit J Urol 63:43
20. Teigland CM, Röhrborn CG (1987) Harnableitung mittels Ileumschlinge nach Camey – Ergebnisse urodynamischer Studien. Akt Urol 18:11
21. Walsh PC (1986) Radical retropubic prostatectomy. Campbell's Urology 3:2754
22. Wenderoth UK, Bachor R, Egghart G, Frohneberg D, Miller K, Hautmann R (1989) 3 Jahre Ileum-Neoblase – die ersten 108 Patienten. Urol A 28:209

Die Ileumneoblase – Ergebnisse von 150 Patienten in 4 Jahren

U. K. Wenderoth, K. Miller, R. de Petriconi und R. Hautmann

Einleitung

Die kontinente Harnableitung und die Entwicklung verschiedener Techniken des totalen Blasenersatzes haben weltweites Interesse gefunden. Wir berichten über unsere 4jährige Erfahrung mit der Ileumneoblase an mehr als 150 Patienten.

Neue Techniken des totalen Blasenersatzes müssen mit der niedrigen Komplikations- und Mortalitätsrate der supravesikalen Harnableitung und mit verschiedenen intraabdominellen Urinreservoiren mit kontinentem Stoma [6, 15–17] verglichen werden. Trotz der Kontinenz des intraabdominellen Urinreservoirs bleibt das soziale und psychologische Stigma des Stomas bestehen. Deshalb wurden Verfahren entwickelt, die ohne Stoma auskommen und einen totalen Blasenersatz schaffen, der den oberen Harntrakt nicht kompromittiert und die Kontinenz erhält. Über verschiedene Techniken wurde berichtet, das Ziel der vollständigen Kontinenz jedoch selten erreicht [11–13, 16]. Meilensteine in der Entwicklung der Urinreservoire und des totalen Blasenersatzes waren die Ergebnisse von Kock et al. [7], der das Urinreservoir durch Detubularisierung und Faltung eines Dünndarmsegmentes bildete (Kock-Pouch), und die von Camey und Le Duc [2] beschriebene Enterozystoplastik, bei der eine Dünndarmschlinge als Blasenersatz an die Urethra anastomosiert wurde. Die Kombination beider Verfahren führte zu den ersten echten Ersatzblasen, die die Nachteile beider Methoden (Stoma, nächtliche Inkontinenz) vermieden. Trotz der verschiedenen Techniken der Zystoprostatektomie kann die Erhaltung des externen Sphinkters als standardisiert gelten. Dennoch wurden mit verschiedenen Techniken des Blasenersatzes bezüglich der Kontinenz divergierende Ergebnisse berichtet [3, 11–13, 16]. Besonders die nächtliche Inkontinenz war bisher ein Nachteil des totalen Blasenersatzes mit einem Darmreservoir. Eine große Kapazität des Reservoirs ist erforderlich, um eine nicht akzeptable Pollakisurie zu vermeiden. Obwohl sogar tubuläre Dünndarmschlingen im Prinzip eine hohe Speicherkapazität erreichen können [2], führen Kontraktionen des Darmsegmentes zu Druckanstiegen und unwillkürlichem Urinverlust. Durch Detubularisierung des Darmsegmentes wurden niedrigere Drucke, eine höhere Kapazität und eine Verbesserung der Konti-

Urologische Abteilung, Universitätsklinik Ulm, Prittwitzstr. 43, D-7900 Ulm.

nenzraten erzielt [11, 12]. Solche Reservoire erforderten jedoch komplizierte Techniken der ureterointestinalen Anastomose mit der Bildung von Nippeln und Darminvaginationen, in einigen Fällen war die Implantation eines artefiziellen Sphinkters notwendig. Die Ileumneoblase ist das einzige aus Ileum gebildete, vollständig detubularisierte Niederdruckreservoir, das ohne Nippelbildung und Darminvagination auskommt.

Patienten und Methoden

Patienten

Seit April 1986 wurden an der Urologischen Universitätsklinik Ulm 156 Ileumneoblasen angelegt, in 140 Fällen als totaler Blasenersatz, bei 16 Patienten zur Blasenaugmentation. Die mittlere Nachbeobachtungszeit liegt derzeit bei etwa 20 Monaten, das mittlere Alter in der Zystoprostatektomiegruppe bei 61 Jahren (23–82 Jahre), in der Gruppe der blasenaugmentierten Patienten bei 52 Jahren (20–73 Jahre). Die Indikation zum totalen Blasenersatz wurde bei infiltrierendem Blasenkarzinom Stadium ≥ T1, ≤ pN1, M0 gestellt. Bei 12 Patienten mit Schrumpfblasen nach Tuberkulose, interstitieller Zystitis und Radiatio fand die Ileumneoblase zur Blasenaugmentation Verwendung, in 3 Fällen zur Undiversion bei Ileumconduit und einmal bei therapieresistenter Urge-Inkontinenz.

Die postoperativen Kontrolluntersuchungen beinhalteten Urin- und Serumkontrollen, die Sonographie der Nieren und der Neoblase (Restharn). Bei 104 Patienten (189 renoureterale Einheiten, RUE) wurde 3 Monate postoperativ ein IV-Urogramm durchgeführt. 67 Patienten wurden urodynamisch nachuntersucht, von diesen Patienten lag ein in häuslicher Umgebung geführtes Miktionsprotokoll zur Auswertung der individuellen Miktionsvolumina, der Miktionshäufigkeit und der Kontinenzsituation vor.

Operative Technik

Eine detaillierte Beschreibung der operativen Technik findet der interessierte Leser an anderer Stelle [3], so daß hier nur kurz darauf eingegangen wird.

Zur Bildung der Ileumneoblase wird aus dem distalen Ileum ein 60–80 cm langes Darmsegment ausgeschaltet, in W-Form aneinandergelegt und auf seiner gesamten Länge antimesenterial geschlitzt. Der antimesenterial eröffnete Darm wird zu einer Platte vereinigt (Abb. 1), die Ureteren in der antirefluxiven Technik nach Le Duc [10] (Abb. 2) implantiert und die Ileumblase anschließend zu einem Reservoir geschlossen. Die Ileumneoblase eignet sich gleichermaßen als totaler Blasenersatz nach radikaler Zystoprostatektomie, wie auch zur Blasenaugmentation nach subtotaler Blasenresektion und wird entweder an die membranöse Harnröhre oder an den Blasenrest anastomosiert.

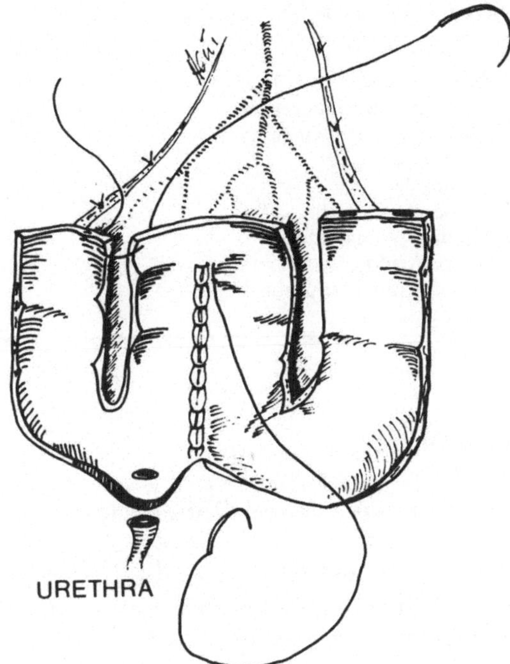

Abb. 1. Anordnung des detubularisierten Ileums in W-Form und Bildung einer Ileumplatte. Beachte die asymmetrische Inzision der Darmwand an dem zur Anastomose mit der Urethra vorgesehenen Darmanteil

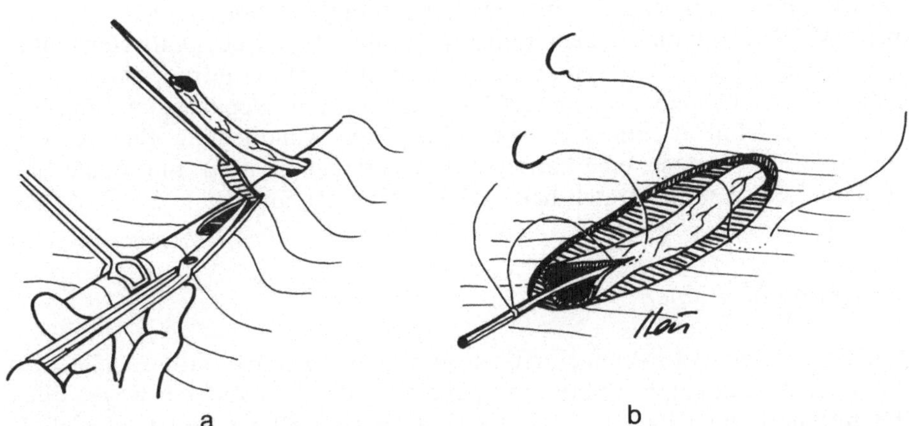

Abb. 2a, b. Ureteroileale Anastomose. **a** Der Ureter wird durch eine kleine Inzision der Darmwand in die Neoblase hineingezogen. Zur Bildung eines Schleimhautsulcus wird die Mukosa der Darmwand inzidiert. **b** Der Ureter wird spatuliert und mit Naht an der Darmwand fixiert. Die Ileummukosa wird über dem Harnleiter verschlossen. Die Anastomose wird mit einem 7 Charr. Ureterenkatheter geschient

Tabelle 1. Frühkomplikationen nach Ileumneoblase (n = 145 Patienten)

Re-Operation (Ileus, Peritonitis, Wunddehiszenz)	6
Subileus: konservative Therapie	19
Urethrales Anastomosenleck	12
Passagere Nephrostomie	5
Schleimtamponade	5
Lymphozele	5
Thrombose, Embolie	5
Sekundäre Wundheilung	2
Schwere Azidose	1
Gastrointestinale Blutung	1
Apoplex	1

Ergebnisse

Frühkomplikationen (Tabelle 1)

Kein Patient verstarb in der perioperativen Phase. Der intraoperative Blutersatz betrug durchschnittlich 1900 ml (0–4250 ml), die Dauer der Operation im Durchschnitt 6 Stunden (4,5–12 Stunden). Die Patienten waren zwischen 21 und 65 Tagen (durchschnittlich 33 Tage) hospitalisiert. In der postoperativen Phase mußten 6 Patienten re-operiert werden, 4 Patienten wegen eines mechanischen Ileus, 1 Patient wegen eines intraperitonealen Abszesses und 1 Patient wegen einer Wunddehiszenz. Bei 19 Patienten wurde eine Subileus-Symptomatik konservativ beherrscht. 12 Patienten mit einem urethralen Anastomosenleck wurden durch prolongierte Katheterdrainage bis zum spontanen Verschluß des Lecks konservativ therapiert. Bei je 5 Patienten traten eine Schleimtamponade, eine Lymphozele und thromboembolische Komplikationen auf. Bei 5 renoureteralen Einheiten mußte wegen des Auftretens einer symptomatischen Harnstauungsniere nach Entfernen der intraoperativ eingelegten Harnleitersplints vorübergehend eine perkutane Nephrostomie angelegt werden. In 2 Fällen kam es zu einer sekundären Wundheilung. Eine schwere metabolische Azidose, eine konservativ beherrschbare gastrointestinale Blutung und ein Apoplex traten bei je einem Patienten auf.

Spätkomplikationen

Die Spätkomplikationen nach Anlage einer Ileumneoblase faßt Tabelle 2 zusammen. 12 Patienten mußten re-operiert werden, 2 Patienten wegen einer Ileumstenose. Bei 5 Patienten war eine Ureterneueinpflanzung erforderlich, in 3 Fällen wegen eines Tumorrezidivs an der Implantationsstelle. Bei 2 Patienten trat infolge eines Tumorrezidivs eine Fistel zum Kolon auf. Eine spontane Neoblasenruptur trat bei einer Patientin 6 Monate nach Blasenaugmentation infolge insuffizienter Entleerung der Neoblase auf. Bei einem Patienten mit

Tumorrezidiv der Urethra erfolgte eine Umwandlung der Ersatzblase in einen kontinenten Pouch, bei einer weiteren Patientin wegen einer vesikovaginalen Fistel in ein Conduit. Eine postoperative Harnröhrenstriktur wurde bei 12 Patienten beobachtet, die in 9 Fällen durch interne Sichturethrotomie, in 3 Fällen durch Bougierung behandelt wurde. Eine leichte metabolische Azidose wurde bei mehr als 70% aller Patienten beobachtet, deshalb erhalten alle Patienten routinemäßig eine alkalisierende Therapie.

Lokale Tumorrezidive/Fernmetastasen wurden bisher bei 20 Patienten beobachtet, die Funktion der Ileumneoblase wurde nur in einem Fall eines urethralen Tumorrezidives beeinträchtigt. 9 Patienten verstarben infolge einer Tumorprogression, 2 an einer schweren Pneumonie, in einem Falle bei gleichzeitiger schwerer Azidose, und ein Patient infolge eines Herzinfarktes.

Tabelle 2. Spätkomplikationen nach Ileumneoblase (n = 145 Patienten)

Re-Operation	12
– Ileus/Abszeß	2
– Stenose der ureteroilealen Anastomose	5
– Kolonfistel (Tumorprogression)	2
– Neoblasenruptur	1
– Urethrales Tumorrezidiv	1
– Vesikovaginale Fistel	1
Harnröhrenstriktur	12
– Urethrotomie	9
– Bougierung	3
Leichte metabolische Azidose	> 70
Tumorprogression	20
Mortalität	
– Tumorprogression	9
– Pneumonie	2
– Herzinfarkt	1

Oberer Harntrakt

104 Patienten (189 renoureterale Einheiten, RUE) erhielten 3 Monate postoperativ ein Ausscheidungsurogramm (Tabelle 3). 153 RUE waren weder prä- noch postoperativ dilatiert. Eine Abnahme einer präoperativ bestehenden Harnstauung wurde bei 19, eine Zunahme bei 15 RUE beobachtet. Bei 2 RUE blieb der Grad der Obstruktion im Vergleich prä-/postoperativ unverändert.

Ein vesikorenaler Reflux trat bei 6 RUE auf. Bei 2 dieser Patienten (4 RUE) war ein Ileumconduit durch Anastomosierung der intakten Wallace-Anastomose des Conduits mit der Ileumneoblase in eine kontinente Harnableitung umgewandelt worden.

Tabelle 3. Oberer Harntrakt nach Ileumneoblase (104 Patienten, 189 RUE)

	RUE
Normal prä-/postoperativ	153
Abnahme der Obstruktion prä-/postoperativ	19
Obstruktion unverändert prä-/postoperativ	2
Zunahme der Obstruktion prä-/postoperativ	15
	189
Reflux	6

Kontinenz

Von 124 Patienten mit einem Follow-up von mehr als 3 Monaten sind 97 (78%) tags und nachts vollständig kontinent ohne auch nur geringen spontanen Urinverlust und ohne Vorlagen (Tabelle 4). Eine nächtliche Inkontinenz besteht bei 9 Patienten, eine leichte Streßinkontinenz mit gelegentlichem Urinverlust oder feuchten Vorlagen bei 12 Patienten (8,2%), diese Inkontinenz ist nicht therapiebedürftig. Nur 6 Patienten haben eine Streßinkontinenz Grad III mit der Erfordernis eines artefiziellen Sphinkters, einer dieser 6 Patienten hatte bereits präoperativ eine schwere Streßinkontinenz. Bei der urodynamischen Untersuchung wurden bei keinem dieser 6 Patienten signifikante Druckanstiege in der Ileumneoblase nachgewiesen.

Die Entwicklung der Kontinenz nach Anlage einer Ileumneoblase war altersabhängig unterschiedlich. 89% aller Patienten jünger als 70 Jahre waren tags und nachts kontinent, während Patienten im Alter von 70 Jahren oder älter nur in 50% eine vollständige Kontinenz erreichten, ein Hinweis dafür, daß für die höhere Altersgruppe die Kontrolle des externen urethralen Sphinkters weitaus problematischer ist als für jüngere Patienten.

Tabelle 4. Inkontinenz nach Ileumneoblase (n = 124)

	Zystoprostatektomie n = 109	Augmentation n = 15	Gesamt n = 124
Nächtliche Inkontinenz			
– gelegentlich (2mal/Woche)	4		4
– regelmäßig (Vorlagen)	5		5
Inkontinenz tagsüber			
– leichte Streßinkontinenz (gelegentlich feuchte Vorlagen)	9	3	12
– schwere Streßinkontinenz	5	1*	6

* präoperativ schwere Streßinkontinenz

Tabelle 5. Urodynamische Eigenschaften der Ileumneoblase nach Zystoprostatektomie und Blasenaugmentation

	Zystoprostatektomie n = 69	Augmentation n = 12
Max. Kapazität, ml	715 (330–2000)	664 (350–1100)
Intravesikaler Druck bei		
– max. Kapazität, cm H_2O	26 (8–48)	21 (4–35)
– ½ max. Kapazität, cm H_2O	10 (0–27)	10 (2–32)
Max. Urethraverschlußdruck, cm H_2O	55 (20–120)	70 (25–180)
Patienten mit intraversikalem Druckanstieg bei max. Kapazität	22	2
– Druckanstieg, cm H_2O	22 (10–60)	22 (20; 23)

Urodynamische Eigenschaften (Tabelle 5)

81 Patienten wurden nach dem 3. p.o. Monat urodynamisch nachuntersucht. Die maximale Blasenkapazität betrug nach Zystoprostatektomie 715 ml (330–2000 ml), nach Blasenaugmentation 664 ml (350–1100 ml). Der maximale intravesikale Druck bei maximaler Kapazität (abdominelles Füllungsgefühl) betrug 26 bzw. 21 cm H_2O (4–48 cm H_2O). Bei halber maximaler Kapazität wurde der mittlere intravesikale Druck mit 10 cm H_2O (0–32 cm H_2O) gemessen. Der maximale urthrale Verschlußdruck betrug 55 cm H_2O nach Zystoprostatektomie und 70 cm H_2O nach Blasenaugmentation (20–180 cm H_2O). Bezüglich dieser Parameter fanden sich keine signifikanten Unterschiede zwischen Patienten nach radikaler Zystoprostatektomie und Patienten nach Blasenaugmentation.

Bei kontinuierlicher urodynamischer Messung über eine Dauer von bis zu einer Stunde bei maximaler und halb-maximaler Kapazität fanden sich „Blasenkontraktionen" bei 22 von 61 Patienten (36%) nach radikaler Zystoprostatektomie und bei 2 von 12 Patienten (17%) nach Blasenaugmentation. Nur 2 der 24 Patienten, die unter kontinuierlicher urodynamischer Messung intravesikale Druckanstiege aufwiesen, klagten über eine geringgradige nächtliche Inkontinenz, 22 Patienten waren tags und nachts vollständig kontinent. Bei ⅔ aller Patienten waren keine aktiven Druckanstiege in der Ileumneoblase nachweisbar.

Miktion

Bei der Mehrzahl der Patienten wird die Miktion durch Betätigen der Bauchpresse eingeleitet. Die Patienten geben abdominelle Sensationen an, die dem Füllungsgefühl der originalen Blase entsprechen. Die Entleerung der Neoblase erfolgt bei abdominellen und intravesikalen Druckanstiegen bis zu 110 cm H_2O, ein Reflux tritt dabei nicht auf. Die Auswertung der Miktionsprotokolle ergab eine normale Tagesmiktionsfrequenz von 6mal täglich (3- bis 9mal) und einmal pro Nacht (0–3mal). Nach Zystoprostatektomie betrug das mittlere Miktionsvolumen 364 ml (155–646 ml), nach Blasenaugmentation 334 ml (126–775 ml) mit deutlichen intraindividuellen Unterschieden. Die Dauer der Miktion lag zwischen 10 und 366 Sekunden, der maximale Uroflow zwischen 5 und 50 ml/s, der Restharn bei durchschnittlich 18 ml (0–80 ml). 3 weibliche Patienten nach Blasenaugmentation, die die Neoblase spontan nicht entleeren können, führen den sterilen intermittierenden Einmalkatheterismus durch.

Diskussion

Der Erfolg des totalen Blasenersatzes ist zu einem großen Teil an dem Grad der Kontinenz, den die Patienten erreichen, zu messen. Obwohl mit der Mehrzahl der publizierten Techniken eine vollständige Kontinenz tagsüber erzielt wird, klagen viele Patienten über eine hohe Miktionsfrequenz, und die meisten Patienten sind nachts inkontinent, sofern sie nicht häufig miktionieren oder ein Kondomurinal benutzen. Aus verschiedenen Gründen ist die objektive Evaluation und Interpretation von Kontinenzdaten schwierig. In den meisten publizierten Serien wurde die Kontinenz anhand der vom Operateur erhobenen anamnestischen Daten evaluiert.

Die Euphorie des Operateurs wird jedoch selten vom Patienten geteilt. Eine objektivere Art und Weise der Erhebung von Kontinenzdaten ist die über Fragebögen, die an die Patienten verschickt werden. Alle hier vorgestellten Kontinenzdaten wurden über Fragebögen erhoben, die von den Patienten in ihrer privaten Umgebung und ohne den psychologischen Einfluß der Anwesenheit medizinischen Personals ausgefüllt wurden. 78% aller Patienten sind tags und nachts vollständig kontinent, kontinent ohne Hilfsmittel wie Kondomurinal, Weckuhr oder Vorlagen. 16 Patienten (13%) verlieren gelegentlich Urin, 12 von ihnen nur unter schweren Streßbedingungen mit gelegentlich feuchten Vorlagen, 4 nachts mit einer Frequenz von nicht mehr als 2mal pro Woche. Entsprechend dem Standard der meisten Untersucher sind nur 11 Patienten (9%) inkontinent, 6 von ihnen benötigen einen artefiziellen Sphinkter, 4 andere benutzen regelmäßig nachts Vorlagen. Einer dieser Patienten hatte bereits vor Blasenaugmentation eine Streßinkontinenz Grad III.

Mehrere Faktoren tragen zu der exzellenten Kontinenzrate der Ileumneoblase bei. Detubularisierte Darmsegmente haben eine erheblich höhere Kapazität und einen wesentlich niedrigeren intrinsischen Druck als tubulärer Darm [8, 14]. Das Volumen V eines Zylinders mit der Höhe h nimmt mit dem Quadrat des Radius r entsprechend der geometrischen Gleichung $V = \pi \times r^2 \times h$ zu [4]. Durch Detubularisierung des Dünndarms und Anordnung in W-Form wird der Radius des Reservoirs um das 4fache erhöht und seine Höhe auf 1/4 des ursprünglichen, nicht detubularisierten Darmsegmentes reduziert, so daß eine ungefähr 4fache Volumenzunahme resultiert (Abb. 3a). W-Form und komplette Detubularisierung des gesamten Darmsegmentes sind für die hohe Kapazität des Reservoirs von Anfang an verantwortlich

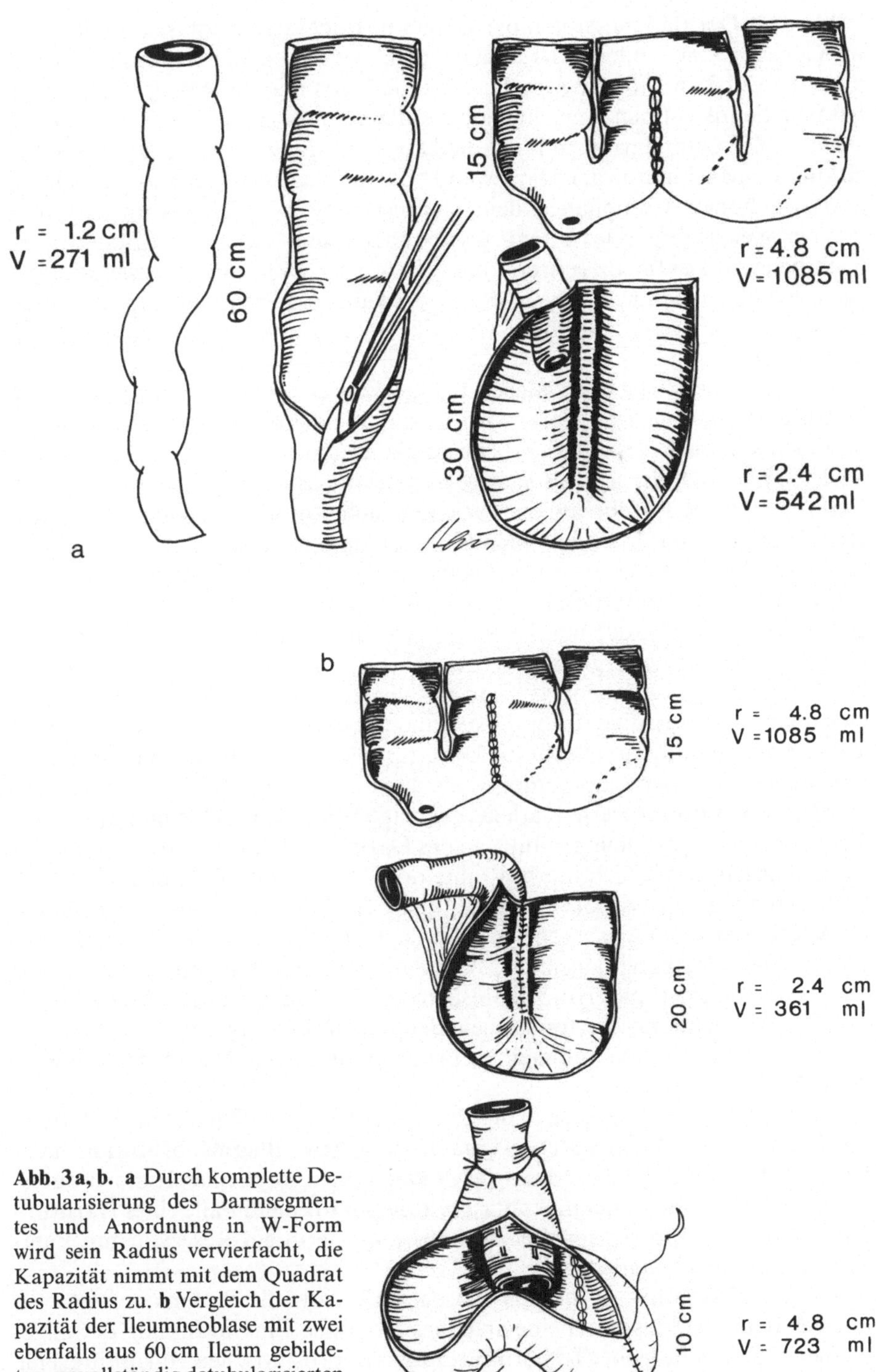

Abb. 3a, b. a Durch komplette Detubularisierung des Darmsegmentes und Anordnung in W-Form wird sein Radius vervierfacht, die Kapazität nimmt mit dem Quadrat des Radius zu. **b** Vergleich der Kapazität der Ileumneoblase mit zwei ebenfalls aus 60 cm Ileum gebildeten, unvollständig detubularisierten Reservoiren

(Abb. 3b). Der Patient ist von der frühen postoperativen Phase an kontinent im Gegensatz zu anderen Reservoirtypen, bei denen die Anfangskapazität klein ist und 3–6 Monate vergehen, bis die Kapazität ein Maximum erreicht hat und die Inkontinenz verschwindet. Außerdem tragen die elastischen Eigenschaften der Dünndarmwand und die Durchtrennung der longitudinalen und zirkulären Muskulatur der Darmwand zu dem niedrigen intrinsischen Druck und der hohen Compliance der Ileumneoblase bei. Darmkontraktionen, die bei gleichzeitig relaxiertem Beckenboden und externem Sphinkter zu nächtlicher Inkontinenz führen könnten, werden durch den Windkessel der Ileumneoblase gedämpft. Die in den Ileozökalreservoiren konstant meßbaren peristaltischen Wellen mit hohen Drucken [1] sind in der Ileumneoblase nicht nachweisbar.

Von allen beschriebenen Blasenersatztechniken ist die Ileumneoblase die technisch einfachste. Der Darm wird vollständig detubularisiert, Darminvaginationen sind nicht erforderlich. Die Implantation der Ureteren in das Ileum nach Le Duc [10] hat sich als sichere und zuverlässige Methode erwiesen, ein Reflux tritt bei der Mehrzahl der Patienten nicht auf. Ein erheblicher Nachteil aller Reservoire mit Darminvaginationen ist die hohe Inzidenz des Nippelgleitens bzw. der Nippeleversion in bis zu 53% mit resultierendem Funktionsverlust und der Notwendigkeit der Re-Operation [9, 15, 16]. Jede Art des Blasenersatzes muß auch mit den Komplikationsraten der Standardharnableitung (Ileumconduit) verglichen werden. Die peri- und postoperativen Komplikationsraten der Ileumneoblase sind mit denen nach einfachen Conduits vergleichbar. Die operative Technik ist standardisiert und sicher und vermeidet jegliche Nippelbildung. Die für die Darmreservoire typischen Komplikationen können leicht beherrscht werden. Leckagen der ileourethralen Anastomose wurden durch prolongierte Katheterdrainage behandelt, Schleimtamponaden infolge exzessiver Schleimproduktion des Darmes evakuiert. Harnröhrenstrikturen wurden durch Sichturethrotomie oder Bougierung therapiert.

Wegen der großen absorbierenden Fläche der Neoblasenmukosa beinhaltet das postoperative Nachsorgeprogramm die regelmäßige Kontrolle des Säure-, Basen- und Elektrolythaushaltes. Alle Patienten erhalten routinemäßig eine alkalisierende Therapie. Trotz der resorbierenden Eigenschaften des Ileums [5] und der Verwendung des terminalen Ileums zur Bildung der Ileumneoblase waren Diarrhoen selten und niemals problematisch, eine Malabsorption wurde nicht beobachtet.

Das tumorbedingte Schicksal des Patienten mit Blasenkarzinom wird durch die Methode der kontinenten Harnableitung bzw. Blasensubstitution nicht beeinflußt. In unserer Serie verstarben 9 Patienten infolge einer Tumorprogression, die Funktion der Ileumneoblase wurde nur in einem Falle eines Harnröhrenrezidives kompromittiert, die Neoblase wurde in ein Reservoir mit kutanem Stoma umgewandelt.

Kontraindikationen gegen den Blasenersatz bzw. die Blasenaugmentation mit der Ileumneoblase sind eine anästhesiologische Einschränkung der allgemeinen Operabilität, eine Tumorinfiltration der prostatischen Harnröhre, eine eingeschränkte Nierenfunktion (Kreatinin > 2,5 mg %) und eine zu erwartende niedrige Patientencompliance in der postoperativen Phase. In unserer Erfahrung hat sich die Ileumneoblase als ein exzellenter Blasenersatz erwiesen, der die psychologische und soziale Situation des Patienten erheblich verbessert. Trotz des Fehlens von Langzeitergebnissen erscheint daher die routinemäßige Anwendung der Ileumneoblase gerechtfertigt.

Literatur

1. Broderick GA, Narayan P, Tanagho EA (1989) The dynamics of continence in the detubularized ileocecal reservoir. J Urol 141:303 A
2. Camey M, Le Duc A (1979) L'entro-cystoplastie avec cystoprostatectomie totale pour cancer de la vessie. Indications, technique operatoire, surveillance et resultats sur quatre-vingt-sept cas. Ann Urol 13:114
3. Hautmann RE, Egghart G, Frohneberg D, Miller K (1988) The ileal neobladder. J Urol 139:39
4. Hinman F jr (1988) Selection of intestinal segments for bladder substitution: physical and physiological characteristics. J Urol 139:519
5. Koch MO, Hill DH, Gurevitch EJ, McDougal WS (1989) Urinary solute transport by intestinal segments: a comparative study of ileum and colon in rats. J Urol 141:356 A
6. Kock NG (1971) Ileostomy without external appliances: a survey of 25 patients provided with intra-abdominal intestinal reservoir. Ann Surg 173:545
7. Kock NG, Nilson AR, Norin L, Sundin T, Trasti H (1978) Urinary diversion via a continent ileum reservoir: clinical experience. Scand J Urol Nephrol 49 (suppl): 23
8. Kock NG, Norin L, Philipson BM, Akerlung S (1985) Current status of the ileal reservoir for continent urinary diversion. Surg Rounds 8:32
9. Kock NG, Ghoneim MA, Lycke KG, Mahran MR (1989) Replacement of the bladder by the urethral Kock pouch: functional results, urodynamics and radiological features. J Urol 141:1111
10. Le Duc A, Camey M, Teillac P (1987) An original antireflux ureteroileal implantation technique: long-term follow-up. J Urol 137:1156
11. Light JK, Engelmann UH (1986) Le bag: total replacement of the bladder using an ileocolonic pouch. J Urol 136:27
12. Light JK, Scott FB (1984) Total reconstruction of the lower urinary tract using bowel and the artificial urinary sphincter. J Urol 131:953
13. Melchior H, Spehr C, Knop-Wagemann J, Persson MC, Juenemann KP (1988) Continent ileal bladder for urinary tract reconstruction after cystectomy: surgery of 44 patients. J Urol 139:714
14. Sidi AA, Reinberg Y, Gonzalez R (1986) Influence of intestinal segment and configuration on the outcome of augmentation enterocystoplasty. J Urol 136:1201
15. Skinner DG, Lieskovsky G, Boyd ST (1987) Continuing experience with the continent ileal reservoir (Kock pouch) as an alternative to cutaneous urinary diversion: an update after 250 cases. J Urol 137:1140
16. Thüroff JW, Alken P, Riedmiller H, Engelmann U, Jacobi GH, Hohenfellner R (1986) The Mainz pouch (mixed augmentation ileum and cecum) for bladder augmentation and continent diversion. J Urol 136:17
17. Zingg E, Tscholl R (1977) Continent cecoileal conduit: preliminary report. J Urol 118:724

Ersatz von Harnblase und Vagina durch Darm

J. Steffens, G. Mast, S. Alloussi, D. Neisius, Th. Zwergel, E. Becht und M. Ziegler

Der partielle oder totale Harnblasenersatz durch Darmanteile bei Tumoren und funktionellen Störungen (Tabelle 1) hat sich bewährt und weite Verbreitung gefunden [3, 6, 9–11, 13, 14]. Die gleiche Technik eignet sich nach unseren Erfahrungen auch sehr gut bei Destruktionen der Harnblase infolge komplizierter radiogener Harnblasen-Scheiden-Fisteln. Dabei ist es durch Ersatz von Harnblase und Vagina möglich, komplizierte, mit einer weitgehenden Zerstörung von Harnblase und Vagina einhergehende Fisteln zu sanieren. Wir stellen unsere Ergebnisse des totalen und partiellen Harnblasenersatzes und der Vaginalrekonstruktion vor.

Tabelle 1. Verwendungsmöglichkeiten von Darmanteilen zum Ersatz von Blase und Vagina

- Blasenkarzinom
- funktioneller Blasenverlust
- komplizierte Blasen-Scheiden-Fistel

Material und Methode

Bei 21 männlichen Patienten im Alter zwischen 31 und 69 Jahren wurde nach pelviner Lymphadenektomie und radikaler Zystoprostatovesikulektomie wegen eines Harnblasenkarzinoms der Stadien pT in situ bis pT3b pN0 M0 G II–III und tumorfreier Urethra eine Ileum-Neoblase als totaler Harnblasenersatz angelegt (Tabelle 2).

Tabelle 2. Indikationen zur Neoblase (n = 21)

- Urothelkarzinom
  pTis-pT3b pN0 M0 G2–3

Urologische Klinik und Poliklinik der Universität des Saarlandes, D-6650 Homburg/Saar.

Bei 10 Patienten, 5 Männern und 5 Frauen im Alter zwischen 27 und 64 Jahren, erfolgte nach subtotaler Harnblasenresektion bis zum Trigonum die Harnblasenaugmentation. Die Indikation war stets eine Schrumpfblase, die 5mal auf eine Bestrahlung, 4mal auf eine interstitielle Zystitis, einmal auf eine Tuberkulose und einmal auf eine Harnblasenteilresektion zurückzuführen war (Tabelle 3).

Tabelle 3. Indikationen zur Blasenaugmentation

	n = 10
Schrumpfblase	
– nach Radiatio	4
– bei interstitieller Zystitis	4
– nach Tbc	1
– nach Blasenteilresektion	1

Sowohl zur Bildung der Neoblase als auch zur Blasenaugmentation wurde bei den ersten 11 Patienten nach dem Verfahren von Melchior [9] und bei den folgenden 20 Patienten nach der Technik von Hautmann [3] operiert. Bei letztgenannter Methode wird ein Ileumsegment von 60 cm Länge, etwa 15 cm proximal der Bauhin-Klappe reseziert, die Dünndarmschlingen in M- oder W-Form aneinandergelegt und über ihre Gesamtlänge antimesenterial geschlitzt. Die Dünndarmschlingen werden mit fortlaufender Naht zu einer Darmplatte vereinigt. Daraus ergibt sich ein 4facher Radius des ursprünglichen Dünndarmsegmentes. Nach antirefluxiver Implantation der Ureteren nach dem von Le Duc [8] angegebenen Verfahren wird die Dünndarmplatte mit der membranösen Harnröhre anastomosiert und mit fortlaufender Naht zu einem Reservoir verschlossen.

Die Nachbeobachtungszeit der 21 Patienten mit Neoblase betrug 3 Monate bis 3 Jahre und 4 Monate (durchschnittlich 1 Jahr und 9 Monate), die der 10 Patienten mit Harnblasenaugmentation 3 Monate bis 3 Jahre und 3 Monate (durchschnittlich 1 Jahr und 11 Monate). Anläßlich regelmäßiger postoperativer Kontrolluntersuchungen wurden Urinstatus, bei Tumorpatienten Urinzytologie, harnpflichtige Substanzen und Elektrolyte im Serum, sonographische Kontrollen der Nieren und der Neoblase durchgeführt. Im 3. postoperativen Monat führten wir ein Kontrollurogramm durch.

Bei 2 Frauen mit komplizierten Harnblasen-Scheiden-Fisteln waren konventionelle Fisteloperationen nicht anwendbar, so daß als Ultima ratio nur ein gleichzeitiger Harnblasen-Vaginal-Ersatz blieb. Die erste Patientin war eine 28 Jahre junge Frau, bei der es nach Wertheim-Meigs-Operation und anschließender Bestrahlung wegen eines Zervixkarzinoms zu einer fibrotischen Schrumpfblase mit vollständiger Destruktion des Harnblasenbodens sowie Zerstörung der hinteren Vagina gekommen war. In der Folge hatte sich eine große Fistel zwischen Schrumpfblase und Vagina ausgebildet (Tabelle 4a). Wir führten eine subtotale Harnblasenresektion bis zum Trigonum und eine Harnblasenaugmentation mit Ileum durch. Nach subtotaler Vaginektomie

Tabelle 4. a Kasuistik I

Anamnese:
28 Jahre Zervixkarzinom → Wertheim-OP + Radiatio
Befund:
fibrotische Schrumpfblase, vollständige Destruktion des Blasenbodens, große Blasen-Scheiden-Fistel, starke Psoriasis des gesamten Körpers

b Kasuistik I

Therapie:
subtotale Blasenresektion
Blasensubstitution mit Ileum
Vaginalersatz durch Zökum

wurde aus dem ausgeschalteten Zökumsegment eine Neo-Vagina gebildet (Tabelle 4b).

Die zweite Patientin war eine 50jährige Frau mit einem Ovarialkarzinom. Nach Ovar- und Hysterektomie und Bestrahlung entwickelte sich eine Harnblasen-Scheiden-Mastdarm-Fistel. Die Kloakenbildung machte eine Stuhl- und Harnableitung mittels Anus praeter transversalis und Ileumconduit notwendig (Tabelle 5a). 6 Jahre danach entwickelte sich eine nicht beeinflußbare, die Patientin sehr belastende eitrige Sekretabsonderung aus Harnblase, Vagina und Rektum. Ferner litt die Patientin unter ihrer beeinträchtigten Vita sexualis. Eine Sanierung war möglich durch Zystektomie mit Ausräumung der Kloake, subtotale Vaginektomie und Resektion von Colon descendens und Rektum. Das ausgeschaltete Sigma wurde für den Vaginalersatz verwendet (Tabelle 5 b).

Tabelle 5. a Kasuistik II

Anamnese:
50 Jahre Ovarialkarzinom → Ovarhysterektomie + Radiatio

Befund:
Blasen-Scheiden-Mastdarm-Fistel (Kloake)

Primärtherapie:
AP transversalis + Ileumconduit

b Kasuistik II

Postoperativer Befund:
persistierende Kloake, eitrige Sekretabsonderung aus Blase, Vagina und Darm.
Sexuelle Deprivation.

Sekundärtherapie:
Zystektomie, Teil-Vaginektomie, Resektion von Colon desc. und Rektum, Vaginalersatz durch Sigma

Ergebnisse

Kein Patient verstarb in der perioperativen Phase. Frühkomplikationen traten nicht auf.

Neoblase

Bei allen Patienten erfolgte eine regelmäßige Kontrolle des Säure-, Basen- und Elektrolythaushaltes und eine alkalisierende Therapie. Metabolische Störungen traten nicht auf.

Von den 21 Patienten waren 16 Neoblasen (76,2%) – 10 Männer mit Hautmann- und 6 Männer mit Melchior-Blase – bei Tag und Nacht vollständig kontinent. Eine ausschließliche Kontinenz am Tage gaben 19 Patienten (90,5%) – 14 Männer mit Hautmann- und 5 Männer mit Melchior-Blase – an. In 3 Fällen – 2 nach Melchior und 1 nach Hautmann operierter Patient – bestand eine nächtliche Inkontinenz. Bei einem Mann mit Hautmann-Neoblase trat eine nicht therapiebedürftige Streßinkontinenz auf. In einem Falle mit Melchior-Neoblase bestand eine therapiebedürftige Streßinkontinenz (Tabelle 6).

Bei 7/21 Patienten mit Neoblasen (33,3%) waren Reinterventionen notwendig (Tabelle 7). Viermal – 3mal nach Anlage einer Melchior- und einmal nach Bildung einer Hautmann-Blase – erfolgte eine Relaparatomie wegen einer Stenose der ureteroilealen Anastomose und einmal wegen einer Narbenhernie. Wegen einer Streßinkontinenz Grad III war die bulbäre Implantation einer

Tabelle 6. Kontinenz nach Harnblasenersatz

	Neoblase (n = 21)
Kontinent bei Tag und Nacht	16 (76,2%)
Kontinent bei Tag	19 (90,5%)
Inkontinent bei Nacht	3
Streßinkontinenz, nicht therapiebedürftig	1
Streßinkontinenz, therapiebedürftig	1

Tabelle 7. Reinterventionen nach Harnblasenersatz, 7/21 Neoblasen = 33,3%

	n
Relaparatomie	
– Stenose der ureteroilealen Anastomose	4
– Narbenhernie	1
Sphinkterprothese	1
Urethrotomia interna	1

Tabelle 8. Sexualität nach Harnblasenersatz

	♂ potent	♀ normale Vita sexualis
Neoblase (n = 21)	4/21	–
Augmentation (n = 10)	3/4	5/6

alloplastischen Sphinkterprothese bei 1 Patienten notwendig. Eine Harnröhren-Anastomosen-Striktur erforderte einmal eine Urethrotomia interna.

Nach Anlage der Ileum-Neoblase wegen eines Harnblasenkarzinoms waren 4 Männer (19%) erektil potent, während 17 Patienten (81%) eine postoperative Impotenz aufwiesen (Tabelle 8).

Eine Tumorprogression trat bisher bei 2 Patienten auf.

Harnblasenaugmentation

Die postoperativen Ergebnisse bezüglich Harnblasenkapazität und Kontinenz waren gut. Reinterventionen wurden nicht erforderlich. Drei von 4 operierten Männern waren postoperativ potent. Fünf von 6 Frauen wiesen postoperativ eine normale Vita sexualis auf (Tabelle 8).

Vaginalersatz

Die postoperativen kosmetischen und funktionellen Resultate der Neovaginae waren gut. In beiden Fällen war eine Kohabitation möglich. Die Schleimsekretion war zu vernachlässigen, Schrumpfungen der Neovaginae wurden bisher nicht beobachtet.

Diskussion

Der kontinente Harnblasenersatz hat die psychische und soziale Situation des Patienten erheblich verbessert. Die Operationstechnik ist standardisiert [3, 6, 9–11, 13, 14]. Die für Darmersatzblasen typischen Komplikationen wie Stenose der ureteroilealen Anastomose und Harnröhren-Anastomosen-Striktur sind gut beherrschbar [13]. Allerdings veranlaßte uns die höhere Stenosenrate der ureteroilealen Anastomosen nach Anlage einer Melchior-Blase [9], die Neoblasenbildung nach dem von Hauptmann [3] angegebenen Verfahren und die antirefluxive Harnleiterimplantation nach der Technik von Le Duc [8] durchzuführen.

Die postoperative Nachsorge erfordert aufgrund der großen resorbierbaren Schleimhautfläche der Neoblase eine regelmäßige Überwachung des Säure-, Basen- und Elektrolythaushaltes und eventuell eine alkalisierende Therapie.

Das radikale, tumorchirurgische Vorgehen bis zum Stadium pT3 führt zwangsläufig zu einer Schädigung der für die Potenz verantwortlichen Nerven und Arterien, so daß sich hieraus im eigenen Krankengut die hohe postoperative Impotenzrate nach Neoblasenanlage ergibt.

Eine Tumorprogression trat im vorgestellten Patientengut bisher erst in 2 Fällen auf. Die Funktion der Neoblase wurde dadurch jedoch nicht beeinträchtigt.

Hervorzuheben ist unser Vorgehen bei komplizierten, radiogenen Harnblasen-Scheiden-Fisteln. Während kleine, im Bereich des Trigonums und vorderen Harnblasenbodens gelegene Fisteln transvaginal operiert werden, verwenden wir bei großen, zwischen hinterem Harnblasenboden und hinterer Vagina bestehenden Fisteln einen transperitonealen Zugang mit Fistelkanalexzision und Interpostion einer Gewebeplombe aus dem mobilisierten Omentum majus [5, 7, 12] oder Verwendung eines gestielten Peritoneallappens aus der paravesikalen Umschlagsfalte [2, 4]. In 2 Fällen mit destruierter Harnblase und durch konventionelle Techniken nicht sanierbare Fisteln blieb als Ultima ratio nur ein gleichzeitiger Harnblasen-Vaginal-Ersatz.

Grundsätzlich haben sich bei der Vaginalsubstitution durch Darmabschnitte bisher das Sigma und das Ileozökalsegment bewährt. Ermutigt durch die guten Ergebnisse mit der Ileozökalneovagina bei 10 Patientinnen der Mainzer Klinik [1] führten wir dieses Verfahren in einem Falle durch. Bei der anderen Patientin bot sich das gut mobilisierbare ausgeschaltete Sigma als Scheidenersatz an.

Die erste Patientin hatte eine funktionstüchtige, kontinente Harnblase. Durch den gleichzeitigen Harnblasen-Scheiden-Ersatz konnte die junge Frau beruflich, sozial und sexuell reintegriert werden. Auch im zweiten Fall war das kosmetische und funktionelle Resultat der Neovagina gut. Sieht man von Anus praeter und Conduit ab, war auch diese Patientin bezüglich ihrer Vita sexualis voll rehabilitiert.

In Erweiterung der bisherigen Indikationen für den Einsatz von Darm (Harnblasenkarzinom, funktioneller Harnblasenverlust) haben wir zwar noch geringe, aber gute Erfahrungen bei der Behebung komplizierter Harnblasen-Scheiden-Fisteln mit Darm zum gleichzeitigen Ersatz von Harnblase und Vagina gemacht. Wir sehen eine gute Möglichkeit, diese Technik künftig in speziellen Fällen anzuwenden.

Literatur

1. Bürger RA, Riedmiller H, Knapstein P, Friedberg V, Hohenfellner R (1989) Ileozökal-Neovagina. Z Urologie Poster 1:136
2. Eisen M, Jurkovic K, Altwein JE, Schreiter F, Hohenfellner R (1974) Management of vesicovaginal fistulas with peritoneal flap interposition. J Urol 112:195
3. Hautmann RE, Egghart G, Frohneberg D, Miller K (1988) The ideal neobladder. J Urol 139:39
4. Hohenfellner R, Wulff HD, Planz C (1983) Fisteln der unteren Harnwege. In: Käser O, Iklê FA, Hirsch HA (Hrsg) Atlas der gynäkologischen Operationen. Thieme, Stuttgart New York

5. Kiricuta I, Goldstein AMB (1972) The results of extensive vesicovaginal fistula with pedided omentum: a review of 27 cases. J Urol 108:724
6. Kock NG, Nilson AR, Norlén L, Sundin T, Trasti H (1978) Urinary diversion via a continent ileum reservoir: clinical experience. Scand J Urol Nephrol (Suppl) 49:23
7. Langenscheidt Ph, Mast GJ, Becht E, Ziegler M (1991) Komplexitätsorientierte Operationsstrategien bei vesikovaginalen Fisteln. Urologe A 30:94–98
8. Le Duc A, Camey M, Teillac P (1987) An original antireflux ureteroileal implantation technique: long-term followup. J Urol 137:1156
9. Melchior H, Spehr C, Knop-Wagemann J, Persson MC, Jünemann KP (1988) The continent ileal bladder for urinary tract reconstruction after cystectomy: a survey of 44 patients. J Urol 139:714
10. Skinner DG, Boyd SD, Lieskovsky G (1984) Clinical experience with the Kock continent ileal reservoir for urinary diversion. J Urol 132:1101
11. Thüroff JW, Alken P, Riedmiller H, Engelmann U, Jacobi GH, Hohenfellner R (1986) The Mainz pouch (mixed augmentation ileum and cecum) for bladder augmentation and continent diversion. J Urol 136:17
12. Turner-Warwick R (1976) The use of omental pedicle graft in urinary tract reconstruction. J Urol 116:341
13. Wenderoth UK, Bachor R, Egghart G, Frohneberg D, Miller K, Hautmann R (1990) The ileal neobladder: experience and results of more than 100 consecutive cases. J Urol 143:492
14. Zingg EJ, Tscholl R (1977) Continent cecoileal conduit: preliminary report. J Urol 118:724

Urodynamik des proximalen Kompartments bei Invaginationsnippeln

F. Noll [1], R. Gruss [2], F. Schreiter [1] und M. Feldmüller [1]

1 Einführung

Urodynamische Untersuchungen in proximalen Segmenten von Ileumconduits haben gezeigt, daß dort Drucke bis zu 60 cm H_2O durch Eigenkontraktionen des tubulären Ileums generiert werden können. Da die Ureteren nicht antirefluxiv eingebettet werden, können Mikrorefluxe in den oberen Harntrakt entstehen. Da der Urin in Ileumconduits meist infiziert ist, können so chronische Pyelonephretiden entstehen, die zu erheblichen Funktionseinschränkungen des oberen Harntrakts führen.

Prinzipiell ist die Situation bei der Harnleiterimplantation in das hintere Kompartment bei Invaginationsnippel ähnlich der oben beschriebenen. Auch hier existiert ein nicht detubularisierter Dünndarmanteil, der Eigenkontraktionen hat. Die Harnleiter sind in der üblichen Technik nach Bricker oder Wallace implantiert (s. auch Abb. 1). Der einzige Unterschied besteht darin, daß das hintere Kompartment nicht direkt mit der Außenwelt in Verbindung steht, sondern durch die Invagination von Reservoir getrennt ist (s. Abb. 2). Reservoirurin ist beim Kock-Pouch häufig infiziert, das soll heißen, daß ein positiver Bakteriennachweis geführt werden kann. Bei Darmersatzblasen sind Bakteriurien zwar seltener, kommen aber auch in etwa 20% aller Fälle vor. Die Infektverhältnisse vor dem Antirefluxnippel sind also fast vergleichbar mit der Situation beim Ileumconduit. Es stellt sich die Frage, warum nicht bei Verwendung des Invaginationsnippels als Antirefluxschutz in etwa die gleichen Langzeitergebnisse zu erwarten sind wie beim Ileumconduit, die ja bekanntermaßen nicht besonders gut sind. Inwieweit der Nippel, der einen Reflux von Reservoirurin in das proximale Kompartment verhindert, einen zusätzlichen Schutz bietet, der Langzeitveränderungen im oberen Harntrakt verhindert, ist zur Zeit nicht bekannt.

Um einer Beantwortung dieser Frage näher zu kommen, haben wir bei 10 Patienten die urodynamischen Verhältnisse im proximalen Kompartment untersucht.

---

[1] Abteilung für Urologie, Verbandskrankenhaus Schwelm, Universität Witten/Herdecke, Dr. Moeller-Str. 15, D-5830 Schwelm.

[2] Abteilung für Radiologie und Nuklear Medizin, Verbandskrankenhaus Schwelm, Dr. Moeller-Str. 15, D-5830 Schwelm.

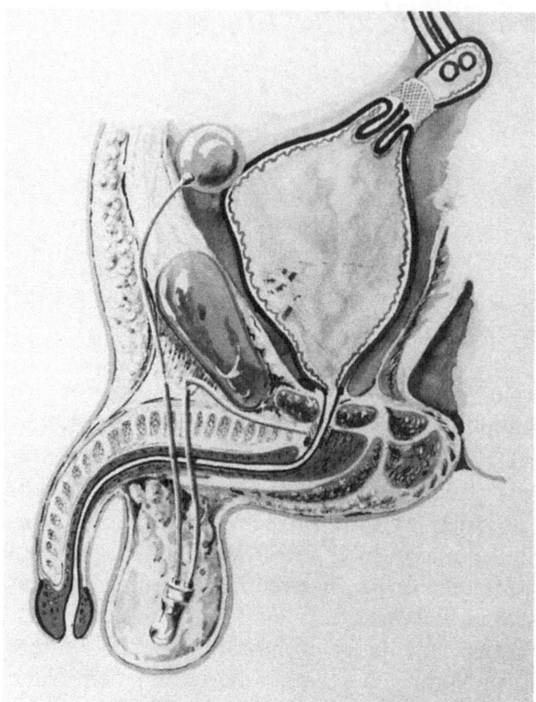

Abb. 1. Die Skizze zeigt eine Darmersatzblase (S-Blase). Die Harnleiter sind im proximalen Kompartment implantiert. Hier ist zusätzlich zur Kontinenz noch ein bulbärer artifizieller Sphinkter eingesetzt

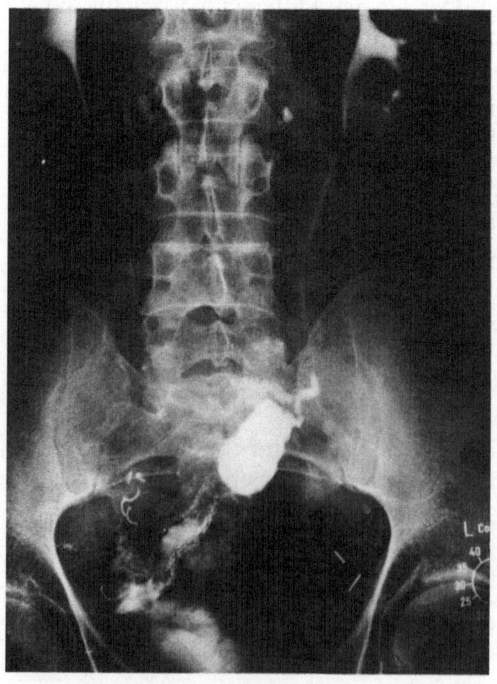

Abb. 2. Urogramm bei einem Patienten mit S-Blase. Man sieht deutlich die Prallfüllung des hinteren Kompartments und die schmale Kontrastmittelstrecke im eigentlichen Nippel

2 Patienten und Methode

2.1 Patienten

Bei 10 Patienten wurden im Rahmen einer Nachuntersuchung urodynamische und nuklearmedizinische Untersuchungen des hinteren Kompartments durchgeführt. Alle Patienten waren kontinent zum Zeitpunkt der Untersuchung. Grund für die Harnableitung in einen Kock-Pouch bzw. in eine Darmersatzblase und die radikale Zystektomie war in allen Fällen ein Blasentumor. Das Follow-up ist bei allen Patienten länger als ein Jahr, alle oberen Harntrakte waren präoperativ unauffällig gewesen mit normaler Funktion.

Bei 7 Patienten erfolgte die Harnableitung in einen Kock-Pouch, bei 3 Patienten in eine Darmersatzblase (S-Blase). Das Durchschnittsalter der Patienten war 55,3 Jahre zum Zeitpunkt der Untersuchung.

2.2 Methode

Vor der urodynamischen Untersuchung wurde der obere Harntrakt mittels Urogramm und seitengetrennter Nierenclearance evaluiert. Dann wurde der Pouch bzw. die S-Blase zystoskopiert, dabei eine Kultur aus dem Reservoir entnommen und der Antirefluxnippel dargestellt. Ein Guide-Wire wird in das proximale Kompartment über das Zystoskop vorgeschoben. Darüber kann dann leicht ein dünner (5 Charr.) Meßkatheter in das hintere Kompartment eingebracht werden. Über diesen Katheter wird dann sofort Urin aspiriert und zur Urinkultur verwendet.

Dann wird das hintere Kompartment mit Röntgenkontrastmittel über eine Tropfflasche gefüllt, wobei der Fülldruck zwischen 20 und 25 cm H_2O liegen soll. Einige Kontraktionen des hinteren Kompartments werden unter Durchleuchtung auf Videoband aufgezeichnet (Abb. 3a–c). Dabei wird insbesondere auf Reflux in den OHT geachtet. Diese Untersuchungen werden bei leerem, halbvollem und vollem Reservoir durchgeführt.

Ein zweiter Meßkatheter wird in das Reservoir eingebracht und beide zur Langzeiturodynamik angeschlossen. Die Urodynamik erstreckt sich über wenigstens zwei Füllungsperioden des Pouches bzw. der S-Blase.

Am Ende der Urodyamik wird, wenn möglich, das hintere Kompartment mit einem Radionukleotid infundiert, so wie schon oben beschrieben. Eine Aufnahme mit einer Gamma-Kamera soll das frühzeitige Auftauchen von Aktivität über den Nierenbecken nachweisen, was auf einen Reflux vom hinteren Kompartment in den OHT hinweisen würde. Auch diese Untersuchungen werden bei verschiedenen Füllvolumina des Pouches durchgeführt.

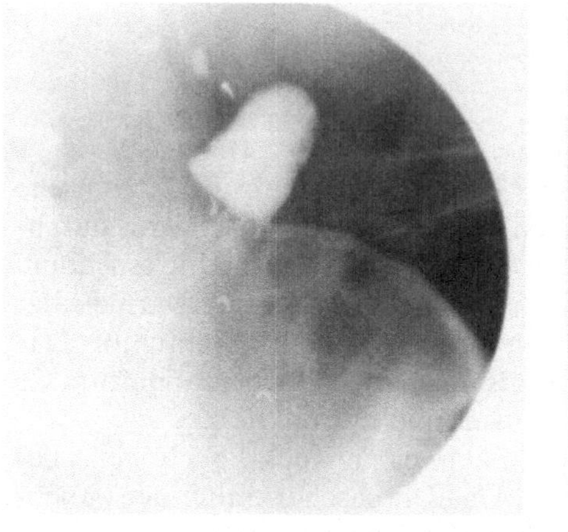

a

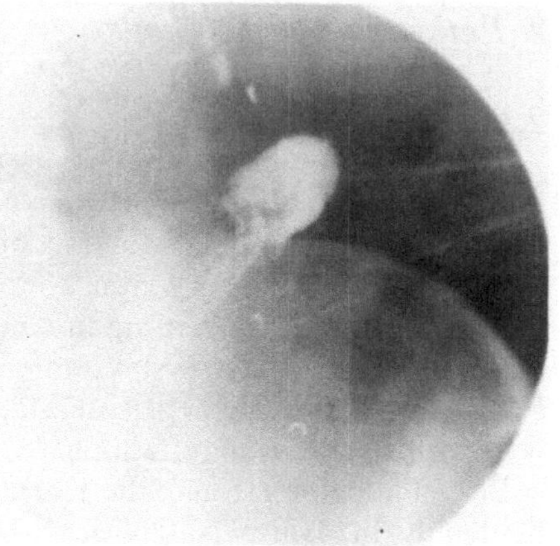

b

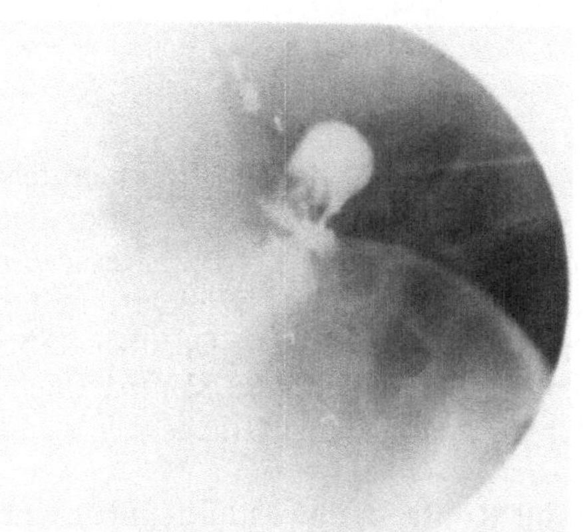

c

Abb. 3a–c. Kontraktionen des proximalen Kompartments. Dieses entleert sich bolusartig in das Reservoir, was die drei in Folge geschossenen Bilder verdeutlichen

3 *Ergebnisse*

3.1 *Urodynamische Resultate*

Wie die Abb. 4 zeigt, sind die Basisdrucke im hinteren Kompartment und die Drucke im Reservoir linear voneinander abhängig. Die maximalen Drucke im Reservoir wurden mit 20–25 cm H_2O gemessen bei Kapazitäten, die zwischen 550 und 700 ml lagen. Die Drucke im nicht detubularisierten hinteren Kompartment waren alle höher mit Werten zwischen 20 und 40 cm H_2O (Tabelle 1).

Zu diesen Basisdrucken müssen die Druckamplituden addiert werden, die durch die Muskulatur des Darms generiert werden. Diese Eigentätigkeit des Darms ist nur meßtechnisch nachweisbar gewesen, wenn das Reservoir zu etwa 50% gefüllt war. Dies liegt daran, daß zum Nachweis der Kontraktionen

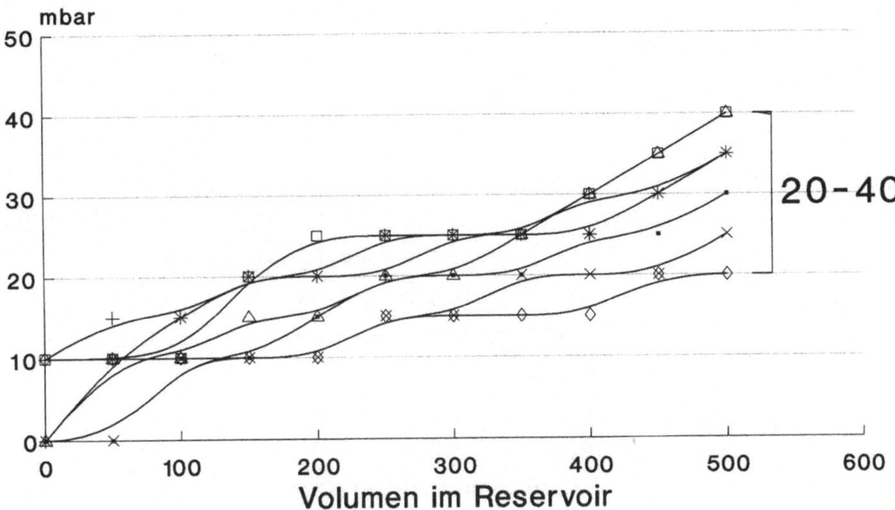

Abb. 4. Basisdruck im proximalen Kompartment

Tabelle 1. Urodynamische Ergebnisse

Pat.	Min. Basisdruck	Max. Basisdruck	Amplitude der Druckwellen
1	12	26	14
2	13	30	20
3	20	38	15
4	20	29	25
5	15	25	16
6	17	27	21
7	13	20	15
8	17	33	17
9	14	30	40
10	15	28	25
Ave	15,6	28,6	16,7
Std.	2,690725	4,565085	2,9

das proximale Kompartment gefüllt sein muß, was erst bei etwa halber Pouchkapazität der Fall ist. Die Höhe der Druckwellen schwankt zwischen 15 und 25 cm H_2O, mit einer Ausnahme, wo 40 cm H_2O gemessen wurden (s. Abb. 5).

Die Zeit zwischen den Kontraktionen ist umgekehrt proportional zur Reservoirfüllung, wie aus der Abb. 6 hervorgeht. Die steigende Frequenz bei zunehmender Pouchfüllung ist dadurch zu erklären, daß bei steigender Füllung und somit steigenden Reservoirdrucken die Entleerungsfunktion des proximalen Kompartments schlechter wird. Jede Kontraktion transportiert weniger Volumen, was durch Frequenzsteigerung kompensiert wird. Die Grenzwerte dieser

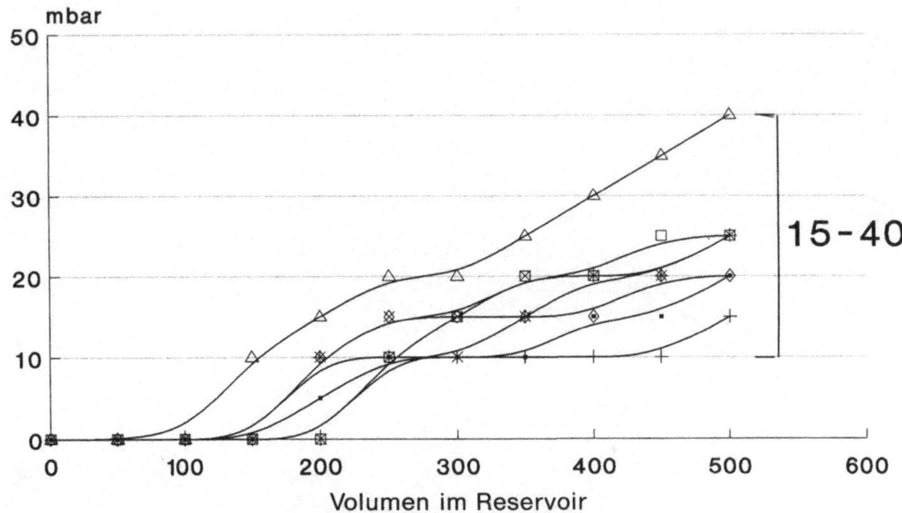

Abb. 5. Amplitude der Kontraktionen im proximalen Kompartment

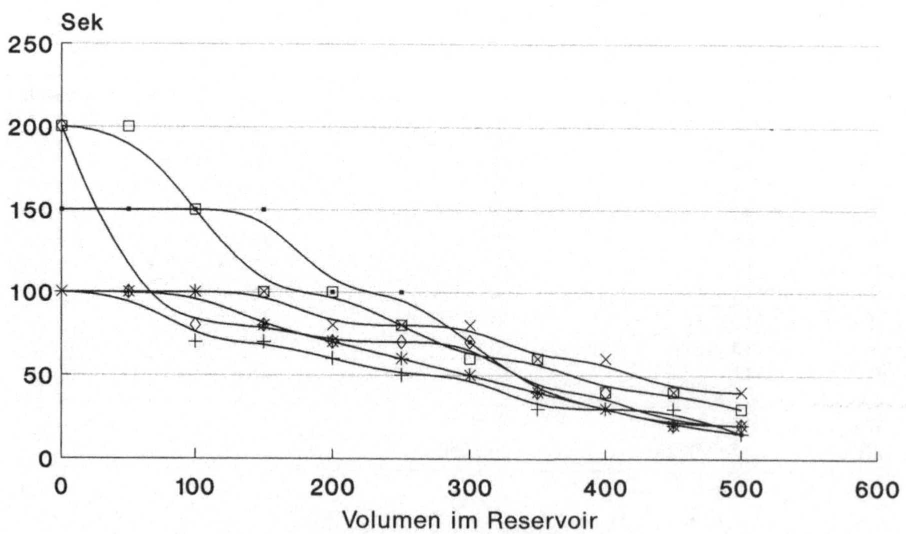

Abb. 6. Frequenz der Kontraktionen im proximalen Kompartment

Transportfunktion konnten bei der jetzigen Untersuchung nicht bestimmt werden.

Insgesamt treten zeitweilig Drucke im hinteren Kompartment auf, die 60 cm H_2O übersteigen. Die Zeitspanne, während der die Drucke in bestimmten Druckintervallen lag, wurde bestimmt und in Relation zur Untersuchungszeit

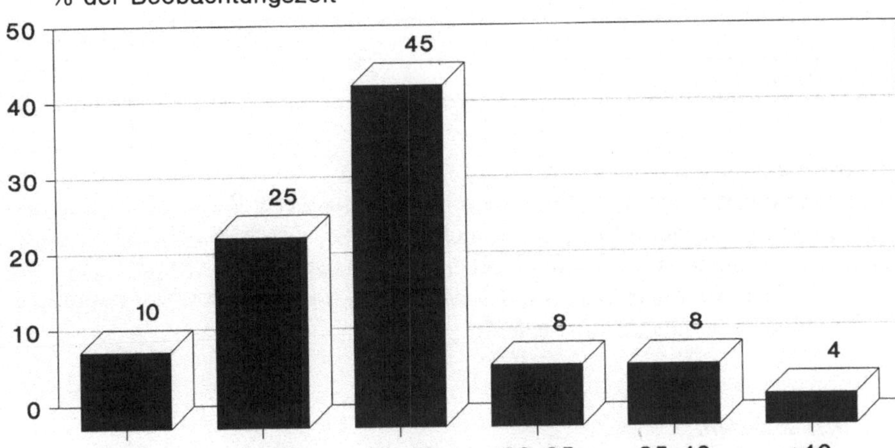

Abb. 7. Zeit-Druck-Relation im proximalen Kompartment

gesetzt. Die Ergebnisse sind in der Abb. 7 aufgelistet. Wie man sieht, sind hohe Drucke von mehr als 40 cm H_2O nur während 4% der Untersuchungszeit nachgewiesen worden. Dies zeigt, daß trotz der zeitweilig hohen Druckwellen im proximalen Kompartment dennoch von einem Niederdrucksystem ausgegangen werden kann.

3.2 Reflux

Obwohl periodisch auftretende hohe Drucke im hinteren Kompartment auftraten, die – wenigstens was ihre absolute Höhe betrifft – in der Lage sein sollten, einen flüchtigen Reflux in die Harnleiter zu provozieren, haben wir diese bei der Durchleuchtung nie sicher und reproduzierbar nachweisen können.

Deshalb entschlossen wir uns, nuklearmedizinische Nachweismethoden zu verwenden. Hierbei wird das hintere Kompartment mit einem Radionukletid infundiert über einen Zeitraum von ca. 30 min. Eine nachweisbare Aktivitätssteigerung über dem Nierenbecken während dieser Zeitperiode mußte dann als Reflux vom hinteren Kompartment in das OHT gedeutet werden. Um sicher zu gehen, daß Rückresorption des Radiopharmakons und anschließende Sekretion über das Gefäßsystem in die Niere nicht zu falsch positiven Ergebnissen führt, haben wir vorher in einer Versuchsserie die Resorption des Nukleotids getestet. In keinem der so untersuchten 5-Kock-Pouche, in die das Radiopharmakon instilliert wurde, ist über einen Zeitraum von 30 min eine Aktivitätsveränderung über den Nieren nachweisbar gewesen. Auch die Blut-

Tabelle 2. Reflux in den oberen Harntrakt

	Röntgennachweis	Nuklearmed. Nachweis
Anzahl der Patienten	0	1 (?)

serumaktivität war nicht meßbar, was eine nennenswerte Rückresorption ausschließt. Trotz der vielfältigen Untersuchungen bei verschiedenen urodynamischen Bedingungen ist nur einmal der Nachweis eines Refluxes gelungen. Bei einer Wiederholung war bei dem gleichen Patienten unter gleichen Bedingungen der Nachweis negativ (Tabelle 2).

3.3 Infektionen

Überraschender waren die Ergebnisse der Kulturen, die wir innerhalb des Reservoirs und im hinteren Kompartment abnahmen. Während in 7 von 10 Patienten eine Bakteriurie bestand, konnten nur einmal Keime im hinteren Kompartment nachgewiesen werden. Auf Grund der Entnahmetechnik, die via des Reservoirs erfolgt, kann nur dann eine fundierte Aussage über die Keimbesiedlung im hinteren Kompartment getroffen werden, wenn entweder steriler Urin nachgewiesen wird oder verschiedene Keime kultiviert werden könnten. Letzteres ist nie aufgetreten. Einmal wurde der gleiche Keim im Reservoir und im Kompartment nachgewiesen. Inwieweit hier eine iatrogene Kontamination vorliegt, kann nicht entschieden werden. Die Ergebnisse der Kulturen sind in der Tabelle 3 aufgelistet.

Tabelle 3. Infektionen

Anzahl der Patienten	Art der Harnableitung	Reservoir	Proximales Kompartment
1	Kock-Pouch	E. Coli 100 k	–
2	Kock-Pouch	Kleb. 100 k	–
3	Kock-Pouch	E. Coli 10 k	–
4	Kock-Pouch	E. Coli 100 k	–
5	S-Blase	–	–
6	Kock-Pouch	–	–
7	Kock-Pouch	Entero. 10 k	–
8	S-Blase	E. Coli 100 k	–
9	Kock-Pouch	Kleb. 100 k	Kleb. 1 k
10	S-Blase	–	–
Total	10	7	1 (?)

4 Diskussion

Die urodynamischen Untersuchungen des hinteren Kompartments bei Invaginationsnippeln haben gezeigt, daß:

- der Basisdruck im proximalen Kompartment parallel zum Reservoirdruck verläuft,
- Eigenkontraktionen der Muskulatur dieses Darmteils zu Druckamplituden von ca. 20–25 cm H_2O führen,
- die Höhe der Druckamplituden linear von der Reservoirfüllung abhängt,
- die Frequenz der Kontraktionen ebenfalls in direktem Zusammenhang mit der Reservoirfüllung steht,
- und die Zeit, in der hohe Drucke im hinteren Kompartment herrschen, ca. 4% der Untersuchungsdauer beträgt.

Unter den oben genannten Bedingungen ist zu erwarten, daß Refluxe in den oberen Harntrakt auftreten. Diese haben wir aber nicht nachweisen können, was entweder durch die mindere Qualität unserer Untersuchungsmethoden zu erklären ist, oder aber auf die tatsächliche Abwesenheit von Refluxen in das Nierenbecken hindeutet. Letzteres ist durchaus möglich, da die Dauer der Kontraktionen des hinteren Kompartments relativ kurz ist und größenordnungsmäßig mit der Laufzeit eines Urinbolus vom Nierenbecken zum hinteren Kompartment vergleichbar ist. Dies würde bedeuten, daß sich die Druckamplitude, die vom hinteren Kompartment erzeugt wird, nicht in einem aktiven Urintransport aus dem Kompartment in das Nierenbecken umsetzen ließe. Zudem sind Höhe der Druckamplitude und Dauer der Kontraktion direkt proportional dem Füllungsvolumen im Reservoir, so daß hohe Drucke nur für geringe Zeit wirken. Der letzte Beweis für die obige Hypothese steht noch aus und bedarf weiterer Untersuchungen.

Die Dauer der hohen Drucke im hinteren Kompartment ist mit 4% der gesamten Untersuchungszeit niedrig, so daß keine Druckschädigungen der Nieren zu erwarten sind. Ähnlich hohe Drucke herrschen auch für kurze Zeit in Darmreservoiren, die aus tubulärem oder nur unzureichend augmentiertem Dickdarm konstruiert sind. Auch hier sind Druckschädigungen der Nieren bisher nicht nachgewiesen worden.

Interessant ist das Ergebnis bezüglich der Infektnachweise. Offensichtlich trennt der Antirefluxnippel ein steriles von einem potentiell infizierten Reservoir. Die Kontraktionen des proximalen Kompartments führen zu einem kräftigen antegraden Flow in das Reservoir, was zu einem Wash-out-Effekt zu führen scheint. Die Infektfreiheit des proximalen Kompartments ist wichtig für den Erhalt der Funktion des oberen Harntraktes. Auch wenn potentiell die Möglichkeit eines Refluxes besteht, so führt dieser dann nicht zu einer chronischen Infektion der Nieren, was einer der wesentlichen Faktoren für eine Abnahme der Nierenfunktion bei Ileumconduits ist.

Der Kollagennippel – Sichere Kontinenz und verläßlicher Refluxschutz bei Invaginationsnippeln

F. Noll und F. Schreiter

1 Einleitung

Der Kontinenznippel beim Kock-Pouch und der Refluxschutz beim Kock-Pouch und den Darmersatzblasen sind Schwachpunkte im Konzept der kontinenten Harnableitung. Nippelslipping, Undichtigkeit, Fisteln und Katheterismusprobleme führen in 25–30% der mit Darmersatzblasen behandelten Patienten zu Reoperationen.

Wir haben bis August 1989 einhundertsiebzehn Patienten mit kontinenten Harnableitungen versorgt. Die Inzidenz von Nippelproblemen war in der Anfangsphase höher. Die immer noch relativ hohe Inzidenz in der zweiten Beobachtungsphase konnte nicht mehr durch die „Lernkurve" allein erklärt werden. Hier lagen Probleme zugrunde, die essentiell der Nippelkonstruktion anhaften (Abb. 1).

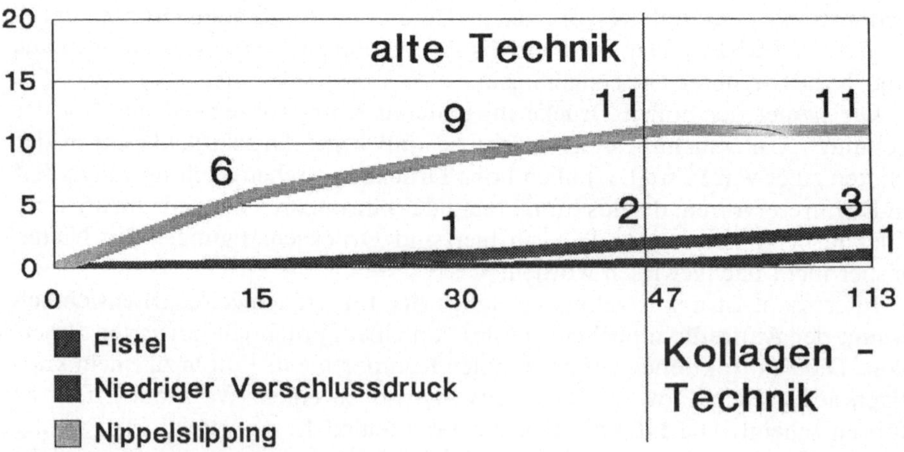

Abb. 1. Die graphische Darstellung der Nippelrevisionen im Verlauf der Zeit zeigt den Einfluß der neuen Operationsmethode auf die Revisionrate

Abteilung für Urologie, Verbandskrankenhaus Schwelm, Universität Witten/Herdecke, Dr. Moeller-Str. 15, D-5830 Schwelm.

2 Methode

Eine wesentliche Verbesserung der Nippelstabilität trat bei uns erst ein, als wir die Nippeltechnik durch das Einbinden von Kollagen in die Invagination verbesserten. Das Kollagenvlies mußte zum Einen zu einer genügenden „Verwachsung" der an der Invagination beteiligten Darmwände führen, zum Anderen muß eine starre, das Lumen offenhaltende Fibrose des Nippels vermieden werden. Das von uns gewählte Material (Helistat) erfüllt alle obigen Bedingungen.

Das Vlies ist ca. 1,5 mm dick, weich und geschmeidig. Nachdem das Mesenterialfenster präpariert ist, wird das zurechtgeschnittene Kollagenvlies um die Ileumwand gelegt und mit wenigen Stichen fixiert.

Das Vlies muß der Ileumwand glatt anliegen. Falten durch eine zu großzügige Bemessung bzw. eine Einengung des Ileumlumens bei zu geringem Umfang des Kollagenvlies müssen vermieden werden (s. Abb. 2). Nur so kann bei der Invagination ein optimaler Kontakt der Serosa der beteiligten Darmwände mit dem Vlies garantiert werden.

Die Invagination wird in der üblichen Weise mit drei Stablerreihen fixiert. Nach der Invagination liegt das Kollagenvlies exakt zwischen den Serosaflächen der an der Invagination beteiligten Dünndarmanteile. Im Verlauf der Einheilung kommt es zu einer Fibroblasteninvasion in das Vlies, was zu einer dauerhaften, geschmeidigen Verbindung der Darmwände führt (s. auch

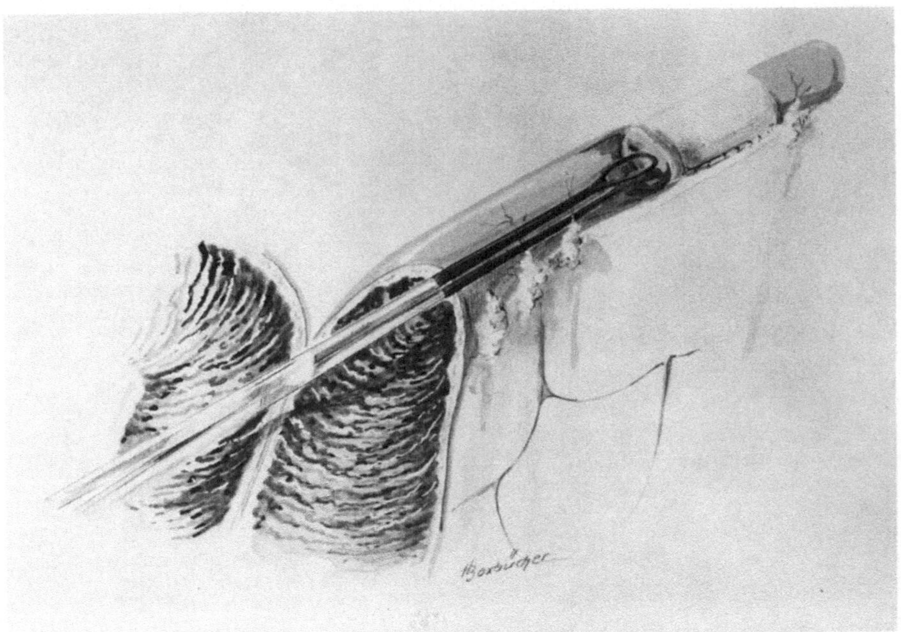

Abb. 2. Das Kollagenvlies wird um die Ileumwand gelegt

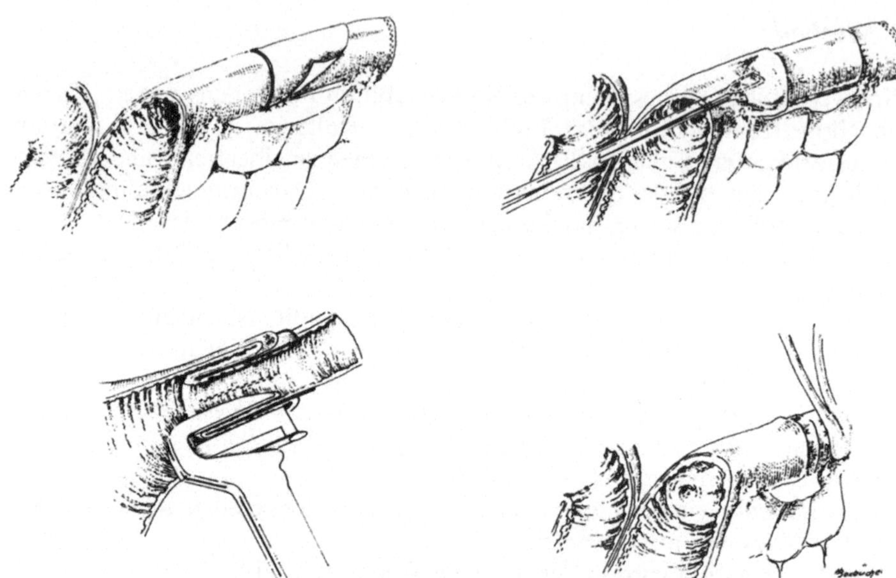

Abb. 3. Das Kollagenvlies wird in die Invagination mit einbezogen. Es kommt dadurch zwischen die Serosaflächen der anliegenden Darmteile zu liegen, die dadurch miteinander verkleben

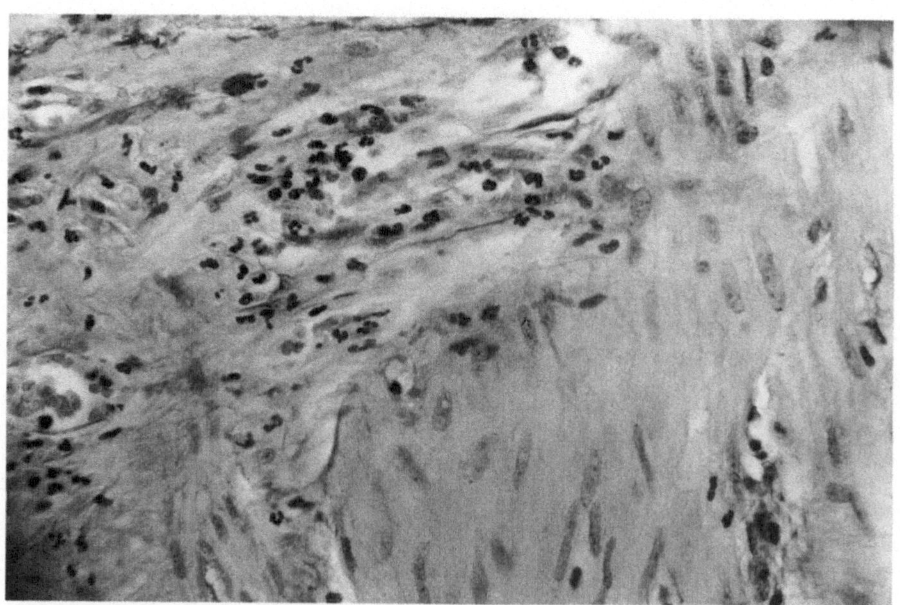

Abb. 4. Die Histologie zeigt das homogen angefärbte Kollagen und die Fibroblasten innerhalb des Vlieses

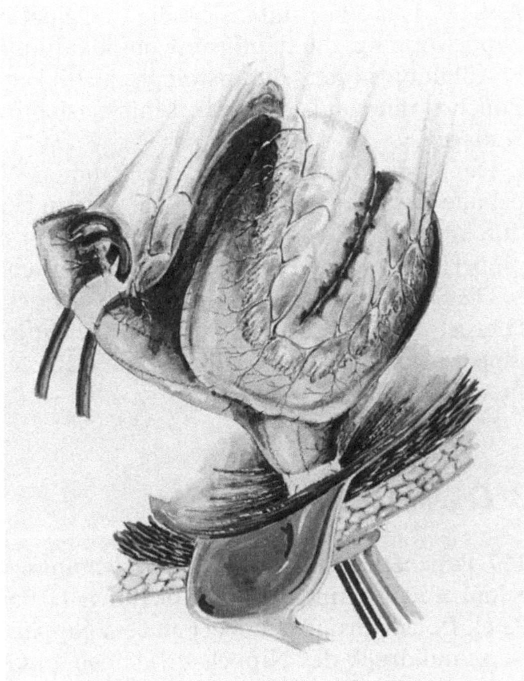

Abb. 5. Beim Kock-Pouch werden beide Nippel mit der Kollagentechnik gebildet

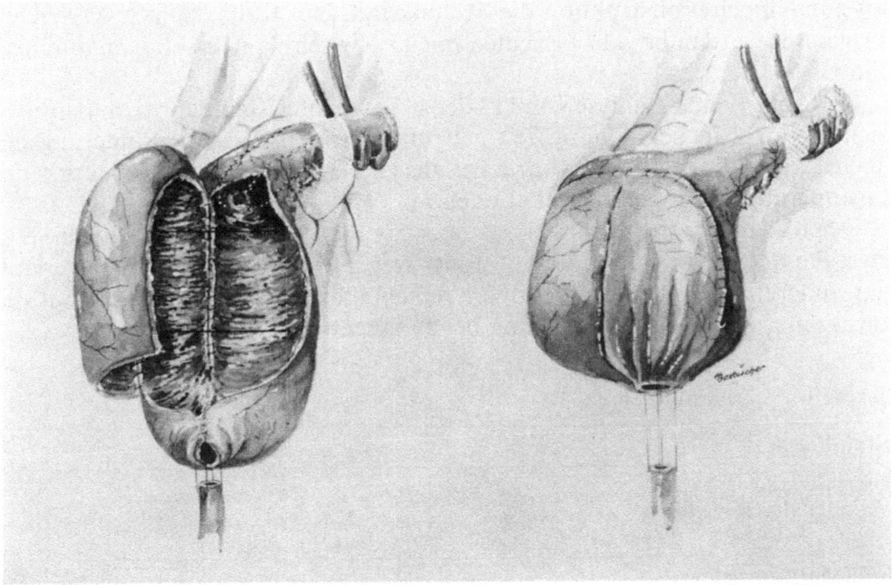

Abb. 6. Bei der S-Blase ist ein stabiler Antirefluxnippel von besonderer Bedeutung, da bei der Entleerung hohe Drucke im Reservoir herrschen

Abb. 3). Das Vlies stabilisiert die Invagination und verhindert erfolgreich ein Nippelslipping, die häufigste Komplikation bei den Kock-Nippeln.

Abbildung 4 zeigt das histologische Bild eines Kontinenznippels eines Kock-Pouches mit gut sichtbarer Fibroblasteninvasion in das uniform gefärbte Kollagen.

Der Kock-Pouch wird in der bekannten Weise gebildet. Der Kontinenznippel und auch der Antirefluxnippel werden beide in der neuen Kollagentechnik durchgeführt. Hiervon profitiert vor allem der antiperistaltische Kontinenznippel, der in der Vergangenheit die meisten Probleme bereitete (Abb. 5).

Die S-Blase ist als vollständiger Ersatz des unteren Harntraktes konzipiert. Hier ist der Refluxschutz besonders wichtig, weshalb wir den Invaginationsnippel benutzen, den wir bei Darmersatzblasen für das verläßlichste Antirefluxprinzip halten (Abb. 6).

3 *Ergebnisse*

117 Patienten erhielten im Untersuchungszeitraum 1985–8/1989 in unserer Klinik eine kontinente Harnableitung. 11 Patienten waren inkontinent in der Kock-Pouch Gruppe, wobei 6mal ein Nippelslipping und 3mal ein zu niedriger Verschlußdruck des Nippels ursächlich zu Grunde lag.

Bei den Patienten mit S-Blasen konnten wir 2mal einen Reflux bedingt durch Nippelslipping nachweisen (Tabelle 1).

Kontinenz und Refluxsicherheit konnte bei allen Patienten, die an einem insuffizienten Nippel litten, wiederhergestellt werden. Dabei wurde ausnahmslos zur Nippelrekonstruktion die Technik mit dem Kollagenvlies verwendet. Insgesamt wurden bei 117 Patienten mit 15 Nippelrekonstruktionen durchgeführt.

Die Abb. 1, eine Analyse von 113 der 117 Patienten, zeigt dabei, daß insuffiziente Nippel in der Anfangszeit gehäuft auftraten. Erst die Änderung der Technik der Nippelbildung führte bei uns zu der gewünschten Reduktion der postoperativen Nippelkomplikationen.

Der Kollagennippel bedingte postoperativ nur wenig Komplikationen. Nur zwei Patienten waren inkontinent. Einer wegen einer Fistel im Nippelverlauf, der andere hatte einen zu niedrigen Verschlußdruck, wahrscheinlich auf der Basis einer Durchblutungsstörung bei zu langer Invagination.

Tabelle 1. Nippelinsuffizienzen

Kock-Pouch	
Nippelslipping	7
Verschlußdruck niedrig	3
Reflux	3
S-Blase	
Reflux	2

4 *Diskussion*

Das Kollagenvlies hat sich als nippelstabilisierendes Prinzip seit 4 Jahren bewährt. Die wegen Nippelproblemen erforderlichen Reoperationen reduzierten sich beim Kock-Pouch von ca. 25% auf 5%. Der Katheterismus ist leichter und ungestörter durchführbar, da der Nippel formstabil bleibt.

Reoperationen wegen Refluxrezidiven bei Kollagennippeln waren nicht notwendig. Rezidivoperationen an Kontinenznippeln sind nicht kompliziert durch die Verwendung von Kollagen. Bei dem von uns verwendeten Vlies haben wir bisher keine starre Fibrose eines Nippels infolge einer überschießenden postoperativen Fibroblastenstimulation gesehen.

Die Anwendung von Kollagenvlies zur Nippelstabilisierung stellt einen Fortschritt in der Pouch- und Ersatzblasenchirurgie dar. Der so gebildete Antirefluxnippel ist das stabilste und verläßlichste Antirefluxprinzip bei Darmersatzblasen.

Die funktionelle augmentierte Rektumblase – erste klinische Erfahrungen

K. Miller, U. Matsui und R. Hautmann

Einleitung

Die Ureterosigmoidestomie hat trotz entscheidender Verbesserungen der Operationstechniken in den 50er Jahren [5, 10] nie mehr ihre ursprüngliche klinische Verbreitung erreicht. Trotz dem in neueren Berichten die Spätergebnisse mit dieser Technik [1, 11, 17], denen des Ileumconduit nicht wesentlich nachstehen, ist das Conduit über lange Zeit die Standardharnableitung geblieben.

Das wiedererwachte Interesse an der kontinenten Harnableitung unter Verwendung von Darmreservoiren [6] hat auch zu einer erneuten Auseinandersetzung mit der Ureterosigmoideostomie geführt. Der Sphincter ani ist neben dem externen urethralen Sphinkter der einzige zur Verfügung stehende natürliche Schließmuskel. Da der Sphincter urethrae, z. B. bei Frauen nach radikaler Zystektomie oder bei Männern nach Zystektomie mit simultaner Urethrektomie, nicht mehr zur Verfügung steht, stellt die Harnleiterdickdarmimplantation (HDI) die einzige Alternative dar, wenn man ein externes nasses oder katheterisierbares Stoma vermeiden will.

Experimentelle [12, 13] sowie klinische Arbeiten [9] haben neue operative Wege aufgezeigt, die spezifischen Probleme der Ureterosigmoidestomie zu umgehen:

- Langfristige Protektion des oberen Harntraktes durch antirefluxive, nicht obstruktive Anastomosierung der Harnleiter mit dem Dickdarm sowie Erniedrigung der hohen Drucke im Dickdarmreservoir selbst.
- Minderung der hyperchlorämischen Azidose durch Begrenzung der resorbierenden Darmoberfläche.
- Verringerung der Gefahr eines späten Anastomosenkarzinomes durch plazieren der Harnleiterdarmanastomose *außerhalb* des Reservoirs.
- Vermeiden des häufigen Entleerungsdranges mit fakultativer Urgeinkontinenz durch Durchtrennen der Ringmuskulatur des Dickdarms und durch Augmentation des Reservoirs.

Urologische Universitätsklinik Ulm, Prittwitzstraße 43, D-7900 Ulm.

Material und Methode

Die von Kock [9] beschriebene Technik wurde geringfügig modifiziert: Im Anschluß an die Zystektomie werden 45 cm Ileum aus der Darmkontinuität ausgeschaltet. Die distalen 30 cm werden antimesenterial eröffnet und mit fortlaufender Naht eine U-förmige Darmplatte gebildet (Abb. 1). Die proximalen 15 cm werden tubulär belassen und nach Skelettieren des Mesos auf einer Länge von 7 cm isoperistaltisch invaginiert. Der so entstandene 3,5–4 cm lange Invaginationsnippel wird mit 3 Staplerreihen sowie seroserösen Vicrylnähten fixiert. Dieser „Hemi-Kock-Pouch" wird anschließend in der Achse des Mesostiels um 180° gedreht, so daß sich das orale Ende problemlos mit den Harnleitern anastomosieren läßt. Die Harnleiter-Darm-Anastomose wurde bei allen Patienten in der End-zu-Seit-Technik nach Wallace [16] gebildet. Dabei wird der Urin über 7 Charr. Mono-J Harnleiterschienen abgeleitet, die vor Komplettierung der Anastomose durch den Invaginationsnippel hindurch gezogen werden. Das Rektum wird anschließend etwa von der Höhe der peritonealen Umschlagfalte bis ca. 15 cm nach kranial längs eröffnet, unmittelbar oberhalb der Inzision wird das Sigma von den Appendices epiploicae befreit und das Meso auf einer Länge von ca. 6 cm skelettiert. Bei den letzten 3 Patienten, die *mit* Sigmainvagination operiert wurden, wurde lediglich eine Entfernung der Serosa sowie des Fettbindegewebes im Meso durchgeführt, die Gefäße wurden größtenteils belassen, um eine bessere Blutversorgung des invaginierten Darmes zu gewährleisten. Anschließend wird ein isoperistalti-

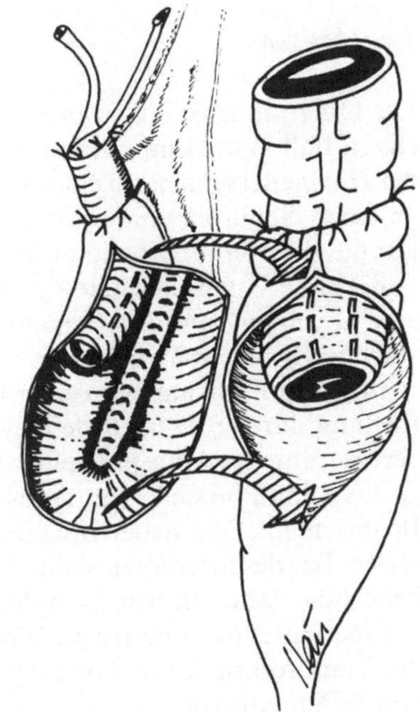

Abb. 1. Schematische Darstellung der funktionellen, augmentierten Rektumblase: Die Harnleiter sind mit dem oralen Ende des Hemi-Kock-Pouch in End-zu-Seit-Technik anastomosiert. Isoperistalitische Invagination des Sigmas, kaudal davon Augmentation des Rektumsigmas mit dem Hemi-Kock-Pouch

scher Sigmanippel von ca. 3 cm Länge gebildet und mit 3 Staplerreihen von innen sowie seroserösen Nähten von außen fixiert.

Der Hemi-Kock-Pouch wird anschließend mit dem Rektumsigma durch 2reihige, fortlaufende Naht anastomosiert (Abb. 1). Vor Beendigung dieser Naht werden die Harnleiterschienen transanal durchgezogen sowie ein Darmrohr zur Drainage des Rektums plaziert.

Um in der postoperativen Phase eine sichere Stuhlableitung zu gewährleisten, wurde routinemäßig am Ende der Operation ein doppelläufiger Quercolon Anus praeter angelegt. Auf diese Maßnahme wurde nur bei der letzten Patientin der hier vorgestellten Serie verzichtet, wobei hier auch keine Invagination des Sigmas durchgeführt wurde.

Mit der beschriebenen Technik wurden im Zeitraum von August 1988 bis März 1990 10 weibliche Patienten operiert. Das Alter variierte von 45–70 Jahren mit einem Durchschnitt von 61 Jahren. Die Indikation für die Operation bestand bei 8 Patientinnen nach radikaler Zystektomie wegen invasiven Harnblasenkarzinomes, bei 2 Patienten wurde eine „nasse" Harnableitung umgewandelt.

Die erste routinemäßige Nachuntersuchung der Patienten erfolgte 2–3 Monate postoperativ im Rahmen der Rückverlagerung des Anus praeter. Hier wurde eine urodynamische Untersuchung des rektalen Reservoirs mit Rektogramm, ein Urogramm sowie eine Blutgasanalyse und die Bestimmung der Retentionswerte und Elektrolyte durchgeführt.

Weitere Nachuntersuchungen der Patientinnen erfolgten im Rahmen der Tumornachsorge bzw. beim Auftreten von Komplikationen.

Ergebnisse

Die Operationstechnik war mit keiner perioperativen Mortalität belastet. In einem Fall kam es im unmittelbaren postoperativen Verlauf nach Entfernung der Harnleiterschiene zu einer Harnstauungsniere mit Fieber, so daß die Anlage einer Nephrostomie erforderlich wurde. Nach Abklingen der Symptome konnte die Nephrostomie problemlos entfernt werden.

Bei einer Patientin zeigte sich im Rektogramm ein Reflux ins Sigma, der auf eine Devaginierung des Sigmanippels schließen ließ. Eine spezielle Therapie war hierfür nicht erforderlich.

In einem Fall kam es zu einer Obstruktion im Bereich des Ileuminvaginates (bedingt durch eine partielle Devagination), hier wurde 3 Monate nach Rückverlagerung des Anus praeter eine operative Revision notwendig. Die ehemalige Invaginationsstelle wurde reseziert, aus dem noch verbliebenen afferenten Ileumschenkel ein neuer Invaginationsnippel gebildet und dieser mit dem distalen Teil des afferenten Ileumschenkels reanastomisiert. Der weitere Verlauf bei dieser Patientin war komplikationslos.

Eine Patientin verstarb 10 Monate nach dem Eingriff an einer Progression der Tumorerkrankung. Die folgenden Daten beziehen sich auf das Follow-up von 9 Patientinnen.

Die Auswertung des Urogramms von 18 renouretralen Einheiten (RUE), 2–3 Monate nach dem Eingriff ergab bei 13 RUE einen normal oberen Harntrakt, bei 5 RUE eine leichte Harnstauung Grad I, ohne Symptome (Abb. 2). Eine Verschlechterung der Retentionswerte war bei keiner Patientin zu verzeichnen.

Hinsichtlich der metabolischen Situation waren alle Patientinnen asymptomatisch, jedoch war bei 8 von 9 Patientinnen eine orale Alkalisierung erforderlich. Als Grenze für die Indikation zur Gabe von Uralyt-U wurde ein Base excess von –4 gewählt. Unter der Medikation hatten alle Patientinnen normale Säure-Basen-Parameter. Die urodynamischen Messungen mit gleichzeitiger Kontrastmittelfüllung des rektalen Reservoirs ergaben eine durchschnittliche maximale Kapazität von 480 ml (430–600 ml). Bei keiner Patientin konnte ein Reflux zum oberen Harntrakt nachgewiesen werden. Bei einer Patientin zeigte sich, wie bereits erwähnt, ein Reflux in das Colon descendens.

Der durchschnittliche Druck bei ½ Kapazität betrug 18 cm H_2O (15–22 cm H_2O), der durchschnittliche Druck bei maximaler Kapazität 27 cm H_2O (25–40 cm H_2O).

Alle Patientinnen sind tagsüber komplett kontinent. Eine komplette nächtliche Kontinenz besteht bei 7 von 9 Patientinnen, 2 benützen Einlagen, da gelegentlich (ca. einmal pro Woche) Abgang von geringen Urinmengen in der Nacht beobachtet wurde. Eine ein- bis zweimalige Nykturie besteht bei 4 Patientinnen. Druckwellen im Sinne autonomer Darmkontraktionen konnte bei keiner der urodynamischen Untersuchungen nachgewiesen werden.

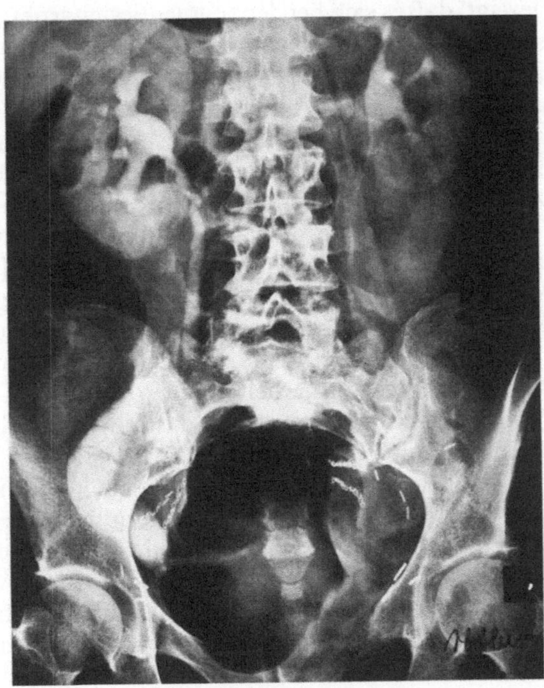

Abb. 2. Urogramm 2 Monate nach Operation

Diskussion

Schon Coffey [2] hatte erkannt, daß das grundsätzliche Problem der Ureterosigmoideostomie die Verbindung des Niederdrucksystems oberer Harntrakt (durchschnittlicher Nieren-Becken-Druck 10 cm H_2O) mit dem relativen Hochdrucksystem Kolon (Drücke von 15–60 cm H_2O) ist. Die Drücke im Kolon unterliegen dabei großen interindividuellen Schwankungen, Daniel [3] hat gezeigt, daß ein direkter Zusammenhang zwischen dem im Kolon gemessenen Drücken und der langfristigen Protektion des oberen Harntraktes nach HDI besteht: Bei Patienten mit hohen Colondrücken kam es signifikant häufiger und frühzeitiger zu einer Verschlechterung der Nierenfunktion, als bei Patienten mit niedrigen Drücken. Diese Ergebnisse sind in Übereinstimmung mit der Beobachtung, daß es bei Patienten mit chronischer subvesikaler Obstruktion bei an sich nur geringfügig erhöhten Ruhedrücken in der Blase (20–38 cm H_2O) zu einer Stauung des oberen Harntraktes mit der Möglichkeit des renalen Funktionsverlustes kommt.

Zur Lösung des „Hochdruck"problems bei der HDI wurde die Incision der queren Darmmuskulatur bis auf die Mukosa bei den Patienten empfohlen, bei dem der Druck 20 cm H_2O übersteigt [4]. Diese Technik hat sich jedoch mit wegen der damit verbundenen Komplikationsrate (Leckage, postoperative Darmfistel) nicht durchsetzen können.

Die Technik der Augmentation mit einem detubularisierten Ileumpatch bietet den gleichen Effekt, zusätzlich wird das durch die Sigmainvagination begrenzte Reservoir vergrößert. Unsere urodynamischen Messungen haben gezeigt, daß es sich bei der augmentierten Rektumblase um ein Niederdruckreservoir handelt, in dem autonome Kontraktionen nicht nachzuweisen sind. Im Zusammenhang mit der Wallace I Anastomose sowie dem Refluxschutz des oberen Harntraktes durch Ileuminvagination, der insbesondere hinsichtlich einer Obstruktion unproblematisch ist [15] ist bei dieser Technik eine gute Langzeitprotektion des oberen Harntraktes zu erwarten. Diese wird durch die Kurzzeitergebnisse der urographischen Untersuchungen vorläufig bestätigt.

Die Invagination des Sigmas führt im Tierversuch zu einer signifikanten Reduktion der hyperchlorämischen Azidose [13]. Dieser Effekt ist bei der klinischen Anwendung nicht so ausgeprägt wie erwartet, da die Mehrzahl der Patienten doch noch einer oralen, alkalisierenden Therapie bedarf. Die Vergrößerung des Reservoirs – und damit der resorptiven Oberfläche – durch den Ileumpatch mag hierbei eine Rolle spielen, allerdings ist bei längerer Nachbeobachtungszeit durch die Zottenatrophie des Ileums [8] eine weitere Reduktion der Urinresorption zu erwarten.

Die subjektive Akzeptanz der Patienten für die funktionelle Rektumblase ist sehr gut, was durch die guten Kontinenzergebnisse erklärt wird. Der von Patienten mit konventioneller Harnleiterdickdarmimplantation angegebene häufige imperative Stuhl-/Harndrang wurde von unseren Patientinnen mit funktioneller augmentierter Rektumblase nicht berichtet. Auch dies ist als Effekt des Durchtrennens der Rektum/Sigmamuskulatur und der Augmentation anzusehen, da der Stuhldrang in der Regel durch die reflektorische Kontraktion dieser Muskulatur in der Folge einer Volumenbelastung auftritt [14].

Die Diskussion um das „Harnableitungskarzinom" im Gefolge der kontinenten Harnableitung hat in letzter Zeit erneut an Interesse gewonnen [7]. Die pathophysiologischen Überlegungen zur Genese dieser Karzinombildung sind dabei letztendlich noch nicht abgeschlossen, bei der Ureterosigmoideostomie bleibt jedoch als konstantes Merkmal, daß die Tumoren praktisch immer im Bereich der Anastomosenstelle zwischen Harnleiter und Dickdarm auftreten. Wie weit hier die *Dauereinwirkung* des Urin-Stuhlgemisches bzw. des Urins allein eine Rolle spielt, ist derzeit nicht geklärt. Da jedoch die Inzidenz von Neoplasien in Folge eines Ileumconduits (Einwirkungszeit bei fehlender Reservoirfunktion entsprechend niedriger) signifikant geringer ist, erscheint der Ansatz sinnvoll, die Harnleiter-Darmanastomose aus dem Reservoir herauszunehmen. Ob diese theoretische Überlegung den pathophysiologischen Gegebenheiten entspricht, wird man erst nach einer Latenzzeit von 20 Jahren beantworten können.

Die hier angewandte Technik der Harnleiter-Darmanastomosierung bietet darüber hinaus den Vorteil der geringen Obstruktionsgefahr im Vergleich zu einer getunnelten Anastomose [15]. Im Vergleich zu der ursprünglich von Kock [9] angegebenen Technik, die Harnleiter im Bereich des Sigmanippels zu implantieren, besteht zusätzlich der entscheidende Vorteil, daß bei einer Devagination des Sigmanippels (wie bei einer Patientin beobachtet) eine operative Revision nicht erforderlich ist.

Bei der letzten Patientin unserer Serie, die die Anlage auch eines temporären Anus praeter ablehnte, wurde die Operationstechnik nochmals dahingehend modifiziert, daß auf die Sigmainvagination verzichtet wurde, um einer kurzfristigen postoperativen Darmobstruktion vorzubeugen. Der Verlauf bei dieser Patientin sowie bei der Patientin mit Devagination des Sigmanippels zeigt keine wesentlichen Unterschiede hinsichtlich der Stoffwechselsituation im Vergleich zu den Patientinnen *mit* Sigmainvagination. Bei der Kontrastmittelfüllung des Rektums kam es bei den Patientinnen *ohne* Sigmainvagination erst bei Volumina von 500 bzw. 800 ml zu einem Übertritt des Kontrastmittels in das Sigma bzw. Colon descendens, so daß der bestehende Druckgradient zwischen Colon descendens und detubularisierter Rektumblase offensichtlich ausreicht, um den Urin im wesentlichen auf das rektale Reservoir zu begrenzen. Ein solcher Effekt ist durch experimentelle [12] und klinische [3] Studien bestätigt worden: Durch interindividuelle Unterschiede der Darmmotilität kommt es beim rektalen Einfüllen von Kontrastmittel zu einer sehr unterschiedlichen Ausbreitung der Flüssigkeit im Kolon. Diejenigen Patienten bzw. Versuchstiere, bei denen bessere Volumina auf das Rektum beschränkt bleiben, zeigen signifikant bessere Ergebnisse hinsichtlich der Stoffwechsellage.

Die oben genannten Überlegungen sowie die noch sehr vorläufigen Ergebnisse an wenigen Patienten favorisieren die Modifikation der Operationstechnik ohne Sigmainvagination und ohne temporären Anus praeter: Die nicht unbeträchtliche Operationszeit (6–8 Std. einschließlich Zystektomie) wird verringert, die Operation insgesamt vereinfacht. Für den Patienten fällt die Notwendigkeit einer zweiten Operation zur Anus praeter-Rückverlagerung weg, was die Akzeptanz des Eingriffs weiter erhöht.

Die bisherigen Erfahrungen mit der funktionellen Rektumblase sind ermutigend und rechtfertigen den weiteren klinischen Einsatz, insbesondere in der genannten Modifikation bei Patienten bzw. Patientinnen, die kein (auch kein katheterisierbares) Stoma wünschen und bei denen der urethrale Sphinktermechanismus für die Anlage einer Darmersatzblase nicht zur Verfügung steht.

Literatur

1. Allen TD, Roehrborn CG, Peters PC (1989) Long term follow up of patients after cystectomy and urinary diversion via ileal loop versus ureterosigmoidostomy for bladder cancer. J Urol 141:350A
2. Coffey RC (1928) Transplantation of the ureters into the large intestine. Surg Gyn Obst 47:593
3. Daniel O (1961) The complications which follow diversion of the urinary stream. Ann Roy Col Surg Eng 29:205
4. Daniel O, Singh ML (1968) Measurement and control of bowel pressure in uretero-colic anastomosis. Brit J Urol 40:31
5. Goodwin WE, Harris AP, Kaufmann JJ, Beal JM (1952) Open, transcolonic ureterointestinal anastomosis. Surg Gyn Obst 97:295
6. Hautmann R (1986) Supravesikale Harnableitung – derzeitiger Stand. Akt Urol 17:56
7. Harzmann R (1989) Harnableitungskarzinom – Fiktion oder Realität? Akt Urol 20:179
8. Kock NG, Nilson AE, Nilsson LO, Norlen LJ, Philipson BM (1982) Urinary diversion via a continent ileal reservoir: clinical results in 12 patients. J Urol 128:469
9. Kock NG, Ghoneim MA, Lycke KG, Mahran MR (1988) Urinary diversion to the augmented and vlaved rectum: preliminary results with a novel surgical procedure. J Urol 140:1375
10. Leadbetter GW (1951) Consideration of problems to performance of uretero-enterostomy: report of a technique. J Urol 65:818
11. Marberger M, Straub E (1982) Ureterosigmoidostomy in children. In: Ashken MH (ed): Urinary diversion. Springer, Berlin Heidelberg New York, Chap 3, p 59
12. Miller K (1987) Die kontinente, funktionelle Rektum-Sigmablase; eine tierexperimentelle Studie über ein neues Konzept zur Harnableitung. Habilitationsschrift, Universität Ulm, Fakultät für klinische Medizin
13. Miller K, Matsui U, Hautmann R (to be published) The functional rectal bladder – prevention of hyperchloremic acidosis following vesico-sigmoidostomy. J Urol (accepted for publication)
14. Scharli AF, Kiesewetter WB (1970) Defection and continence; some new concepts. Dis Colon Rectum 13:81
15. Skinner DG, Lieskovsky G, Boyd S (1989) Continent urinary diversion. J Urol 141:1323
16. Wallace DM (1970) Uretero-ileostomy. Brit J Urol 42:529
17. Zincke H, Segura JW (1975) Ureterosigmoidostomy: a critical review of 173 cases. J Urol 113:324

Kontinentes Appendixstoma – Modifikation der Mainz-Pouch Technik

H. Riedmiller, F. Steinbach, U. Köhl und R. Hohenfellner

Einleitung

Bei allen Formen der kontinenten Harnableitung hat sich die Bildung eines dauerhaften Kontinenzmechanismus als wesentliches Problem herausgestellt. Dies zeigen deutlich Skinners Ergebnisse mit dem Kock-Pouch [5], wobei hier ausschließlich die Probleme am Kontinenznippel, also am efferenten Nippel, aufgeführt sind. Bei den ersten 150 Patienten traten bei Skinner Nippelprobleme in 52% auf, in Serie II waren es immerhin noch 31%, und auch nach einer entsprechend langen Learning Kurve traten bei den letzten 239 Patienten in 18,6% Nippelprobleme auf.

Beim Mainz-Pouch haben wir bei den ersten 8 Patienten mit alleiniger Nahtfixation des Invaginationsnippels sehr schlechte Ergebnisse erzielt, bei Staplerfixation des Nippels an der Wand des Reservoirs traten Nippelprobleme bei knapp 23% unserer Patienten auf (Abb. 1).

Mit der Technik des ileozökalen Durchzuges des Nippels und Fixation in der Bauhin'schen-Klappe, wie bei den letzten 101 Patienten in technisch unveränderter Form durchgeführt, konnte dann die Nippelrevisionsrate auf unter 8% gesenkt werden.

Seit November 1988 verwenden wir – sofern eine nicht obliterierte Appendix vorhanden ist – diese zur Bildung eines idealen Kontinenzmechanismus.

Technik

Bei dieser Modifikation der Mainz-Pouch Technik werden insgesamt nur 15 cm Zökum und 20 cm Ileum zur Reservoirbildung ausgeschaltet, die bisher übliche Ausschaltung einer dritten Dünndarmschlinge zur Kontinenzbildung entfällt selbstverständlich (Abb. 2).

Bei der antimesenterialen Eröffnung des ausgeschalteten Darmsegmentes verbleiben die kaudalen 4–5 cm des Zökalpoles intakt. Die Bildung der Pouchplatte sowie die Implantation der Harnleiter erfolgt in der bekannten Technik (Abb. 3).

Urologische Klinik und Poliklinik der Johannes Gutenberg-Universität Mainz, Langenbeckstr. 1, D-6500 Mainz.

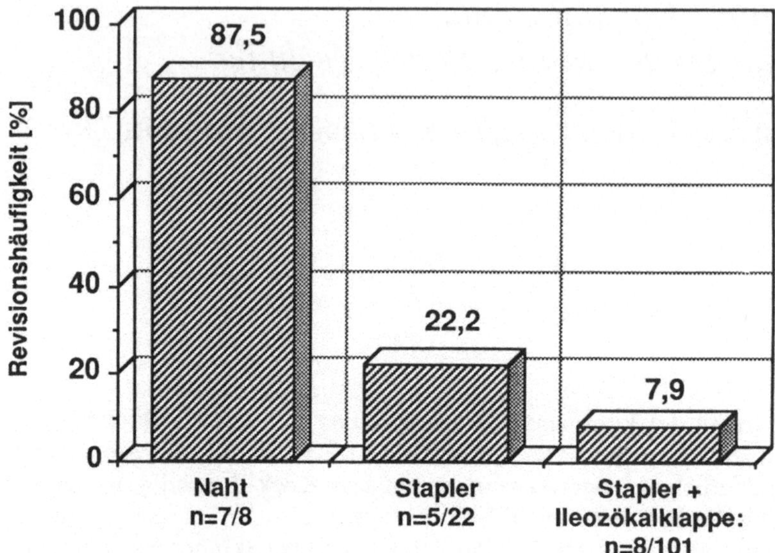

Abb. 1. Revisionsbedürftige Nippelprobleme in Abhängigkeit von der verwandten Technik bei Bildung des Kontinenzmechanismus

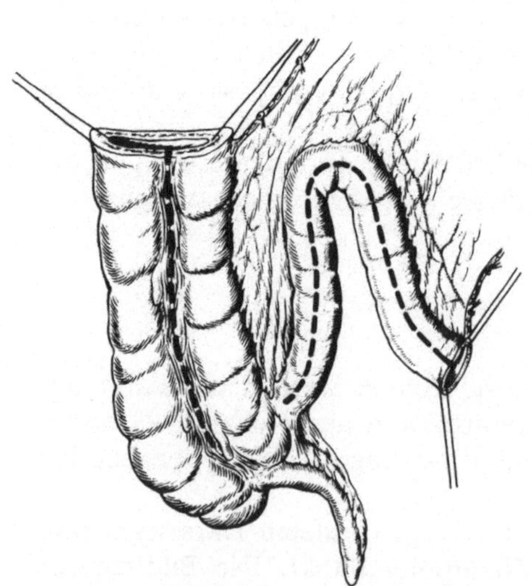

Abb. 2. Ausgeschaltetes Ileozökalsegment (15 cm Zökum und Colon ascendens, 2 × 10 cm Ileum)

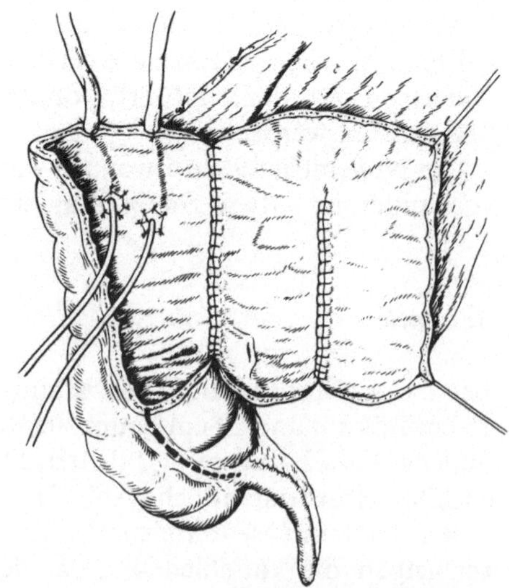

Abb. 3. Pouchplatte mit submuköser Implantation der Ureteren. Die kaudalen 5 cm des Zökalpoles sind bei der antimesenterialen Eröffnung des Darms intakt verblieben

Nach Verschluß des Pouches zum Hohlorgan erfolgt – ganz analog zur Antirefluxtechnik von Lich-Gregoir an der Blase – eine submuköse Einbettung der an der Spitze eröffneten Appendix. Dazu wird auf eine Strecke von 3–4 cm im Bereich des unteren Zökalpoles die Seromuscularis bis direkt auf die Mukosa bis hin zur Appendixbasis gespalten (Abb. 4).

Die Gefäßversorgung der Appendix ist variabel, wobei jedoch die Appendixbasis durch einen zusätzlichen kleinen Ast aus der Arteria caecalis anterior oder posterior versorgt wird (Abb. 5).

Dennoch sollte die Arteria appendicularis samt all ihrer Äste sorgfältig erhalten werden. Bei dicker Mesappendix empfiehlt sich die Bildung von Mesofenstern zwischen den einzelnen Ästen der Arteria appendicularis (Abb. 4).

Über der eingebetteten Appendix wird durch diese Mesofenster hindurch die Seromuscularis des Zökalpoles mit Einzelknopfnähten geschlossen (Abb. 6).

Das Stoma wird bei Patienten ohne Nabel (Blasenekstrophiker) im rechten Unterbauch nahe der Schamhaargrenze angelegt, bei Patienten mit Nabel empfiehlt sich die Anlage eines appendikoumbilikalen Stomas. In diesen Fällen kann das zur Stromabildung notwendige freie Ende der Appendix auf ca. ½ cm gekürzt werden (Abb. 7).

Für die ersten drei postoperativen Wochen wird der Pouch über einen 16–18 Charr. transappendikulären Katheter und über eine 10 Charr. Pouchostomie drainiert.

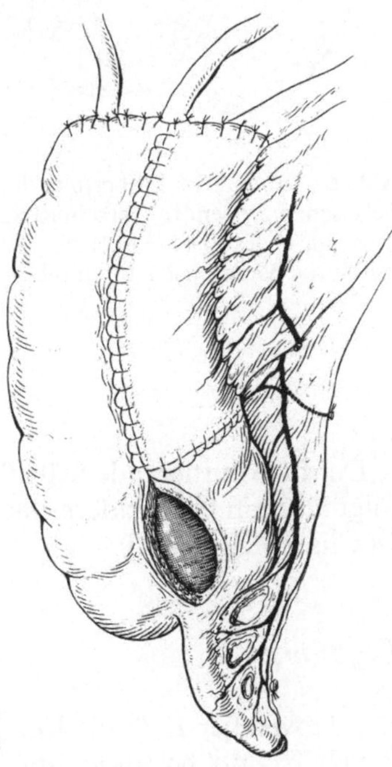

Abb. 4. Nach Verschluß des Reservoirs Inzision der Seromuscularis auf eine Länge von 4 cm entlang der Taenia libera

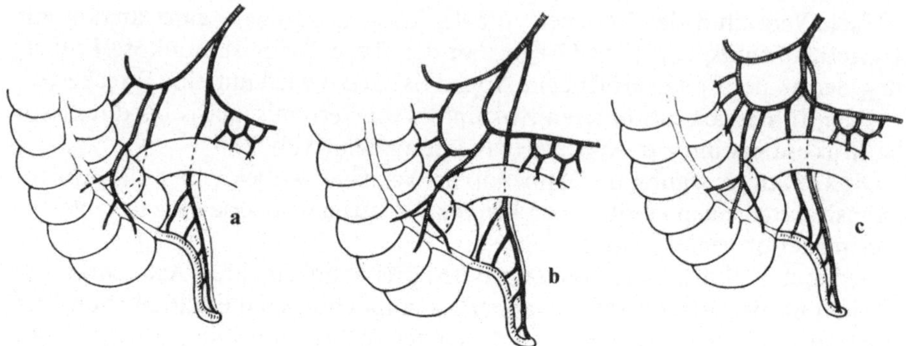

Abb. 5. Variable Gefäßversorgung der Appendix

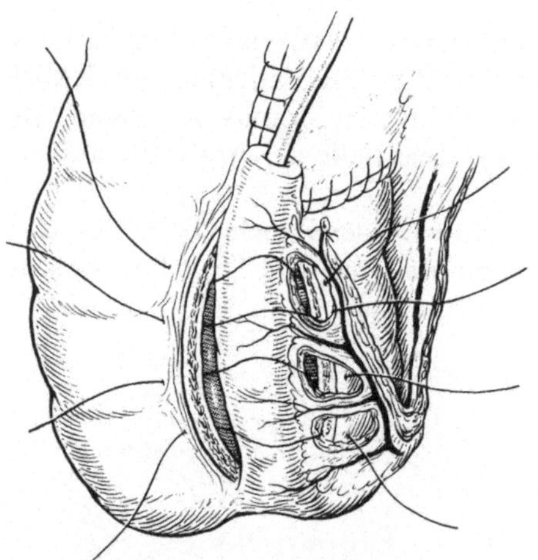

Abb. 6. Submuköse Einbettung der in situ belassenen Appendix, Verschluß der Seromuscularis des Darms über der Appendix durch die Mesofenster hindurch

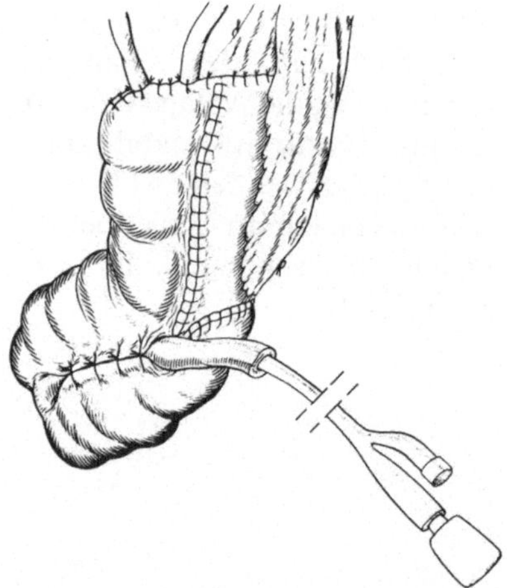

Abb. 7. Fertiggestellter Pouch mit kontinentem Appendixstoma. Das frei verbliebene Appendixende kann auf ½ cm gekürzt werden

Der intermittierende Selbstkatheterismus zur Entleerung des Reservoirs erfolgt alsdann bei Kindern mit 14 Charr. Kathetern, bei Erwachsenen mit 16–18 Charr. Kathetern.

Ergebnisse

Von November 1988 bis Juni 1990 haben wir diese Modifikation der Mainz-Pouch Technik bei insgesamt 28 Patienten im Alter von 3 bis 74 Jahren durchgeführt. Alle 28 Patienten sind vollständig kontinent und entleeren ihr Reservoir mittels intermittierendem Einmalkatheterismus ohne jegliche Probleme.

Urodynamische Untersuchungen der submukös eingebetteten in situ-Appendices zeigten einen Maximalverschlußdruck von mehr als 80 cm H_2O im Druckprofil; somit ist der Verschlußdruck deutlich höher als die im Reservoir gemessenen Drucke.

Die Verlaufsbeobachtung unserer Patienten mit kontinentem Appendixstoma reicht maximal bis 20 Monate und liegt im Durchschnitt bei 10,5 Monaten.

Bei insgesamt 12 Patienten wurde ein appendikokutanes Stoma im rechten Unterbauch angelegt, dies waren überwiegend Blasenekstrophiepatienten ohne Nabel. In der Verlaufsbeobachtung trat bei 3 dieser 12 Patienten eine kutane Stomastenose auf, die offensichtlich bedingt ist durch den Kontakt des äußeren Appendixendes mit der Wäsche bzw. der Außenwelt und die dadurch bedingte Irritation. Alle drei Stenosen waren durch einfache Haut-Z-Lappenplastiken korrigierbar.

Bei 16 Patienten wurde ein appendikoumbilikales Stoma angelegt, in all diesen Fällen wurden während der bisherigen Verlaufsbeobachtung keine Probleme beobachtet.

Kommentar

Seit der ersten Veröffentlichung von Mitrofanoff [3] sind verschiedene Modifikationen veröffentlicht worden, die Appendix zur Bildung eines Kontinenzmechanismus zu nutzen. Duckett und Snyder nutzen bei der „Penn-Pouch" Technik die exzidierte und nach Leadbetter umgedreht implantierte Appendix zur kontinenten Harnableitung [1].

Auch Winslow u. Jordan beschreiben die Exzision und Reimplantation der separierten Appendix in die Ileozökalklappe [6]. Jeffs et al. invaginieren die Appendix zur Bildung eines Kontinenzmechanismus [2].

Eine normal entwickelte Appendix vermiformis weist eine durchschnittliche Länge von 9–10 cm bei einem Durchmesser an der Basis von 0,6–0,8 cm auf [4]. Besitzt die Appendix keine entzündlichen Veränderungen, so kann sie in idealer Weise als kontinentes Stoma für den Mainz-Pouch genutzt werden. Nur bei 2 Patienten mit vorhandener Appendix konnte diese aufgrund eines zu geringen Durchmessers nicht verwendet werden. In allen anderen Fällen wies die Appendix primär einen ausreichenden Durchmesser auf, oder aber die Bougierung bis zu einem Durchmesser von 18 Charr. war mühelos möglich.

Bei dem von uns verwandten Operationsverfahren bleibt die gesamte Gefäßversorgung der Appendix erhalten, auch wird die 180° Torquierung der Appendixgefäße wie z. B. bei der Penn-Pouch Technik bewußt vermieden. Eine Exzision und Reimplantation der Appendix – wie von Winslow u. Jordan [6] beschrieben – ist bei der submukösen Einbettung der in situ belassenen Appendix nicht erforderlich.

Unsere Ergebnisse bei einer noch kleinen Patientenzahl mit verhältnismäßig kurzer Nachbeobachtungszeit sprechen dafür, daß die submukös eingebettete in situ-Appendix als idealer Kontinenzmechanismus bei ileozökalen Urinreservoirs genutzt werden kann. Dem appendikoumbilikalen Stoma ist offensichtlich der Vorzug gegenüber einem appendikokutanen Stoma zu geben.

Wesentliche Vorteile dieses Appendixstomas sind das kurze ausgeschaltete Darmsegment, keinerlei Risiko eines Nippelgleitens oder Nippelprolapses sowie ein erheblich reduziertes Risiko der Steinbildung im Pouch, da bei dieser Technik keine Stapler erforderlich sind. Darüber hinaus ist die Operationszeit bei dieser technischen Modifikation gegenüber der Mainz-Pouch Technik mit Invaginationsnippel um ca. 30 Minuten verkürzt, und letztlich ist natürlich der für den Patienten völlig problemlose intermittierende Einmalkatheterismus ein weiterer wesentlicher Vorteil.

Zusammenfassung

Die submukös eingebettete in situ-Appendix ist als idealer Kontinenzmechanismus bei Patienten mit ileozökalen Urinreservoirs zu verwenden. Zwischen November 1988 und Juni 1990 wurde diese Modifikation der Mainz-Pouch Technik erfolgreich bei 28 Patienten angewandt. Ein appendikokutanes Stoma im Bereich des rechten Unterbauches wurde bei 12 Patienten angelegt, bei 16 Patienten wurde ein appendikoumbilikales Stoma gewählt.

Urodynamische Untersuchungen der submukös eingebetteten Appendices zeigten einen Maximaldruck von mehr als 80 cm H_2O im Ruhedruckprofil.

Literatur

1. Duckett JW, Snyder III HM (1987) The Mitrofanoff principle in continent urinary reservoirs. Semin Urol 5:55–62
2. Issa M, Oesterling J, Canning D, Jeffs R (1989) A new technique of using the in situ appendix as a catheterizable stoma in continent urinary reservoirs. J Urol 141:1385–1387
3. Mitrofanoff P (1980) Cystostomie continente trans-appendiculaire dans le traitement des vessies neurologiques. Chir Pediatr 21:197–305
4. Skandalakis J (1989) Appendix. In: Skandalakis J, Gray SW, Rowe JS jr (Hrsg) Anatomisch bedingte Komplikationen in der Allgemeinchirurgie. Thieme, Stuttgart New York, 197–201
5. Skinner DG, Lieskovsky G, Boyd St (1989) Continent urinary diversion, J Urol 141: 1323–1327
6. Winslow BH, Jordan GH (1989) Continent cutaneous stoma. Dial Ped Urol 12 (3):2–5

Zökoappendikaler Übergang – Ein in der Urologie einsetzbarer Sphinktermechanismus?

W. HÜBNER, B. VON HEYDEN, W. KROPP und R. HARTUNG

Zusammenfassung

Der zökoappendikale Übergang (CAJ) wurde auf seine Verwendbarkeit als Sphinktermechanismus (Neoblasenhals) untersucht. An 5 Obduktionspräparaten konnte gezeigt werden, daß die Ringmuskelschicht im Bereich des CAJ deutlich gegenüber der des Zökums und der Appendix verdickt ist. Weiteres wurden Druckprofile des CAJ von blanden Appendektomien im Rahmen von Zystektomien, Hemikolektomien und Blasenaugmentation durchgeführt. Die gemessenen Drucke lagen durchwegs im Kontinenzbereich (37–109 cm H_2O). Die technische Durchführbarkeit eines Ileozökalpouches mit Durchzug des Wurmfortsatzes durch den Urethralkanal wurde im Rahmen von Probeoperationen an 2 weiblichen Leichen dokumentiert. Nach unseren Ergebnissen besteht am CAJ sowohl anatomisch als auch funktionell ein Sphinktermechanismus, der als Neoblasenhals dienen könnte.

Einleitung

Eine sichere Ableitung des Urins nach Entfernung der Harnblase ist für die soziale Integration dieser Patienten entscheidend. Das ursprüngliche Ziel der kontinenten stomafreien Harnableitung nach Entfernung der Harnblase ist heute für männliche Zystektomiepatienten oder weiblichen Patienten mit supratrigonaler Zystektomie durch den Anschluß von Darm-Niederdruck-Pouches an die Harnröhre erreicht [2, 5, 9, 10, 13]. In der vorgelegten Arbeit wird analysiert, ob durch die Verwendung des zökoappendikalen Überganges (CAJ) als zusätzlichem Kontinenzmechanismus der Kreis von Patienten, die nach Zystektomie einen miktionsfähigen Blasenersatz erhalten, erweitert werden kann.

Urologische Klinik und Poliklinik der TU-München, Klinikum rechts der Isar, Ismaninger Str. 22, D-8000 München 80.

Theoretischer Ansatz

Die Ruhekontinenz bei männlichen Patienten mit Blasenersatz wird durch folgende Punkte gewährleistet:

1. Niederdruckreservoir mit ausreichender Kapazität.
2. Verbliebene urethrale Eigenmuskulatur.
3. Beckenboden.

Ad 1. Bezüglich der Druckwerte in Pouches darf auf die Literatur verwiesen werden, in maturen Dünndarmpouches sind Drucke von 15–35 cm H_2O zu erwarten [1–6, 8–10, 12, 13, 16]. Bei Verwendung des Zökums können unter Provokation (rasche Füllung des Pouches im Rahmen der „Zystometrie") Druckspritzen bis 60 cm H_2O entstehen, die Ruhedrucke liegen je nach Füllungszustand bei 30–45 cm.

Ad. 2. Beim Mann verbleibt nach radikaler Zystoprostatektomie ausreichend dauerkontraktionsfähiger urethraler Eigensphinkter (bestehend aus glatten Muskelfasern und quergestreiften slow-twitch-Fasern), so daß die Ruhekontinenz gewährleistet ist.

Ad. 3. Die quergestreifte Muskulatur des Beckenbodens ist neben der intraabdominell-pelvinen Drucktransmission für die Streßkontinenz verantwortlich. Unter Streßbedingungen kommt es in diesem Bereich außerdem zu reflektorisch-aktiven Muskelkontraktionen des externen Sphinkters sowie des Beckenbodens [15].

An einen Sphinktermechanismus nach Entfernung der glatten und quergestreiften slow-twitch-Muskelfasern im Bereich der proximalen Urethra und des Blasenhalses sind daher folgende Anforderungen zu richten:

1. Dauerkontraktionsfähige (glatte) Ringmuskulatur,
2. chirurgische Verfügbarkeit,
3. urinverträgliche Schleimhaut.

Diese Kriterien scheinen durch den CAJ erfüllt zu sein. Wir haben überprüft, ob der CAJ als Neoblasenhals nach Zystektomie geeignet ist.

Methodik

Im Bereich des CAJ vereinigen sich die 3 Taenien des Dickdarms, wobei es zu einer Verstärkung der zirkulären Ringmuskulatur kommt. Zum Nachweis dieses sphinkterartigen Muskelringes wurden 5 Obduktionspräparate bei blander Appendix histologisch untersucht. In HE-Färbung erfolgte die Vermessung der Ringmuskulatur jeweils am Zökum, am CAJ sowie in der Appendix vermiformis bei 250facher Vergrößerung (Abb. 1).

Als funktionelle Prüfung des CAJ führten wir an 7 Appendices intraoperativ vor blander Appendektomie im Rahmen von Zystektomien (4mal), Hemiko-

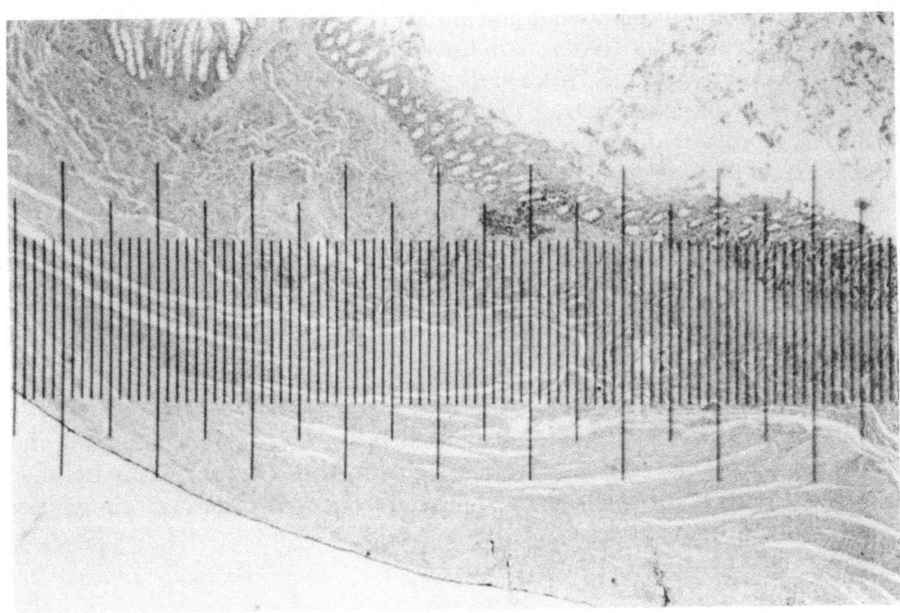

Abb. 1. CAJ in HE Färbung, 250fache Vergrößerung

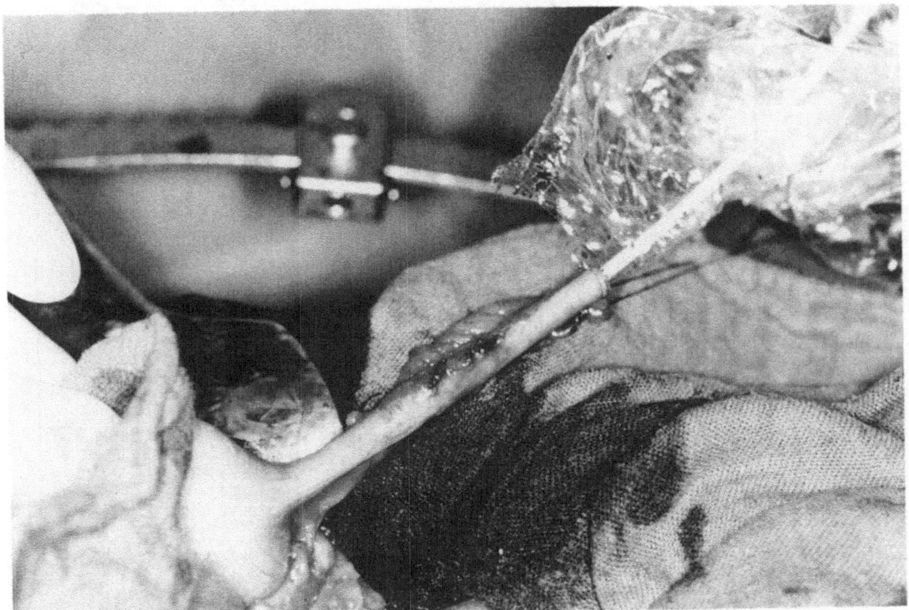

Abb. 2. Intraoperative Druckmessung im Wurmfortsatz

lektomien (2mal) und Blasenaugmentation (einmal) Druckprofilmessungen durch. Dazu wurde das Zökum mobilisiert. Nach Eröffnung der Appendix am distalen Ende erfolgte die Druckmessung mit Hilfe eines Mikrotipkatheters. Die Zuggeschwindigkeit betrug 1 cm/min (Abb. 2).

Zur Überprüfung der Operabilität haben wir an 2 weiblichen Leichen probeoperiert. Dabei wurde nach Mobilisierung des Zökums die Appendix vermiformis an Stelle der Urethra nach außen durchgezogen.

Ergebnisse

Histologie

Bei allen untersuchten Präparaten fand sich am CAJ eine Verdickung der Ringmuskulatur. Die einzelnen Werte gehen aus Abb. 3 hervor. Diese Befunde sprechen für das Vorliegen eines sphinkterartigen Muskelrings aus glatter Muskulatur im Bereich des CAJ.

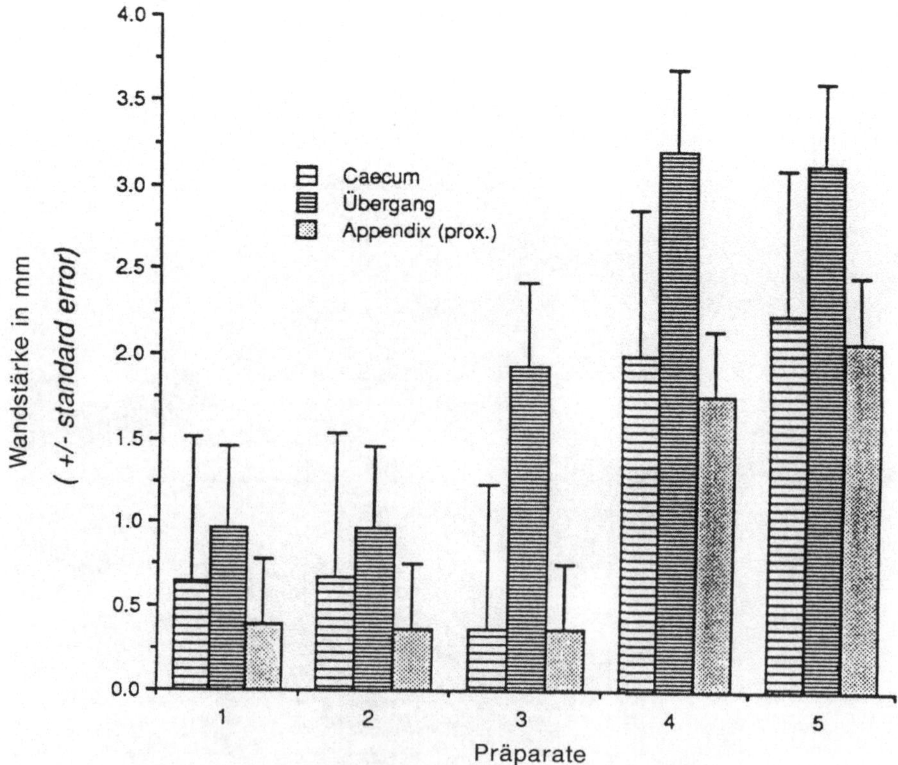

Abb. 3. Wandstärke der zirkulären Muskulatur

Tabelle 1. Meßwerte App. Vermiformis (n = 7)

Nr.	funkt. Länge (in mm)	P_{max} (in cm H_2O)	Bemerkungen
I	51	95	
II	80	49	
III	19	37	inflamm.
IV	50	109	
V	26	46	
VI	73	80	
VII	51	67	

Druckprofile

Die Ergebnisse der Druckprofile sind in Tabelle 1 zusammengefaßt. Bis auf einen Fall (III) sind alle Werte vergleichbar mit Druckprofilen kontinenter Frauen und korrelieren auch mit den Druckprofilen von kontinenten Männern mit Ersatzblasen. In Fall III bestand eine leichte Entzündung der Appendix, aber auch der Wert von 37 cm H_2O sollte gemeinsam mit dem Tonus des Beckenbodens Kontinenz gewährleisten.

Beispiel

Abbildung 4 zeigt ein Appendixdruckprofil (Fall I). Nach niedrigem Druck im Zökum zeigt Druckanstieg im CAJ auf 95 cm H_2O als Ausdruck des Sphink-

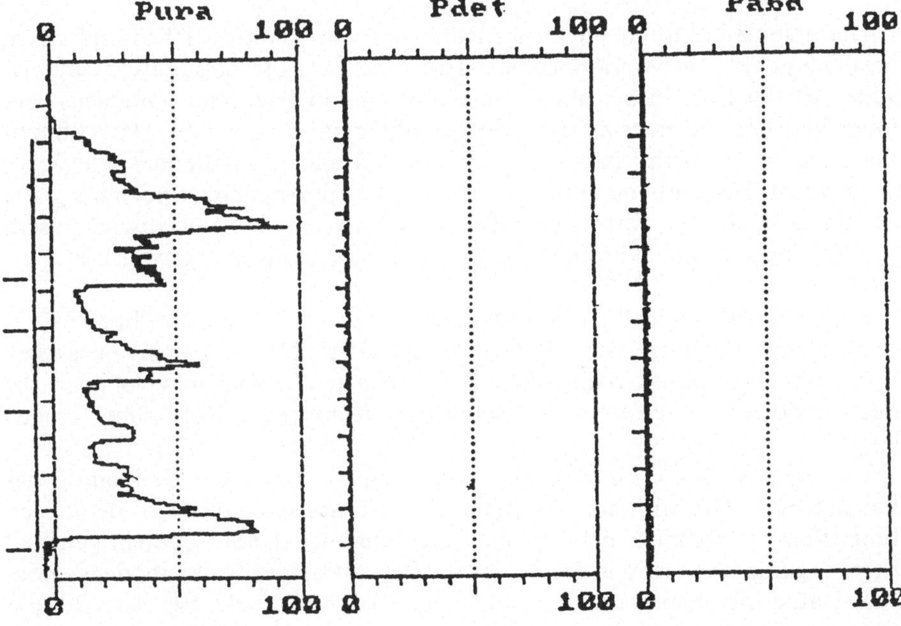

Abb. 4. Appendixdruckprofil

ters, der zweite Peak ist auf eine reflektorische Kontraktion an der Absetzungsstelle zurückzuführen. Dieses Phänomen wurde bei allen Messungen gefunden.

Probeoperation

Bei der Probeoperation an der Leiche konnte das Zökum jeweils nach Durchtrennung des Colon ascendens und Mobilisierung des Mesenteriums spannungsfrei in das kleine Becken verlagert werden. Die Urethralschleimhaut wurde im Rahmen der Zystektomie am Orificium externum mit NaCl-Lösung unterspritzt und unter weitgehender Schonung der Adventitia auspräpariert. Der Wurmfortsatz konnte dann durch den so entstandenen Kanal gezogen und mit mukokutanen Nähten fixiert werden (Abb. 5a–c).

Diskussion

Die Harnkontinenz der Frau ist durch folgende Faktoren bedingt:

1. Der sog. Schleimhautsphinkter,
2. die glatte Muskulatur von Blasenhals und Urethra mit quergestreiften slow-twitch-Fasern,
3. die elastischen Fasern der Urethralwand,
4. die quergestreifte Muskulatur des Beckenbodens.

Die ersten 3 Faktoren, die für die Ruhekontinenz verantwortlich sind, fallen bei der Zystektomie von weiblichen Patientinnen weg, so daß Blasenersatzplastiken bei der Frau bisher nur unter Belassung von Trigonum (-anteilen) oder unter Verwendung eines artefiziellen Sphinkters möglich waren. Dazu kommt noch die bei der Frau im Gegensatz zum männlichen Patienten schwächer ausgebildete Beckenbodenmuskulatur. Im CAJ mit Appendix finden wir glatte Muskulatur, die für Dauerkontraktion geeignet ist, sowie elastische Fasern vor, so daß die Ruhekontinenz durch diese Mechanismen gewährleistet erscheint.

Für Blasenersatzplastiken beim Mann mit Anschluß an die Urethra wird ein urethraler Widerstand von 45 cm H_2O gefordert. Die von uns gemessenen Werte am CAJ lassen daher Kontinenz erwarten, wobei in vivo noch die Beckenbodenmuskulatur als zusätzlicher Kontinenzfaktor zum Tragen kommt.

Die Miktion bei Blasenersatzplastiken erfolgt durch die Betätigung der Bauchpresse. Obwohl ein koordinierter Miktionsablauf nach derartigen Eingriffen naturgemäß nicht mehr erfolgen kann, scheint doch ein gewisser Lernvorgang, bestehend in der bewußten Relaxation des Beckenbodens, möglich. Dafür sprechen die äußerst variablen Miktionsdrucke zwischen 30 und 120 cm H_2O bei Ersatzblasen. Offenbar kann der urethrale Widerstand durch

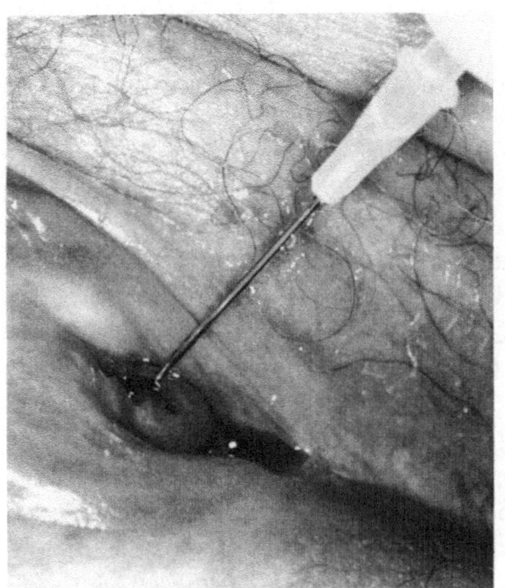

a

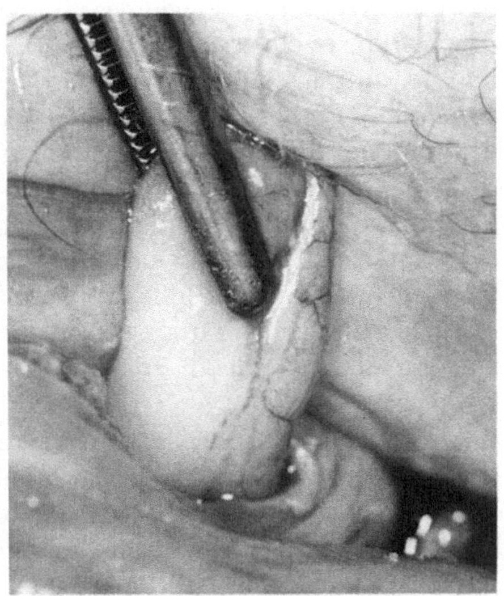

b

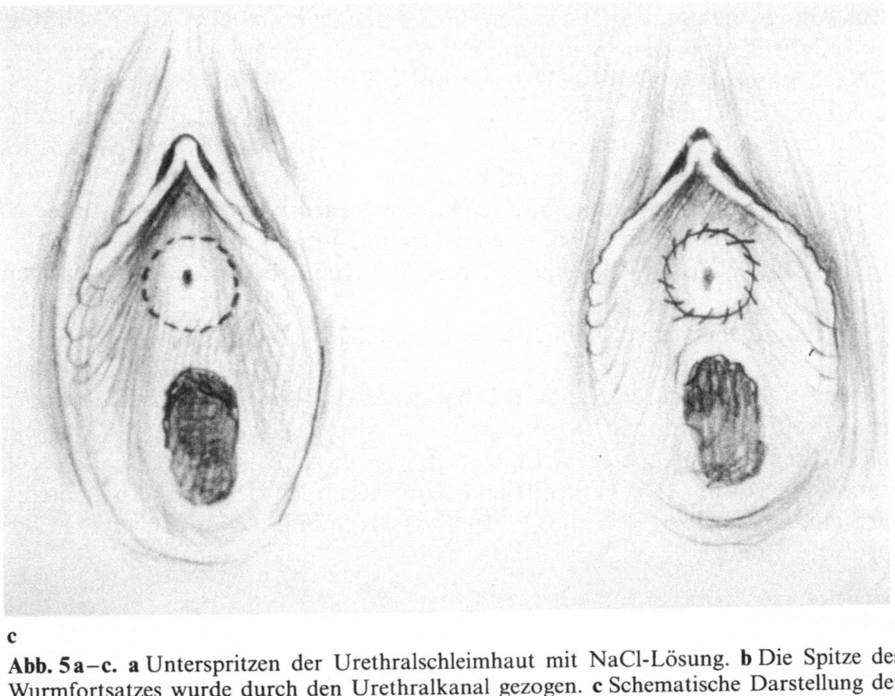

c

Abb. 5a–c. a Unterspritzen der Urethralschleimhaut mit NaCl-Lösung. **b** Die Spitze des Wurmfortsatzes wurde durch den Urethralkanal gezogen. **c** Schematische Darstellung der Schnittführung am Orificium urethrae externum sowie der mukokutanen Nähte am Neomeatus

bewußte Relaxation soweit gesenkt werden, daß auch bei niedrigen Miktionsdrucken ausreichender Uroflow besteht. Die Frage, warum andererseits bei intakter intraabdominell-pelviner-Drucktransmission und Miktionsdrucken von unter 40 cm H_2O gleichzeitig Streßkontinenz zustandekommt, kann durch den intakten Reflex der Beckenbodenmuskulatur über den N. pudendus ausreichend erklärt werden [15]. In jedem Fall muß bei der Blasenersatzplastik die Miktion gegen einen deutlich erhöhten urethralen Widerstand erfolgen, da die „proximale Urethra" bei diesen Patienten im Rahmen des Miktionsvorganges nicht als funktionelle Einheit mit dem Blasenhals funktionieren kann. Bei den von uns gemessenen Druckwerten am CAJ ist eine Miktion durch die Bauchpresse zumindest nach Erlernen der bewußten Beckenbodenrelaxation zu erwarten.

Die Probeoperation an der Leiche zeigt, daß sich das Zökum bei 2/2 Eingriffen ins kleine Becken mobilisieren ließ. Dies entspricht den Angaben in der Literatur über den Anschluß von (Ileo-) Zökalpouches an die membranöse Harnröhre [2, 3, 4, 10]. Nach schonender Auslösung der Urethra kann die Appendix durch den Urethralkanal gezogen werden. Da bei dieser Methode keine Anastomose im kleinen Becken erfolgen muß, erscheint der Eingriff technisch vergleichsweise einfach, die Kontinenzmechanismen des Beckenbodens können maximal geschont werden. Zusätzlich besteht bei dieser Methode die Möglichkeit, die Harnleiter antirefluxiv in das Kolon einzupflanzen.

Nach unseren Ergebnissen besteht am CAJ sowohl anatomisch als auch funktionell ein Sphinktermechanismus, der im Rahmen von Blasenersatzplastiken als Neoblasenhals verwendbar wäre. Zur Diskussion steht ein solches Vorgehen somit bei folgenden Indikationen:

1. Bei weiblichen Patienten mit Zystektomie wegen Neovesicae oder interstitieller Zystitis mit Beteiligung vom Trigonum und Urethra,
2. bei männlichen Zystektomiepatienten mit Tumorbefall der prostatischen Harnröhre,
3. bei männlichen Zystektomiepatienten mit CIS.

Wie bei allen anderen Methoden, bei denen die Appendix vermiformis für urologische Operationen verwendet wird, ist die Voraussetzung dafür ein makroskopisch geeigneter Wurmfortsatz. Außerdem ist intraoperativ eine Funktionsprüfung (Druckprofil) und Kalibrierung zu fordern. Unter diesen Umständen erscheint der Einsatz des CAJ als Sphinktermechanismus in der Urologie möglich.

Literatur

1. Benchekronn A, Essekalli N, Faik M, Marzouk M, Hachimi M, Abakka T (1989) Continent urostomy with hydraulic ileal valve in 136 patients: 13 years of experience, J Urol 142:46
2. Bricker EM (1950) Bladder substitution after pelvic evisceration, Surg Clin N Amer 30:1511
3. Coffey RC (1911) Physiologic implantation of the severed ureter or common bile-duct into the intestine. JAMA 142:397

4. Davidsson T, Mansson W, Colleen S (1990) Continent urinary diversion and bladder replacement using the right colon. Europ Urol 18:354
5. Frohneberg D (1988) Persönliche Mitteilung
6. Gilchrist RK, Merricks JW, Hamlin MH, Rieger IT (1950) Construction of a substitute bladder and urethra. Surg Gynec & Obst 90:752
7. Goldwasser B, Webster GD (1985) Continent urinary diversion. J Urol 134:227
8. Goldwasser B, Webster GD (1986) Augmentation and substitution enterocystoplasty. J Urol 135:215
9. Goodwin WE, Harris AP, Kaufman JJ, Beal JM (1953) Open, transcolonic ureterointestinal anastomosis; a new approach. Surg Gynec & Obst 97:295
10. Hautmann RE, Egghart G, Frohneberg D, Miller K (1987) Die Ileum-Neoblase. Urologe (A) 26:67
11. Hautmann RE, Egghart G, Frohneberg D, Miller K (1988) The ileal neobladder. J Urol 139:39
12. Hinman F jr (1988) Selection of intestinal segments for bladder substitution: physical and physiological characteristics. J Urol 139:519
13. Issa MM, Oesterling JE, Canning DA, Jeffs RD (1989) A new technique of using the in situ appendix as a catheterizable stoma in continent urinary reservoirs. J Urol 141:1385
14. Kock NG, Nilson AE, Nilsson LO, Norlén LJ, Philipson BM (1982) Urinary diversion via a continent ileal reservoir: clinical results in 12 patients. J Urol 128:469
15. Kock NG, Ghoneim MA, Lycke KG, Mahran MR (1989) Replacement of the bladder by the urethral Kock pouch: functional results, urodynamics and radiological features. J Urol 141:1111
16. Lieskovsky G, Boyd SD, Skinner D (1987) Management of late complications of the Kock pouch form of urinary diversion. J Urol 137:1146
17. Light JK, Engelmann VH (1986) Le bag: total replacement of the bladder using an ileocolic pouch. J Urol 136:27
18. Lipsky H, Melchior H (1988) Ureterersatz durch Appendix. Verh Dtsch Ges Urol 40:56
19. Melchior H, Spehr Ch, Persson Ch (1986) Die kontinente Ileum-Blase: Ein erster Bericht über 5 Patienten. Akt Urol 17:256
20. Melchior H, Spehr Ch, Knop-Wagemann J, Persson MC, Juenemann KP (1988) The continent ileal bladder for urinary tract reconstruction after cystectomy: surgery in 44 patients. J Urol 138:714
21. Mitrofanoff P (1980) Cystostomie continents trans-appendicularie dans le traitement des vessies neurologiques. Chir Ped 21:297
22. Persson C, Melchior H (1986) Ileozystodynamik: Urodynamische Untersuchungen der kontinenten Ileumblase. Urologe (A) 25:259
23. Riedmiller H, Steinbach F, Köhl V, Hohenfellner R (1991) Kontinentes Appendix-Stoma-Modifikation der Mainz-Pouch Technik. Hartung R, Hübner W, Kropp W (Hrsg) Urologische Beckenchirurgie Springer Verlag
24. Rowland RG, Mitchell ME, Bihrle R, Kahnoski RJ, Piser JE (1987) Indiana continent urinary reservoir. J Urol 137:1136
25. Skinner DG, Boyd SD, Lieskovsky G (1984) Clinical experience with the Kock continent ileal reservoir for urinary diversion. J Urol 132:1101
26. Skinner DG, Lieskovsky G, Boyd SD (1987) Continuing experience with the continent ileal reservoir (Kock pouch) as an alternative to cutaneous urinary diversion: an update after 250 cases. J Urol 137:1140
27. Thüroff JW, Bazeed MA, Schmidt RA, Tanagho EA (1982) Mechanisms of urinary continence: an animal model to study urethral responses to stress conditions. J Urol 127:1202
28. Thüroff JW, Alken P, Riedmiller H, Engelmann U, Jacobi GH, Hohenfellner R (1986) The Mainz pouch (mixed augmentation ileum and caecum) for bladder augmentation and continent diversion. J Urol 136:17

Früh- und Spätkomplikationen nach supravesikaler Harnableitung durch Ileal- bzw. Sigmaconduit oder durch Ureterokutaneostomie

G. SCHOTT, A. HERRLINGER, W. SCHAFHAUSER, T. FUNK und K. M. SCHROTT

In einer retrospektiven Studie wurden die Komplikationen durch supravesikale Harnableitung bei 134 Patienten für die gesamte postoperative Überlebenszeit ermittelt.

Die Patienten wurden in den Jahren 1965 bis 1985 aus urologischen, chirurgischen und gynäkologischen Grunderkrankungen der definitiven Harnableitung unterzogen. Ursächlich waren fast ausschließlich maligne Tumoren, insbesondere das Urothelkarzinom der Blase (Abb. 1). 110 Patienten wurden mit einem Ilealconduit versorgt, 11mal wurde ein Sigmaconduit angelegt, meist bei gynäkologischem Tumor mit Eviszeration und simultaner Sigmascheide. In 13 Fällen mit schlechter Prognose wurde die Ureterhautfistel, meist als Y-förmige TUUC mit einem Stoma gewählt (Tabelle 1). Von den 110 Patienten mit Ilealconduit waren zum Zeitpunkt der Datenerhebung 71 an ihrem malignen Grundleiden verstorben, 49 wurden mehr als 2 Jahre beobachtet ($\bar{x}$: 4 Jahre).

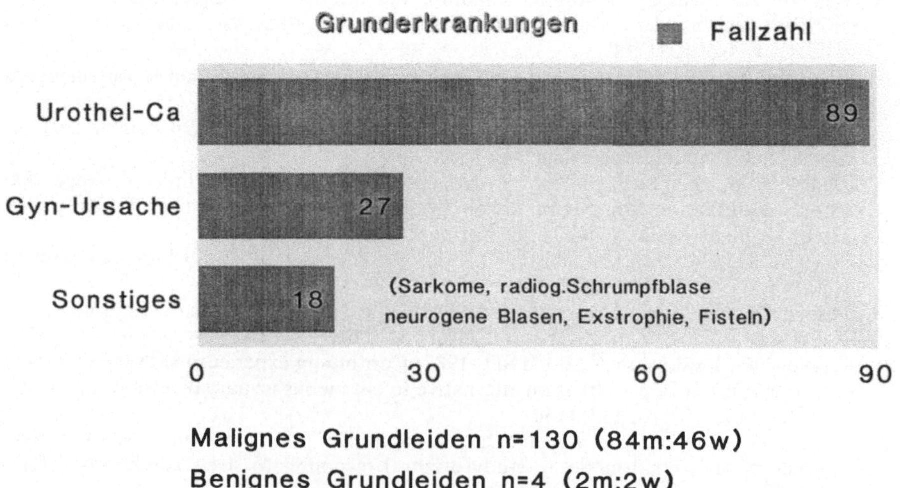

Abb. 1. Ursächliche Grunderkrankungen für supravesikale Harnableitung

Urologische Universitätsklinik Erlangen-Nürnberg, Maximiliansplatz 1, D-8520 Erlangen.

Tabelle 1. Häufigkeit und Technik der supravesikalen Harnableitung

	Summe	Männlich	Weiblich	Alter (J)
Ilealconduit	110	78	32	3–79 (55,3)
Sigmaconduit	11	2	9	23–62 (49,5)
Ureterokutaneostomie	13	7	6	15–74 (57,3)

Nachuntersuchungszeiträume 5 Tage bis 18 Jahre
Undiversion: Ureterokutaneostomie → Ilealconduit 5 Patienten
definitive Nephrostomie: 1 Patient
Nephrektomie: 0 Patienten

Beim Sigmaconduit überlebten von den 11 Patienten lediglich 3 länger als 2 Jahre ($\bar{x}$: 2,6 Jahre), bei der Ureterhautfistel zwar 7 von 13 ($\bar{x}$: 3,6 Jahre), bei 5 Patienten war jedoch bereits eine Undiversion in ein Ilealconduit wegen Komplikationen erfolgt. Die verstorbenen Patienten erlagen alle ihrem malignen Grundleiden.

Die Komplikationen wurden in Frühfälle < = 2 Jahre und Spätfälle > 2 Jahre unterteilt. Es wurden entzündliche und obstruktive Stomaprobleme, Hernien, Prolaps, Conduitpathologien, Stenosen der Harnleiterdarmanastomose, Urolithiasis sowie abdominelle Komplikationen erfaßt. Darüber hinaus wurden renale Verlaufsbeobachtungen anhand der Ausscheidungsurographie bzw. Serum-Kreatininwerte nach Harnableitung ausgewertet.

Als Frühkomplikationen fanden sich beim Ilealconduit in etwa 9% meist relative Stomastenosen, wobei nur eine Revision erforderlich wurde. Demgegenüber wurde das Ureterhautstoma im gleichen Zeitabschnitt in 8 von 13 Fällen stenotisch, wobei alle 8 revidiert und 5mal in ein Ilealconduit umgewandelt werden mußten. Beim Ilealconduit zwang ein Conduitkink in 1 von 6 Fällen zur Revision, gleichfalls war die Harnleiterdarmanastomose 2mal revisionswürdig. Abdominelle Komplikationen fanden sich in 6% mit 4 Relaparotomien. Beim Sigmaconduit haben wir keine Stoma- oder Conduitprobleme, 1 von 11 Harnleiteranastomosen wurde revidiert. 3 Relaparotomien waren wegen abdomineller Komplikationen erforderlich (Tabellen 2, 3).

Tabelle 2. Frühkomplikationen $\leqq$2 Jahre nach supravesikaler Harnableitung in Abhängigkeit der Ableitungstechnik

		Ilealkonduit 48/110 (43,6%)	Sigmaconduit 6/11	UC 11/13
Stoma	Entzündung	15 (14%)	0	0
	Prolaps/Hernie	5 (5%)	0	0
	Stenose	10 (9%)	0	8 (62%)
		OP 1/10		
Conduit	Elongation			
	Abknickung	6 (5%)	0	
	Striktur	OP 1/6		
Ureteranastomose	Stenose	5 (5%)	1	0
		OP 2/5		

Tabelle 3. Frühkomplikationen ≦2 Jahre nach supravesikaler Harnableitung in Abhängigkeit der Ableitungstechnik

		Ilealconduit 48/110	Sigmaconduit 6/11	UC 11/13
Steinbildung		0	1	0
Abdominelle Komplikationen	(Sub)Ileus, Anastomoseinsuffizienz	7 (6%)	4	2
	Relaparotomie	4/7	3/4	1/2

Nach mehr als 2 Jahren war die Zahl der relativen Stenosen beim Ilealconduit weitgehend unverändert. Conduit- und Harnleiteranastomosenprobleme fanden sich zunehmend in der Spätgruppe. Gleichfalls war die Steinbildung, hier als Infektsteine, eine typische Spätkomplikation. In der Gruppe mit Ureterhautfisteln war nach mehr als 2 Jahren lediglich 1 Patient ohne Stomaprobleme, dieser mit initial bereits megasierten Ureteren (Tabellen 4, 5).

Die Weitstellung der oberen Harnwege wurde anhand einer 3er-Graduierung nach dem Urogramm klassifiziert. Das Hohlsystem von 54% der Patienten mit Ilealconduit war präoperativ ohne pathologische Veränderungen. In den ersten beiden Jahren ging dieser Anteil zwar auf 44% zurück, jedoch

Tabelle 4. Spätkomplikationen >2 Jahre nach supravesikaler Harnableitung in Abhängigkeit der Ableitungstechnik

		Ilealconduit 35/49 (71,4%)	Sigmaconduit 1/3	UC 2/7*
Stoma	Entzündung	3 (6%)	0	0
	Prolaps/Hernie	2 (4%)	0	1
	Stenose	5 (10%)	0	1
Conduit	Elongation Abknickung Striktur	8 (16%)	0	
Ureteranastomose	Stenose	7 (14%)**	1	0

* 5/7 Undiversion, ** 2/7 Revision

Tabelle 5. Spätkomplikationen >2 Jahre nach supravesikaler Harnableitung in Abhängigkeit der Ableitungstechnik

		Ilealconduit 35/49	Sigmaconduit 1/3	UC 2
Steinbildung		6	0	0
Abdominelle Komplikationen	Ileus, Fisteln	4	0	0
	Spätrevision	0	0	0

waren gleichfalls schwere Weitstellungen von 13 auf 9% rückläufig (Abb. 2). Nach über 2 Jahren fanden sich noch 39% intakte Hohlsysteme. Eine Verschlechterung trat bei der Spätgruppe in 34% auf (Abb. 3).

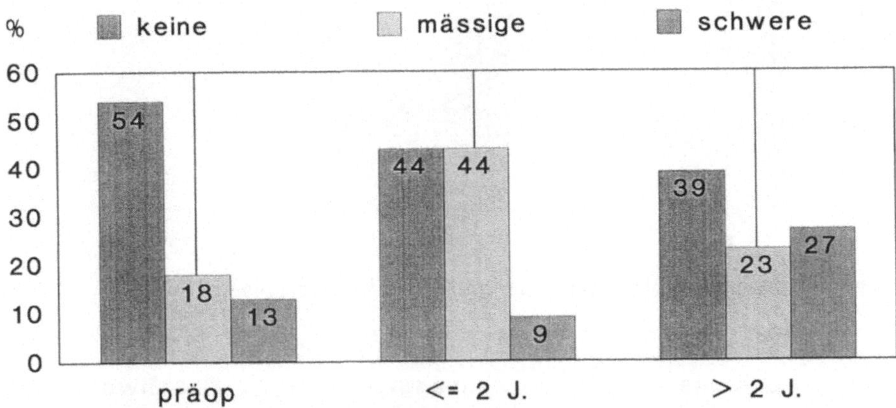

Abb. 2. Urographische Weitstellung der oberen Harnwege bei Ilealconduit

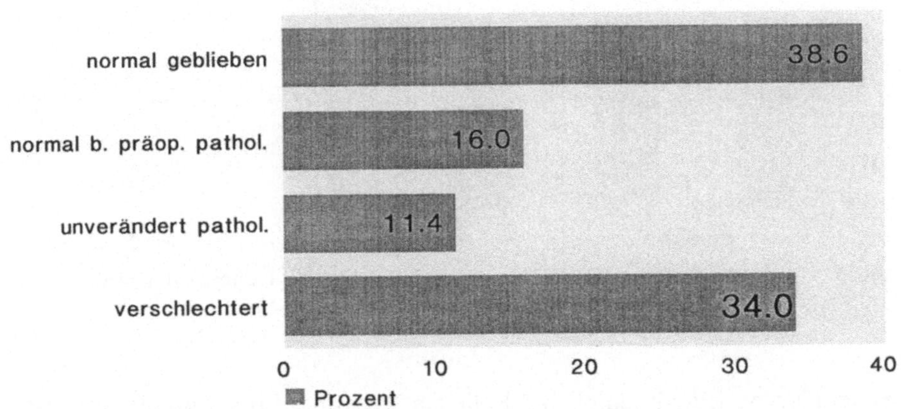

Abb. 3. Urologische Weitstellung der oberen Harnwege > 2 Jahre nach Ilealconduit

Wegen zu geringer Fallzahl konnten wir für den Sigmaconduit keine Überlegenheit statistisch erkennen. Hier schienen jedoch in knapp 15% obstruktive Komplikationen bei längerer Beobachtung vorzuliegen (Abb. 4). Die Ureterhautfistel ist mit der höchsten Rate an obstruktiven Nephropathien behaftet, vor allem bei initial zarten Ureteren (Abb. 5).

Als grober Parameter der Nierenfunktion wurde das Serumkreatinin ausgewertet. Hier zeigte sich, daß das Kreatinin lange weitgehend konstant blieb. Beim Ilealconduit fanden sich Verschlechterungen in der Frühphase in 10%,

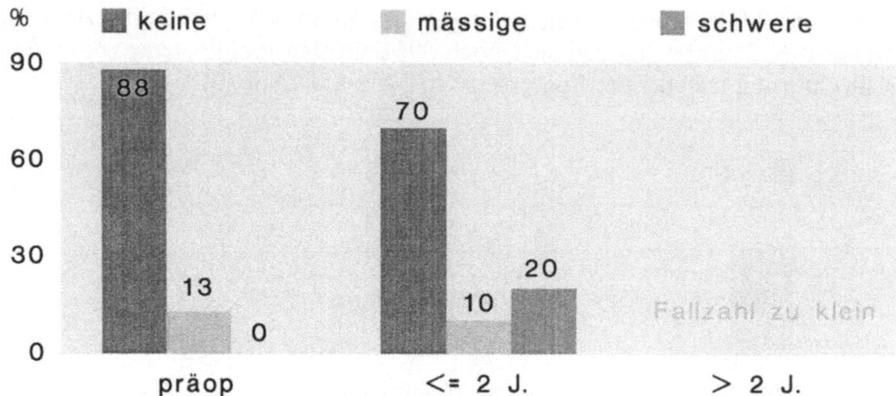

Abb. 4. Urographische Weitstellung der oberen Harnwege bei Sigmaconduit

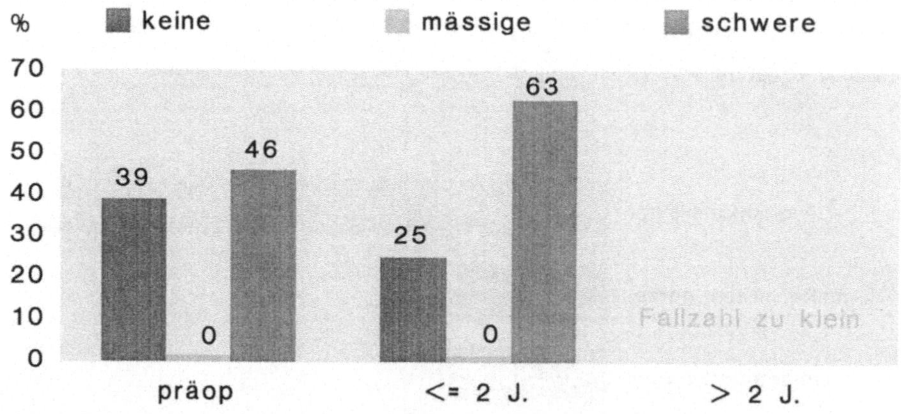

Abb. 5. Urographische Weitstellung der oberen Harnwege bei Ureterokutaneostomie

wobei hiervon jedoch lediglich 4 Fälle ein Kreatinin über 2 mg/dl aufwiesen. Nach mehr als 2 Jahren stieg diese Gruppe von 6% auf lediglich 7% an (Abb. 6). Langzeitfälle für eine statistische Auswertung fehlten beim Sigmaconduit.

Bei den Ureterokutaneostomien, mit den präoperativ bereits meisten renalen Funktionsstörungen, verwundert die renale Verschlechterung des Kollektivs kaum (Abb. 7).

Es läßt sich zusammenfassen, daß obstruktive renale Veränderungen als Spätkomplikation nach Ilealconduit bei ungefähr $1/3$ der Patienten vorlagen, beim Sigmaconduit – wegen der geringen Fallzahl mit Einschränkung – bei etwa knapp 15%. Die Ureterokutaneostomie war in nahezu allen Fällen mit obstruktiven Komplikationen behaftet. Kein Patient mußte jedoch allein aufgrund einer Komplikation der Harnableitung nephrektomiert werden. Kein

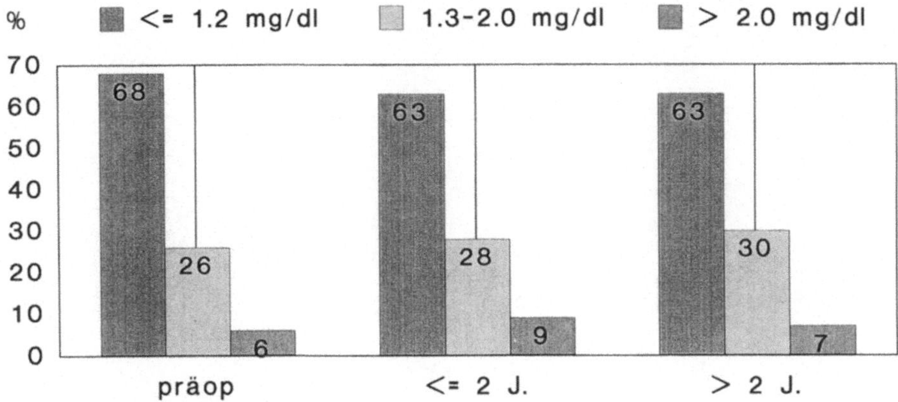

Abb. 6. Nierenfunktion (Kreatinin) bei Ilealconduit

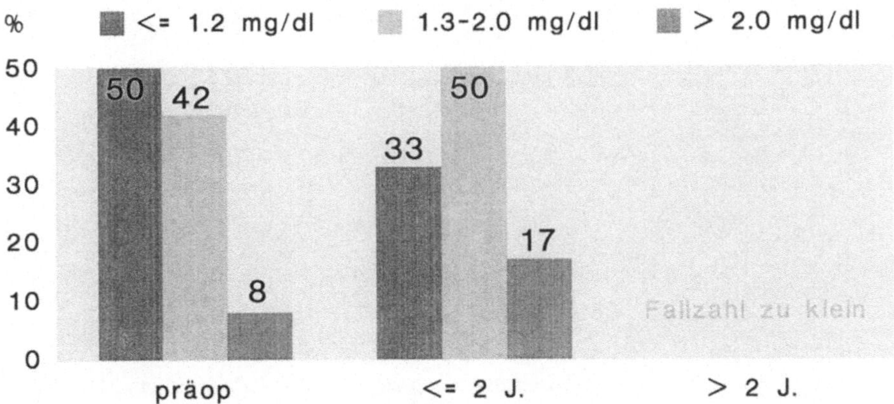

Abb. 7. Nierenfunktion (Kreatinin) bei Ureterokutaneostomie

Patient ist an den Folgen der Harnableitung zu Tode gekommen und kein Patient mit benigner Vorerkrankung ist während des Beobachtungszeitraumes verstorben. Kontinente Formen der Harnableitung spielten im ausgewerteten Zeitraum an unserer Klinik noch keine Rolle, werden jedoch in Zukunft zumindest teilweise mit den konventionellen Techniken konkurrieren.

Prostatakarzinom

Problematik der kontinenz- und potenzerhaltenden Chirurgie bei der radikalen Prostatovesikulektomie

D. HAURI

Es ist zur Zeit unbestritten, daß bei lokalisiertem und nicht metastasiertem Prostatakarzinom die radikale Prostatovesikulektomie bezüglich definitiver Heilung die beste Prognose aufweist. Nur bedeuten die mögliche Urininkontinenz und die in hohem Maße zu erwartende postoperative erektile Impotenz seit jeher zwei Hindernisse, die diese Operation nie sehr populär gemacht haben. Allerdings kann dem Patienten bei entsprechender Operationstechnik schon präoperativ eine Kontinenz in hohem Prozentsatz garantiert werden, und zudem sind die postoperativen Erektionen sehr oft zu erhalten oder zumindest wiederherzustellen. Dies zu erklären braucht einen Umweg über die Anatomie und Embryologie.

Zur Kontinenz

Als Kontinenzsystem haben wir zwei Faktoren zu berücksichtigen (Abb. 1):

a) das glattmuskelige, unwillkürliche, vegetativ innervierte Sphinktersystem von Blasenhals und hinterer Urethra;
b) die quergestreifte Muskulatur, einerseits als ringförmiger Sphincter externus im Beckenboden integriert, andererseits gegen kranial ziehend und mit dem glattmuskeligen System Kontakt aufnehmend. Die quergestreifte Muskulatur ist willkürlich, somatisch innerviert und damit ermüdbar und daher allein nie für die Kontinenz tauglich.

Zwar weist die quergestreifte Muskulatur des Sphincter urethrae externus mehr sog. Slow-twitch-Fasern auf als die übrige Skelettmuskulatur (Abb. 2). Sie ist daher befähigt, einen Tonus länger aufrechtzuerhalten. Dies reicht jedoch nicht für eine Kontinenz über 24 Stunden.

Zwar ist der Sphincter externus – atypisch für einen quergestreiften Muskel – zusätzlich noch sympathisch innerviert (Abb. 3), was eine gewisse Tonisierung während des Schlafes erlaubt, jedoch wiederum keine Kontinenz in Orthostase garantiert.

Urologische Klinik Universitätsspital, CH-8091 Zürich

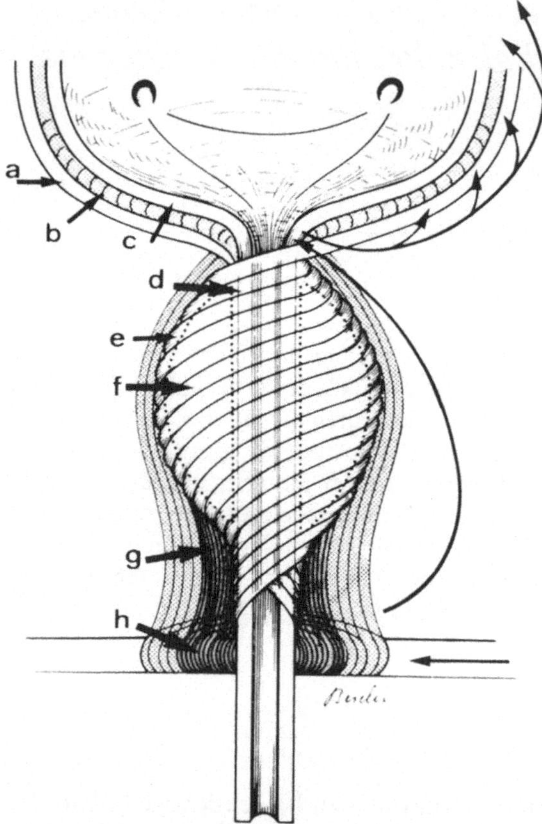

Abb. 1. Anatomie von Blasenhals und hinterer Harnröhre: **a** Äußere, **b** mittlere und **c** innere Detrusormuskelschicht. **d** Innere und **e** äußere Urethralmuskelschicht, **f** Prostata. **g** Aufsteigende und **h** zirkuläre Muskelfasern des quergestreiften Sphincter urethrae externus

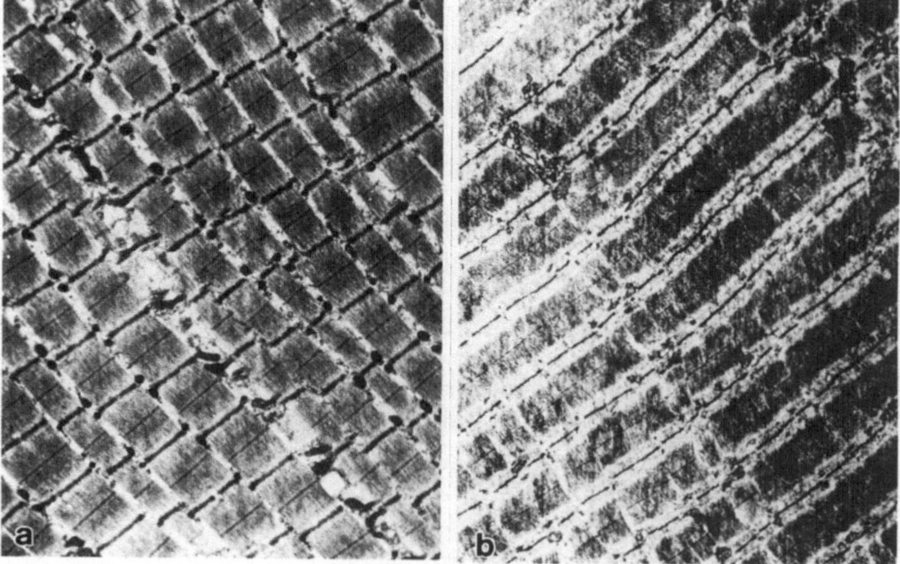

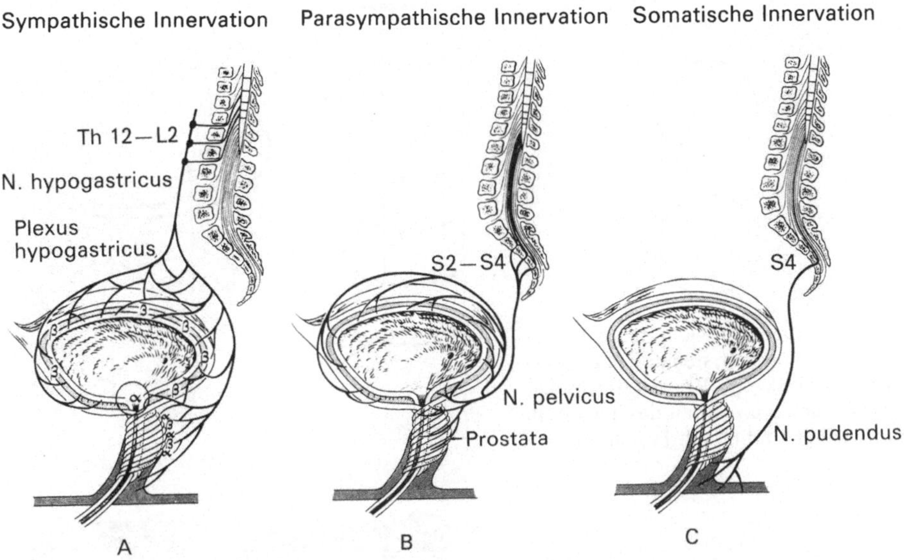

Abb. 3. Motorische Innervation von Detrusor und hinterer Urethra: Der Sphincter Urethrae externus wird – atypischerweise für einen quergestreiften Muskel – zusätzlich auch durch den Sympathikus innerviert

Jedermann weiß es und mit Dutzenden von Untersuchungen wurde immer wieder bestätigt: Bei Inkontinenz nach transurethraler Prostataresektion, nach offener Adenomenukleation, aber auch nach radikaler Prostatektomie, immer ist der Sphincter externus intakt und funktioniert.

Woran liegt es dann?

Dazu kurz zurück zur Embryologie: Die hintere Urethra entstammt dem Sinus urogenitalis. Das Sphinktersystem läßt sich schon sehr früh in Form von glatten Muskelringen nachweisen (Abb. 4).

Schon ab einer Scheitel-Steiß-Länge des Fötus von 6 cm wird das glattmuskelige Sphinktersystem von einem Mantel quergestreifter Muskulatur umscheidet, welcher vom Blasenhals bis zum Beckenboden reicht (Abb. 5). Dies läßt sich auch bis zum neugeborenen Knaben verfolgen.

Die Prostata beginnt ihre fötale Entwicklung ober- und unterhalb der Mündung des Wolff'schen-Ganges in Form von epithelialen Einstülpungen in diesen Muskelmantel (Abb. 6).

Abb. 2a, b. a Histologisches Präparat aus dem Sphincter urethrae externus: „Slow-twitch-Fasern" machen ca. $^2/_3$ des gesamten Volumens aus, was eine langsamere Reaktion, dafür ein längeres Erhalten eines maximalen Tonus erlaubt. **b** Histologisches Präparat aus Skelettmuskulatur: Hier überwiegen zu $^2/_3$ die „Fast-twitch-Fasern", womit eine rasche Reaktion erreicht wird unter Inkaufnahme eines kurzen erhaltenen maximalen Tonus (Nach Gosling et al [1])

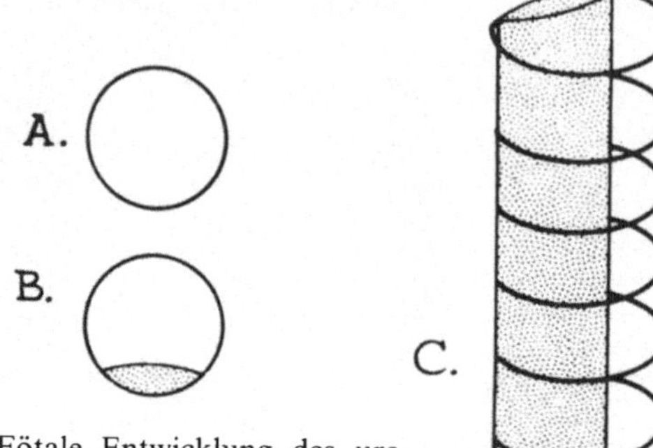

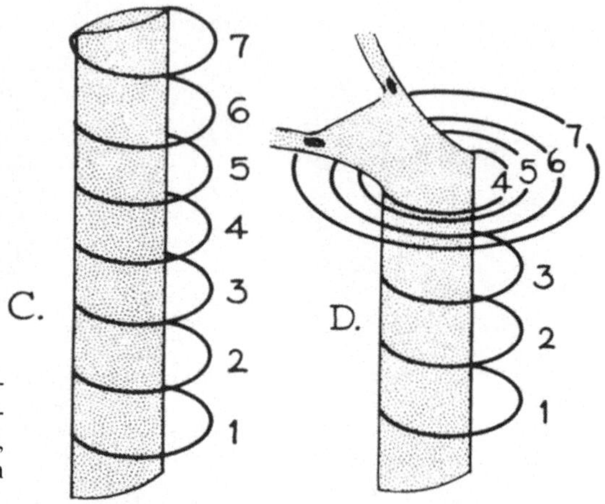

Abb. 4. Fötale Entwicklung des urethralen Sphinktersystems: Zuerst werden glattmuskelige Ringe ausgebildet, welche auch am Aufbau des Trigonum mitbeteiligt sind (Nach Hutch [3])

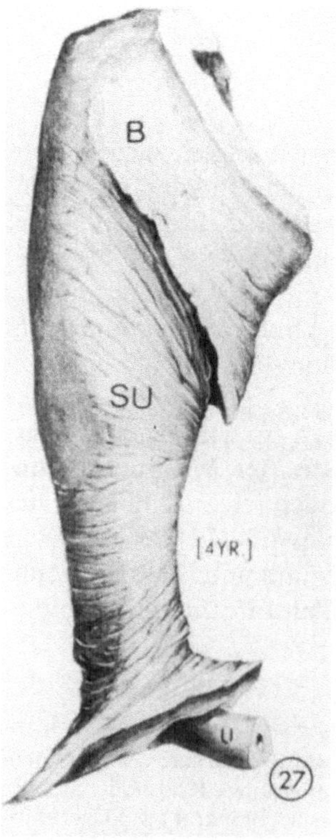

Abb. 5

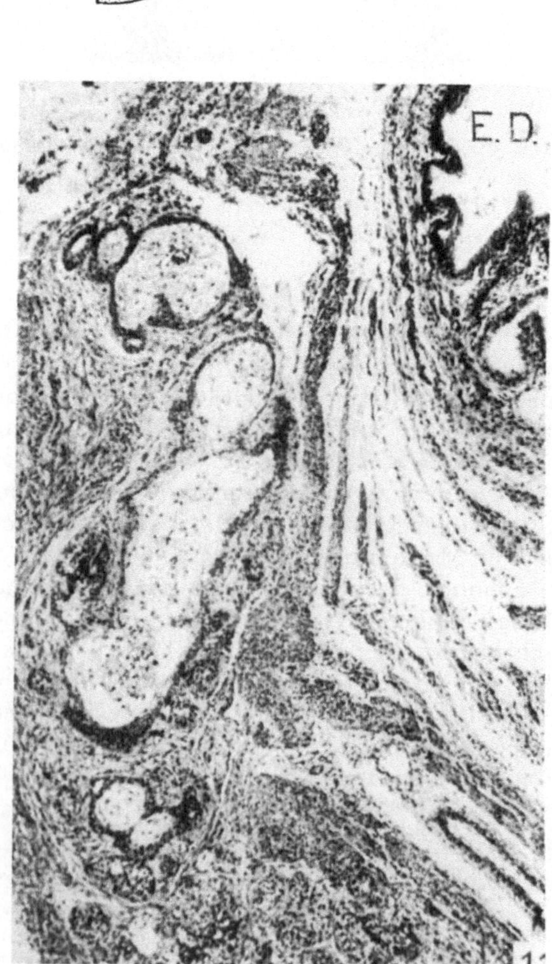

Abb. 6

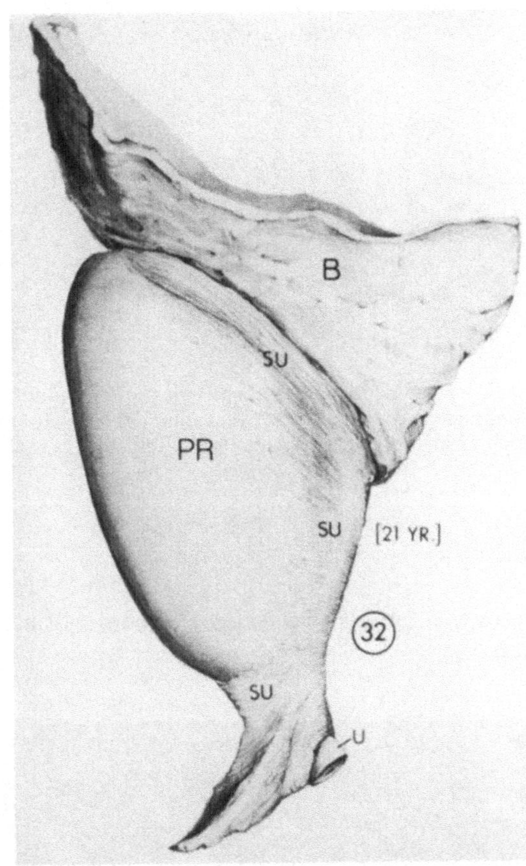

Abb. 7. Durch die Entwicklung der Prostata wird der quergestreifte Muskelmantel der hinteren Harnröhre nach distal zu einem kleinen, unterhalb des Apex der Prostata gelegenen Muskelsegment zusammengestaucht. Das gesamte übrige Sphinktersystem setzt sich nun aus glatter Muskulatur zusammen. *B* Blase, *PR* Prostata, *SU* Sphincter urethrae externus (quergestreift), *U* Urethra (Nach Oelrich [4])

Bis zur vollständigen Entwicklung der Prostata am Ende der Pubertät wird nun dieser quergestreifte Muskelmantel zu einem kleinen Rest, unterhalb der Prostata gelegen, zusammengestaucht (Abb. 7).

Was dies nun für die radikale Prostatektomie zu bedeuten hat, ist in Abb. 8 zusammengefaßt: Anläßlich einer radikalen Prostatektomie wird die gesamte Prostata mit ihrer Kapsel und den Samenblasen entfernt. Damit entfällt ein großer Teil glatter, für die Kontinenz verantwortliche Sphinktermuskulatur. Zurück bleibt lediglich ein kurzes Segment glatter Sphinktermuskulatur, welches zwischen Apex der Prostata und Beckenboden liegt. Dieses Segment ist umscheidet von aufsteigenden Fasern quergestreifter Sphinktermuskulatur.

◄

Abb. 5. Hintere Harnröhre ab fötaler Scheitel-Steiß-Länge von 6 cm: Das glattmuskelige Sphinktersystem wird von einem Mantel quergestreifter Muskulatur vom Blasenhals bis zum Beckenboden umscheidet. *B* Blase, *SU* quergestreifter Sphincter urethrae externus, *U* Urethra (Nach Oelrich [4])

Abb. 6. Erste Entwicklung der Prostata in Form epithelialer Einstülpungen ober- und unterhalb der Mündung des Wolff-Ganges. *ED* Ductus ejaculatorius (Nach Oelrich [4])

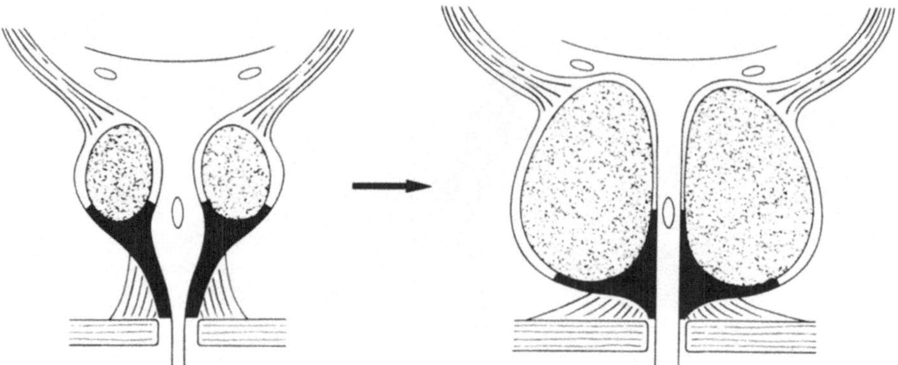

Abb. 8. Zusammenhang zwischen Prostata und Sphinktersystem: *schwarz:* Glattmuskeliges Sphinktersegment, durch das Wachstum der Prostata abgeflacht und verkürzt, welches anläßlich einer radikalen Prostatektomie unbedingt erhalten bleiben muß

Dieses wichtige glattmuskelige Segment läßt sich auch histologisch nachweisen (Abb. 9).

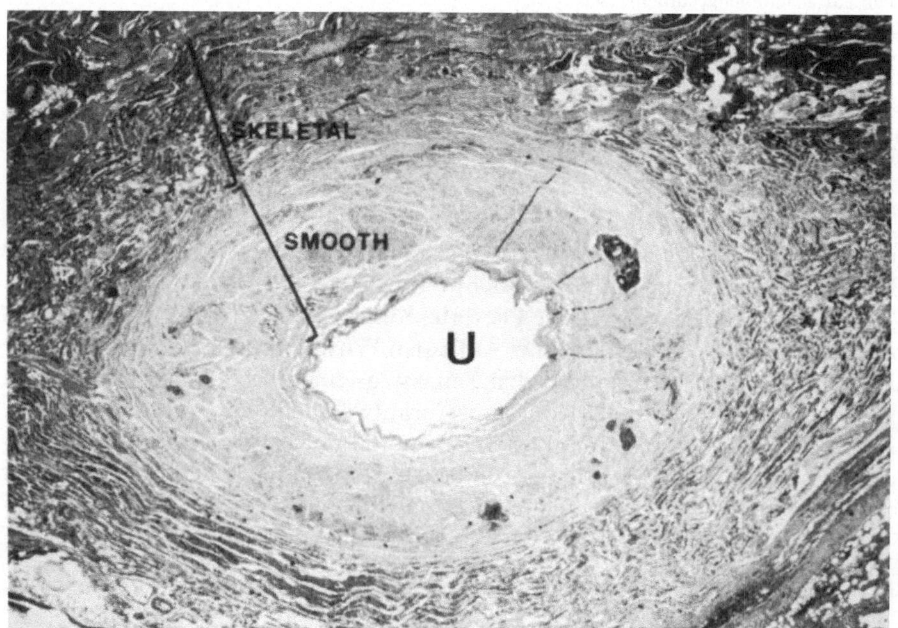

Abb. 9. Querschnitt durch eine männliche Harnröhre unmittelbar unterhalb des Apex der Prostata: Man erkennt zentral das Lumen der Urethra (*U*), welche von glatter Muskulatur umgeben ist, die ihrerseits von quergestreifter Muskulatur ummantelt wird

Nun ist aber ein durchschnittlicher Prostatakarzinomträger im Alter, wo seine Prostata zusätzlich hyperplastisch umgebaut angewachsen ist. Zudem bewegt sich die häufigste Wachstumstendenz des Prostatakarzinoms gegen apikal. Damit wird dieses unbedingt zu erhaltende glattmuskelige Segment abgeflacht und verkürzt (vergl. Abb. 8). Die Prostata ist deshalb anläßlich der radikalen Prostatektomie bewußt und wenn möglich unter Sicht am Apex bis gegen den Kollikulus zurückzuumschneiden. Eine blinde, quere Durchtrennung schädigt dieses Segment erheblich und gleichzeitig wäre damit die postoperative Inkontinenz programmiert.

Wir umschneiden dieses Segment am liebsten unter Sicht. Und wer jemals eine radikale Prostatektomie durchgeführt hat, weiß, wie hinderlich dabei die Symphyse ist. Deshalb meißeln wir ein Stück der Symphyse aus und gewinnen einen übersichtlichen Zugang zum Prostataapex (Abb. 10). Dies läßt sich am besten anhand eines Operationssitus demonstrieren (Abb. 11 a, b). Das am Ende der Operation wieder eingesetzte Symphysenstück heilt problemlos und innerhalb 2–3 Monaten bis zur Unerkennbarkeit wiederum ein (Abb. 12). Wenn die Foramina obturatoria bei der Ausmeißelung nicht tangiert worden sind, muß mit keinen orthostatisch-orthopädischen Problemen wie Beckeninstabilität gerechnet werden.

Nachdem nun die Prostata mit Kapsel entfernt ist, gilt es den Defekt zu überbrücken. Wir konstruieren dazu aus dem Trigonum einen Tubus und anastomosieren diesen an die Harnröhre (Abb. 13 a–d).

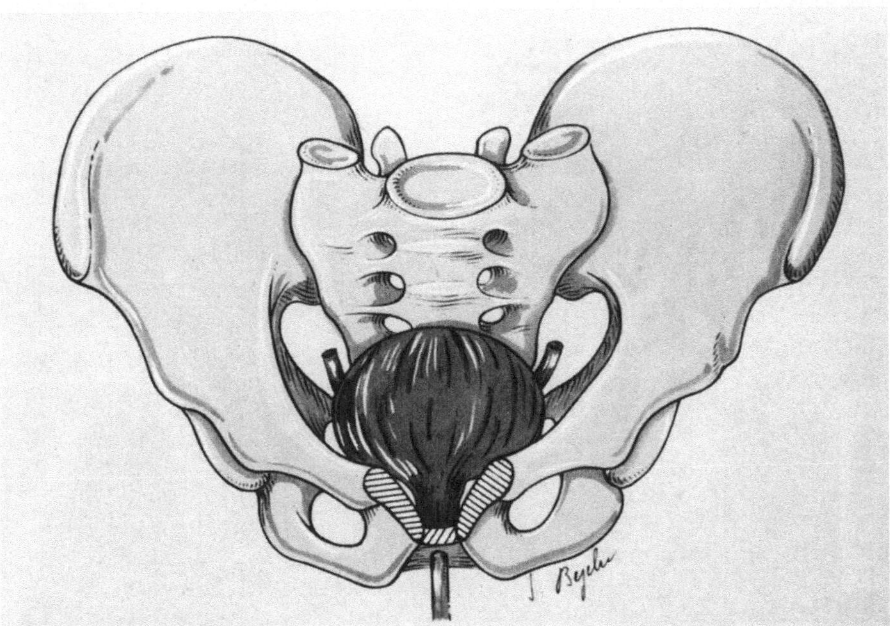

Abb. 10. Partielle Resektion der Symphyse: Damit ist eine Übersicht bis zum Apex der Prostata möglich

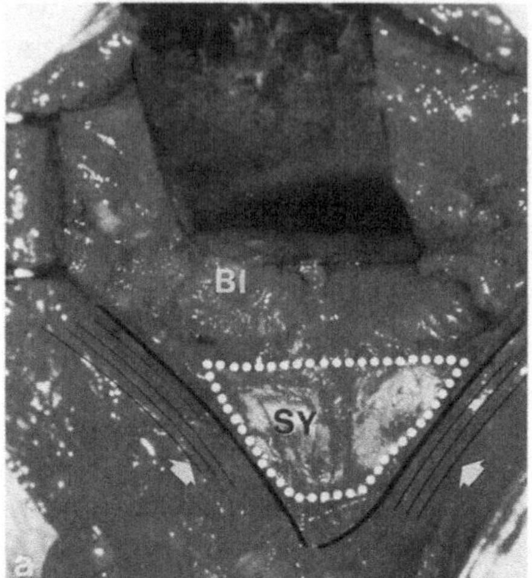

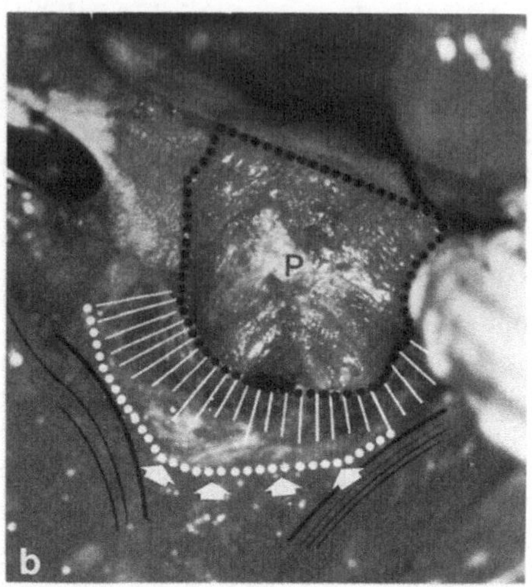

Abb. 11 a, b. Operationssitus: **a** Vor teilweiser Ausmeißelung der Symphyse: Die Symphyse (*SY*) verdeckt die Sicht auf die Prostata. Die Ansätze der Mm. recti (*Pfeile*) sind von der Symphyse abgetrennt (*Bl* Blase). **b** Nach teilweiser Ausmeißelung der Symphyse (*Pfeile*): Die Sicht ist auf die gesamte Prostata (*P*) bis zum Apex gewährleistet

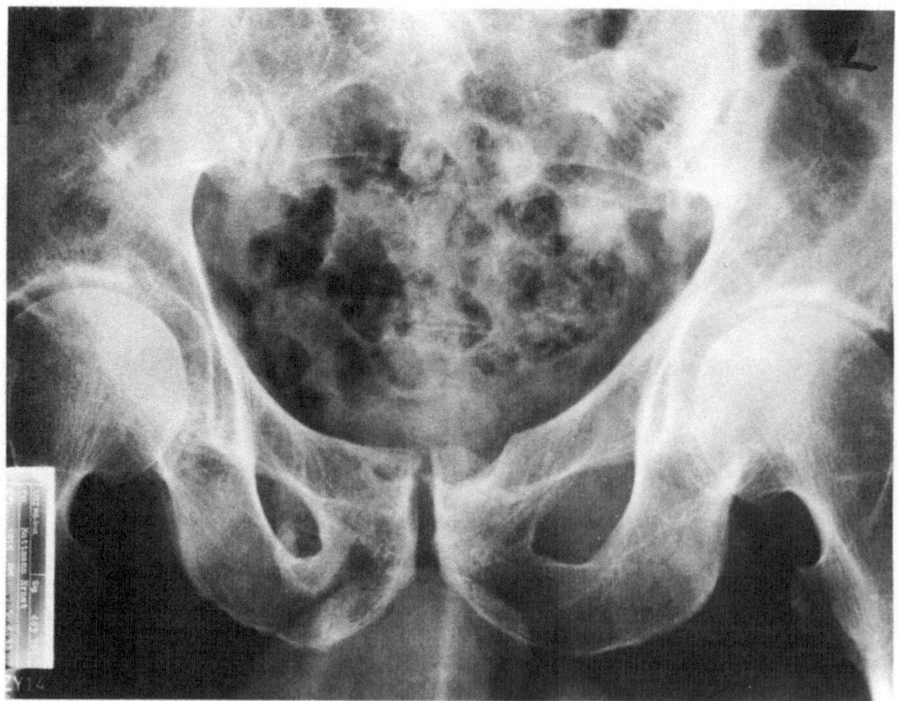

Abb. 12. Das wiedereingesetzte Symphysenstück wächst innerhalb von 2–3 Monaten problemlos ein

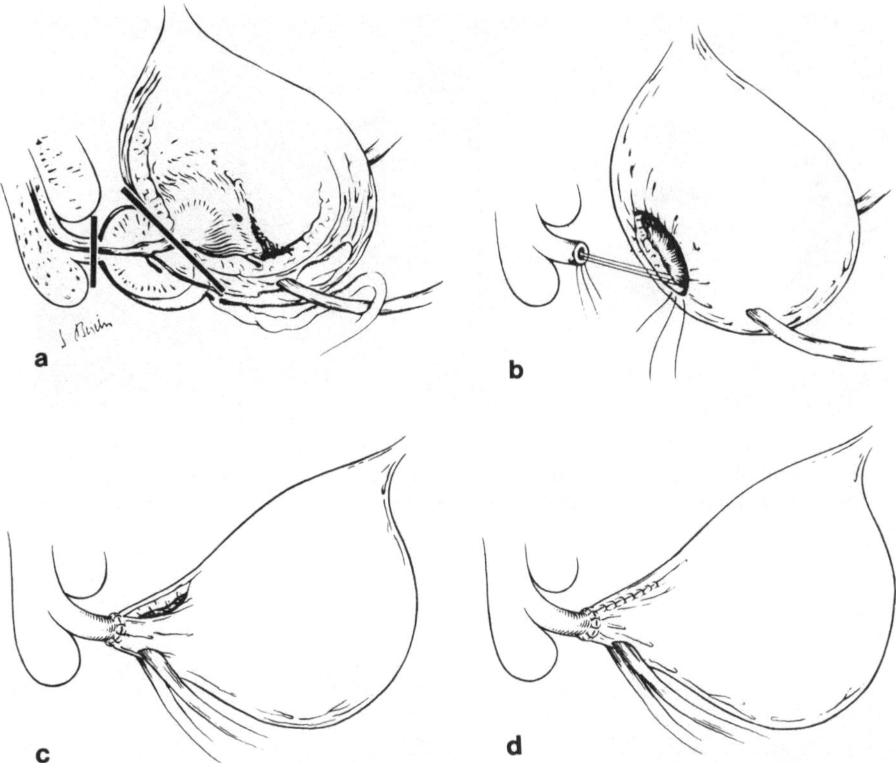

Abb. 13a–d. Schema der radikalen Prostatovesikulektomie. **a** Entfernung der Prostata mit ihrer Kapsel und den Samenblasen. **b–d** Restblasenhals und Trigonum werden zu einem Kontinenz garantierenden Tubus umgeformt

Wir tun dies, weil wir wissen, daß das Gebiet des Trigonums aus einem Bezirk von konzentrisch um den Blasenausgang gelagerten glatten Muskelfasern besteht (Abb. 14), und wir damit das glattmuskelige Sphinktersystem verstärken können. In unseren Erfolgsstatistiken erscheinen glücklicherweise die meisten von uns radikal prostatektomierten Patienten als postoperativ kontinent; nur ganz wenige sind inkontinent. Es gibt aber eine Grauzone von Patienten mit einer sog. Streßinkontinenz. Unserer Ansicht nach handelt es sich hierbei in vielen Fällen nicht um eine Streß-, sondern vielmehr um eine Urgesymptomatik, indem bei schlecht funktionierender Anastomose die hintere Urethra offen bleibt, dauernd mit Urin aufgefüllt ist und somit zu einem ständigen Miktionsreiz führt (Abb. 15). Aus diesem Grund messen wir einer gut funktionierenden hinteren Harnröhre eine eminente Bedeutung zu.

Hier kommt nun zusätzlich der Mantel der quergestreiften Muskulatur zum Tragen (vergl. Abb. 8, 9). Durch die Aktivität des Sphincter externus wird die glatte Muskulatur ihrerseits aktiviert und trainiert, so daß schließlich das von uns ehemals Jungen etwas belächelte befohlene Sphinktertraining unserer Vorfahren seine Richtigkeit und Nützlichkeit hat.

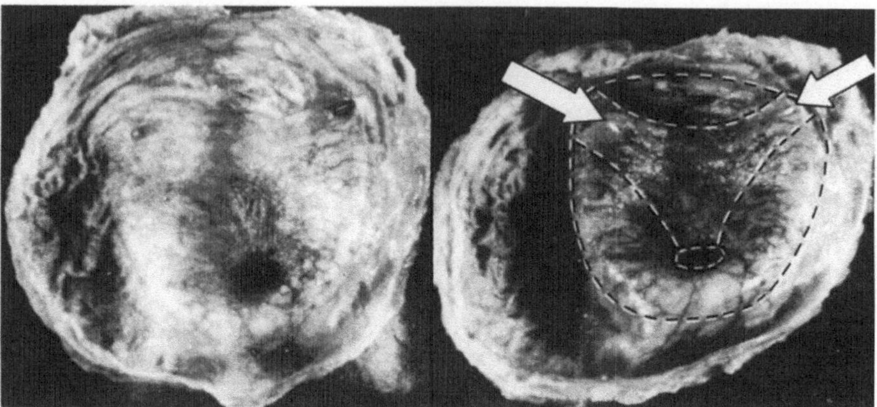

Abb. 14. Anatomisches Präparat des distalen Blasenanteils mit dem Trigonum: Im Bereich Trigonum und Blasenhals bilden die glatten Muskelfasern der mittleren Detrusorschicht einen Bezirk von konzentrisch um den Blasenausgang gelagerten Muskelfasern (Nach Hutch [3])

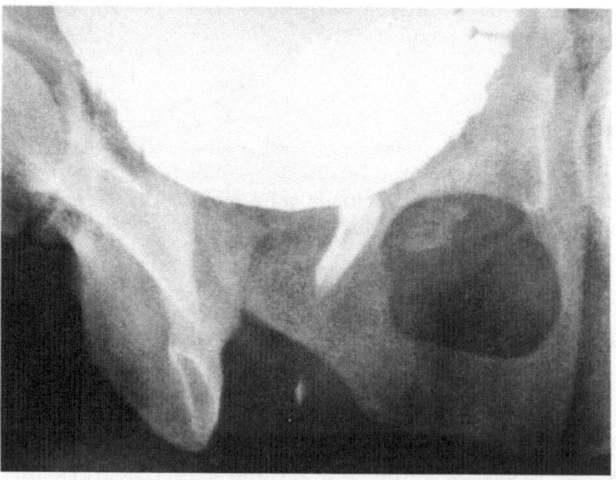

Abb. 15. Zystourethrographie eines Patienten nach radikaler Prostatektomie mit einer Urgesymptomatik: Die neue Harnröhrenverbindung von Blase zum distalen Urethrastumpf funktioniert nicht als kontinenter Tubus. Der dauernd in der hinteren Harnröhre sich befindende Urin führt zur Urgesymptomatik

Dies läßt sich auch experimentell nachweisen: Durch direkte Muskelstimulation des Beckenbodens kommt es zu einer Aktivierung der glatten Muskulatur, abhängig von der gesetzten Reizintensität; dies auch im kurarisierten Zustand (Abb. 16).

Dieses Phänomen läßt sich auch während Pudendusstimulation verfolgen (Abb. 17). Besagte Interaktion kann ebenfalls rückwärts reproduziert werden:

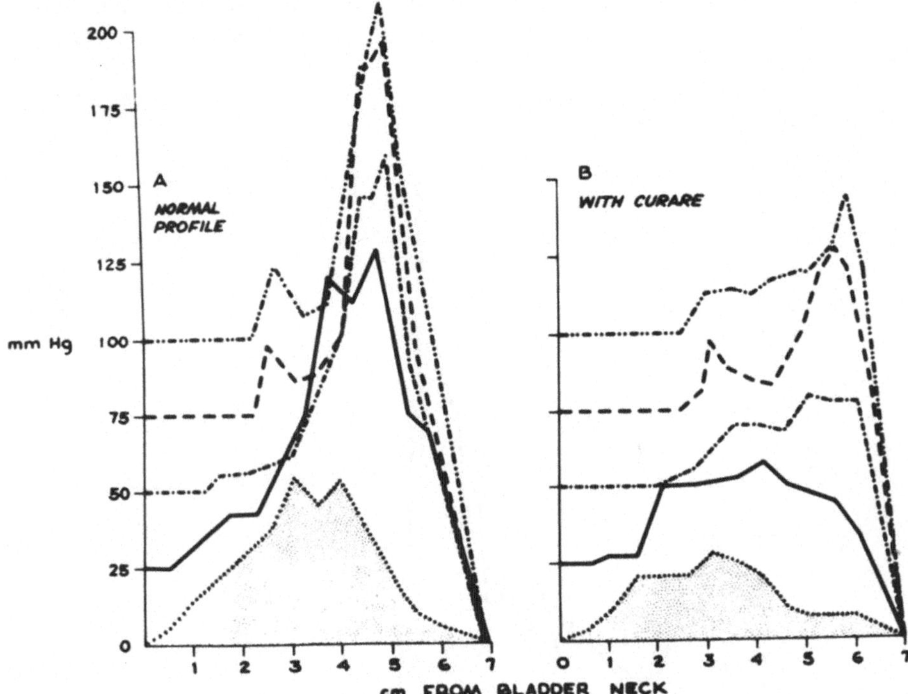

Abb. 16. Direkte Elektrostimulation des Sphincter urethrae externus: Abhängig von der Reizintensität kontrahiert sich die quergestreifte Muskulatur und veranlaßt damit eine entsprechende Aktivität der glatten Muskulatur von hinterer Harnröhre und Blasenhals; dies auch unter Einwirkung von Curare (Nach Graber [2])

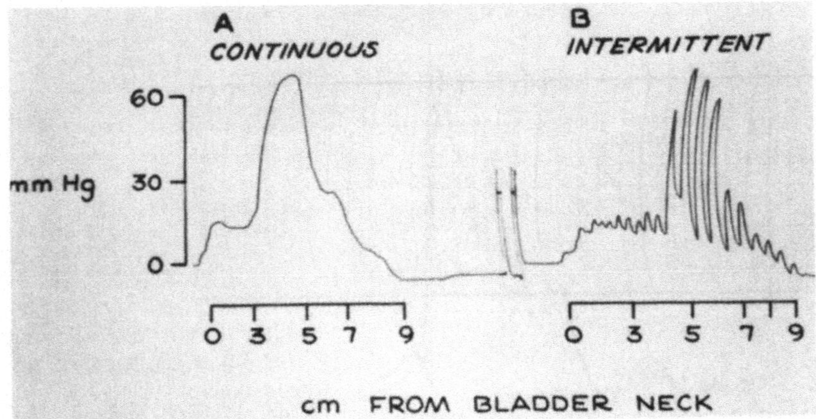

Abb. 17. Elektrostimulation des N. pudendus: Auch damit läßt sich die Interaktion von quergestreifter und glatter Muskulatur der hinteren Harnröhre nachweisen, sowohl während kontinuierlicher als auch intermittierender Stimulation (Nach Graber [2])

Wird der Sphincter urethrae externus mittels Lioresal in seiner Aktivität reduziert, so vermindert sich auch der Effekt auf die glatte Muskulatur von hinterer Harnröhre und Blasenhals (Abb. 18).

Und schließlich kann man dies auch klinisch durch zystourethrographische Kontrollen nachweisen (Abb. 19a–c).

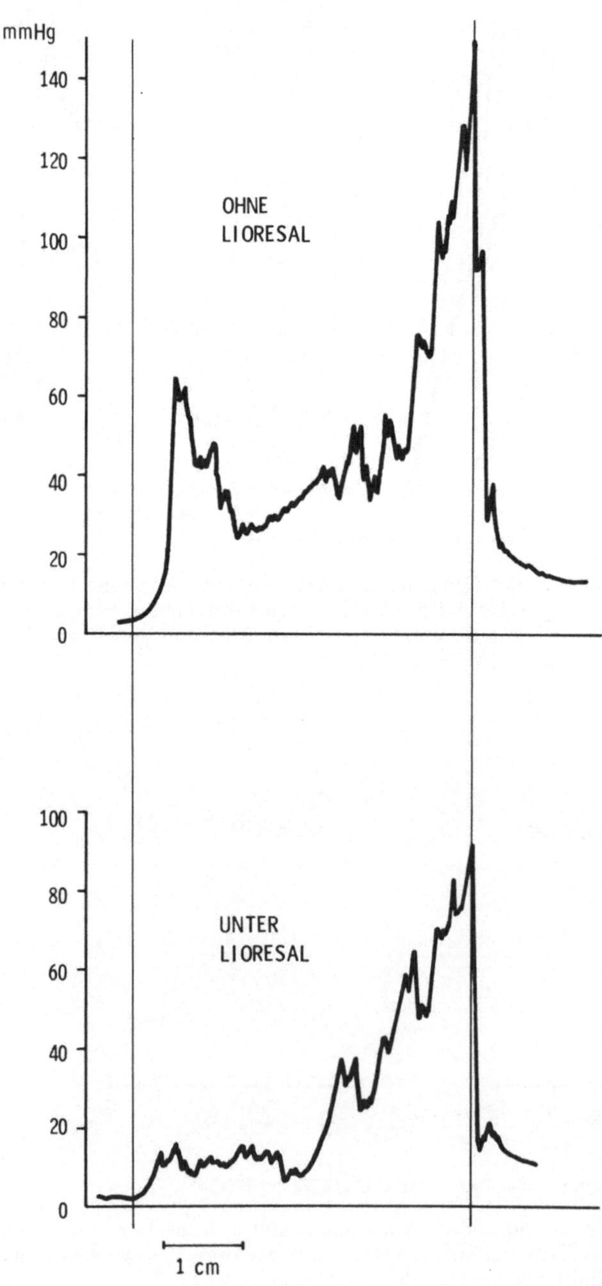

Abb. 18. Urethradruckprofil : Einfluß von Lioresal auf die hintere Harnröhre: Mit der Aktivitätsverminderung der quergestreiften Muskulatur nimmt auch diejenige der glatten Muskulatur ab

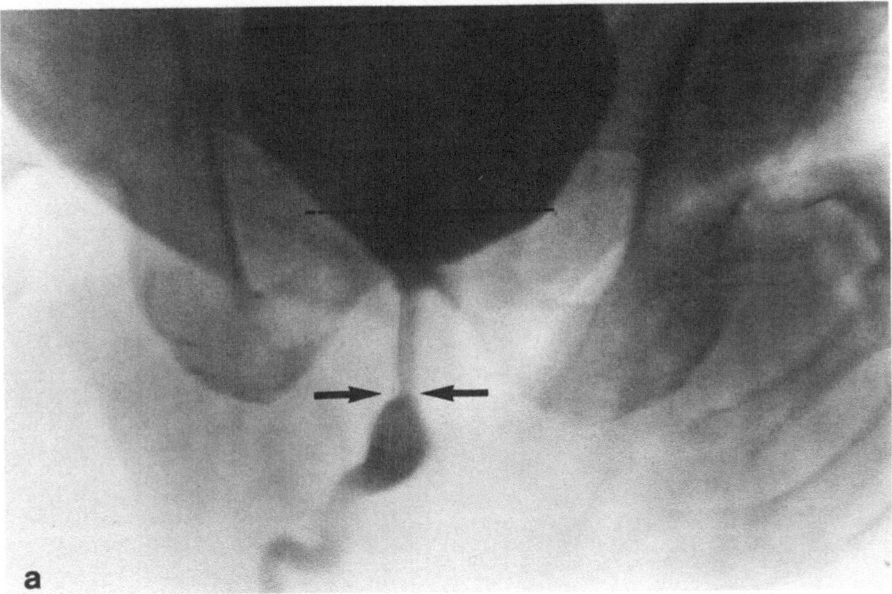

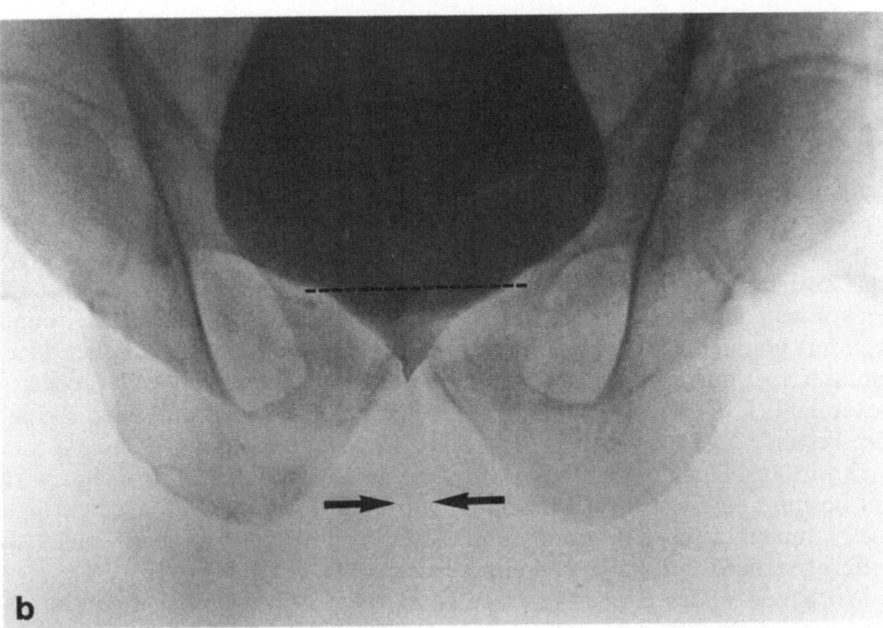

Abb. 19a–b. Miktionszystourethrographien nach radikaler Prostatektomie (der Beckenboden ist mit *Pfeilen* markiert). **a** Die Miktion erfolgt durch eine nicht obstruierte Harnröhre. **b** Bei Aufforderung, die Miktion zu unterbrechen, wird der Urin durch das glattmuskelige Sphinktersystem in die Blase zurückgemolken.

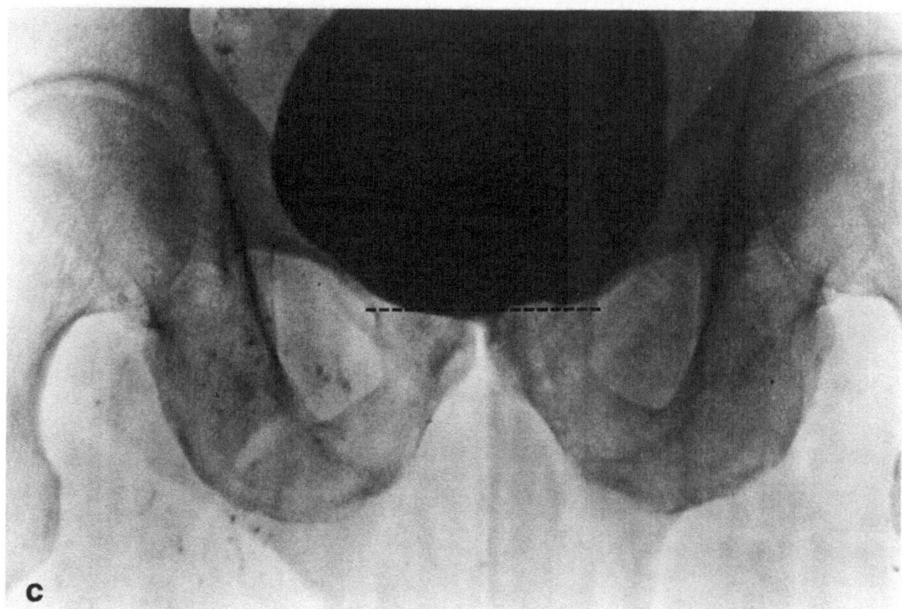

Abb. 19c. Am Schluß der Miktion wird der Urin mit dem neugeschaffenen Blasenhals gehalten und Kontinenz ist garantiert

Zur postoperativen erektilen Potenz

Zeitgleich, aber unabhängig von Walsh und Donker haben wir zusammen mit unseren Anatomen die entsprechenden Nerven unter dem Mikroskop verfolgt (ich bin dafür Herrn Prof. Dr. med. St. Kubik, Anatomisches Institut, Universität Zürich, zu besonderem Dank verpflichtet). Wir haben dabei demonstrieren können, daß der N. pudendus unterhalb des Beckenbodens durchzieht und separiert von den aus den Nn. erigenti stammenden parasympathischen Nervenfasern verläuft (Abb. 20). Oft wird ja bekanntlich der Bulbocavernosusreflex anläßlich der Erektionsdiagnostik beigezogen. Die anatomischen Präparate zeigen hingegen deutlich, daß diese Reflexaufzeichnung anläßlich von Erektionsausfällen nach radikaler Prostatektomie sinnlos ist. Der Reflex wird mit Bestimmtheit normal ausfallen, da wir damit lediglich die Unversehrtheit des N. pudendus prüfen können und dieser Nerv vom Operationsgebiet weit entfernt verläuft und nicht tangiert werden sollte.

Wir haben jedoch einige Patienten beobachtet, welche trotz gesicherter intraoperativer Nervenschonung impotent wurden.

Daraufhin erinnerten wir uns an unsere Präparationen der entsprechenden Gefäße (Abb. 21). Wir erkannten, wie die von der A. pudenda interna stammende gemeinsame Penisarterie sehr nahe am Apex der Prostata durchzieht

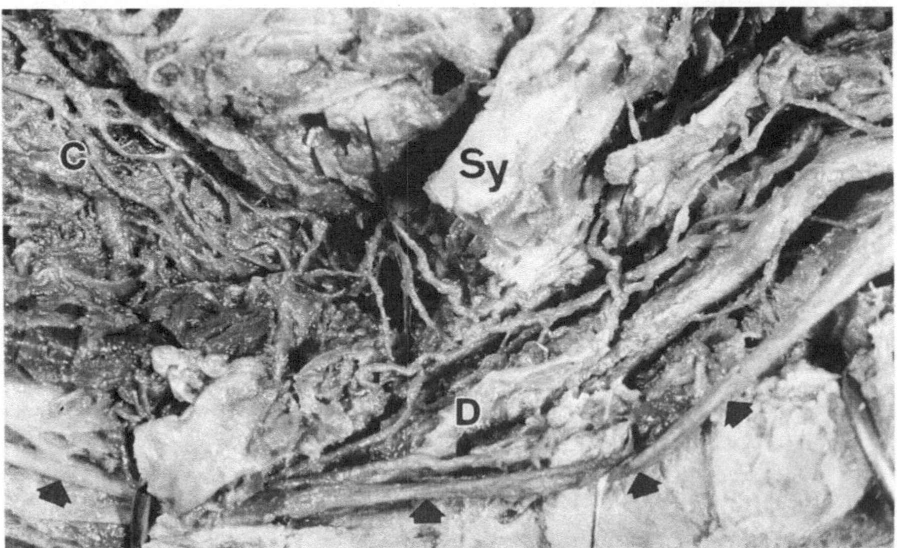

Abb. 20. Man erkennt, wie die Nerven vom Plexus hypogastricus inferior unterhalb der Symphyse durchziehen und sich über das Corpus cavernosum geflechtartig verteilen. Zudem wird ersichtlich, daß der N. pudendus (*Pfeile*) unterhalb des Diaphragma urogenitale verläuft. *C* Corpus cavernosum, *Sy* Symphyse, *D* Diaphragma urogenitale.

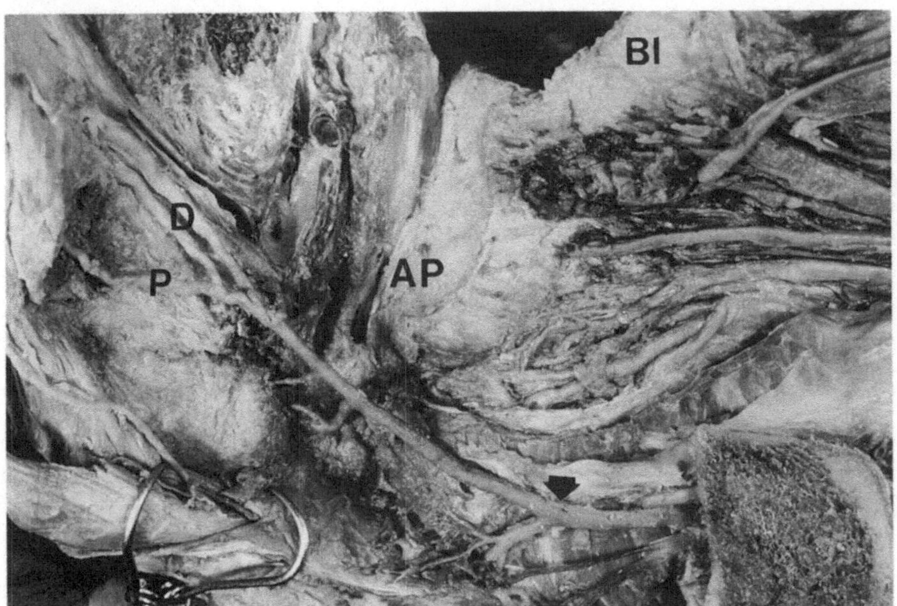

Abb. 21. Man erkennt, wie die gemeinsame Penisarterie (*Pfeil*), welche sich in die oberflächliche und in die tiefe Penisarterie aufteilt, sehr nahe am Apex der Prostata durchzieht und deshalb anläßlich einer radikalen Prostatektomie sehr gefährdet ist. *D* A. dorsalis penis, *P* A. profunda penis, *Bl* Blase, *AP* Apex der Prostata.

und deshalb anläßlich einer radikalen Prostatektomie gefährdet sein kann, sei es durch direkte Verletzung, sei es durch blindes Umstechen bei Blutungen aus dem Beckenboden. In Erwägung muß bei diesem doch älteren Patientengut ebenfalls ein perioperativ entstandener embolischer Verschluß gezogen werden.

Nach unseren Erfahrungen handelt es sich bei Erektionsausfällen nach radikaler Prostatektomie in ca. ⅓ der Patienten um selektive Arterienläsionen. Man kann diese Situation durch selektive Penisangiographien nachprüfen (Abb. 22, 23). Diese Patienten erreichen deshalb mit intrakavernöser Injektion vasoaktiver Substanzen in der Regel keine funktionstauglichen Erektionen. Diesen Patienten kann aber mittels Revaskularisationsoperation geholfen werden.

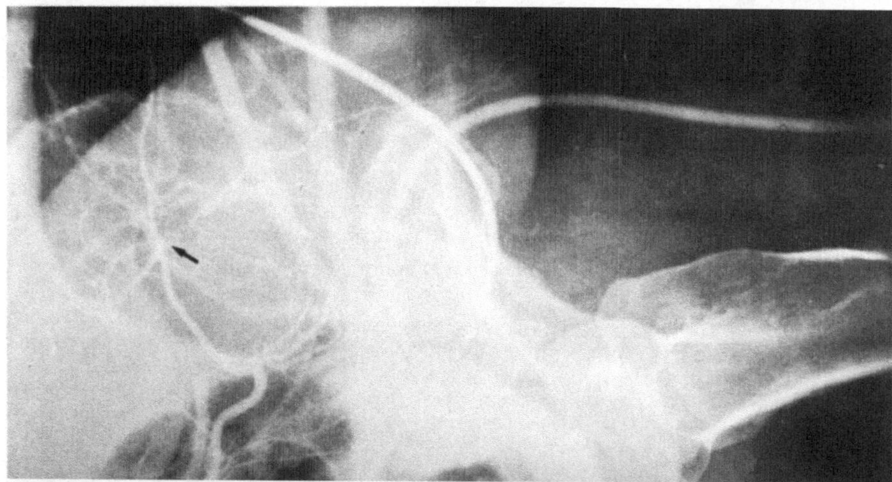

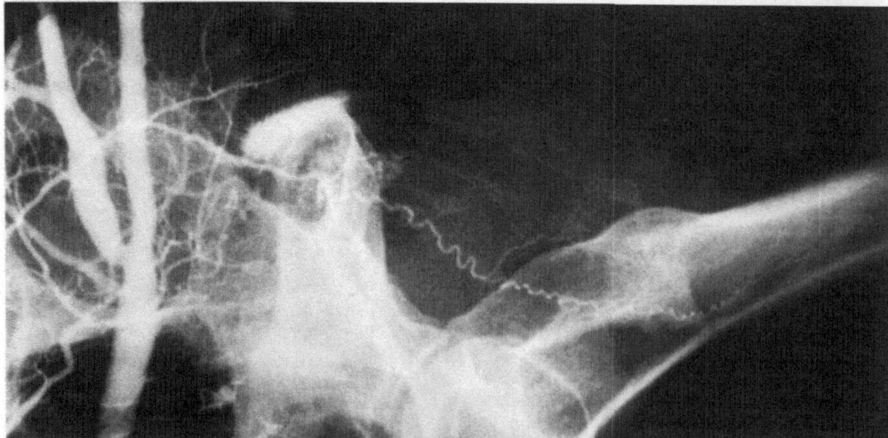

Abb. 22. Selektive Penisangiographien: *Oben:* Normale Vaskularisation vor radikaler Prostatektomie mit normalen Erektionen. *Unten:* Erektile Impotenz nach radikaler Prostatektomie desselben Patienten: Ausfall der peripheren Penisarterien bei Abbruch der A. pudenda interna (*Pfeil*)

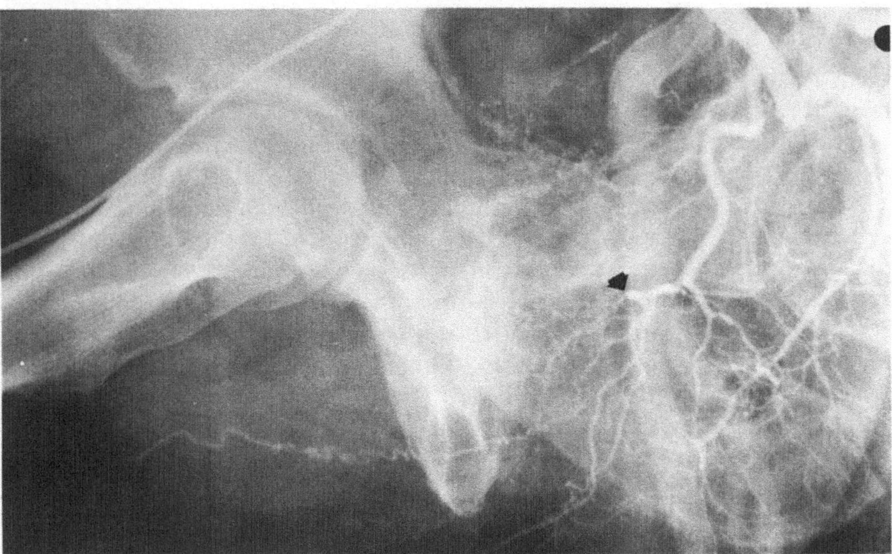

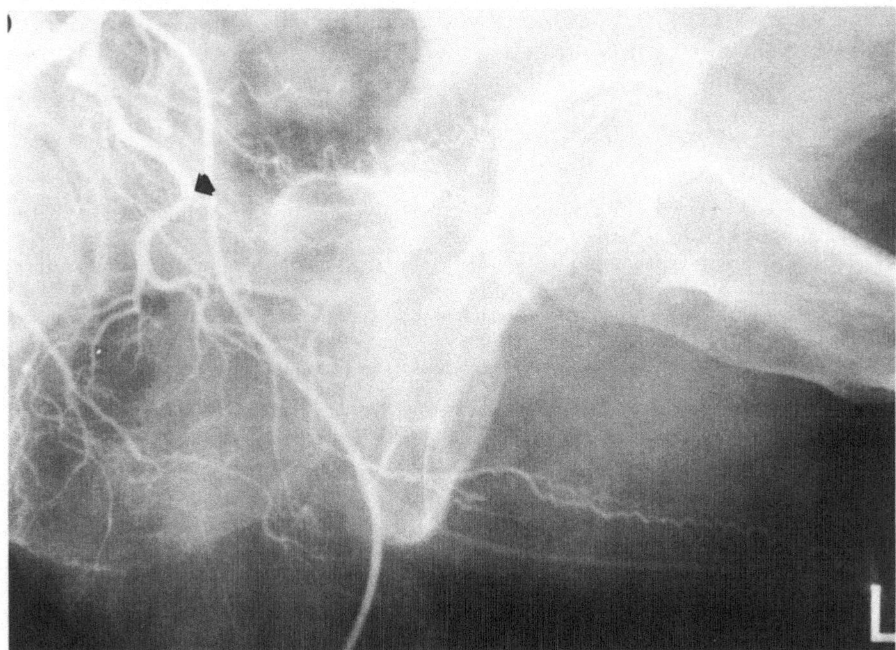

Abb. 23. Selektive Penisangiographien bei Erektionsausfall nach radikaler Prostatektomie: *Oben linke Seite:* Ausfall der peripheren Penisarterien bei Abbruch der A. pudenda interna (*Pfeil*). *Unten rechte Seite:* Zwar werden die peripheren Penisarterien dargestellt. Diese werden jedoch bei Abbruch der A. pudenda interna (*Pfeil*) über eine funktionell untaugliche Anastomose aus der A. obturatoria versorgt

Abschließende Bemerkungen

Wir möchten unsere Ausführungen schließen mit der bekannten hippokratischen Regel: „Nützen, oder doch nicht schaden."

Wenn wir überzeugt sind, daß die radikale Prostatektomie die beste Therapieform des Prostatakarzinoms in einem bestimmten und definierten Stadium sei, dann sind wir verpflichtet, daß dem nun Geheilten auch ein adäquater Lebenskomfort mitgegeben wird. Die postoperative Inkontinenz muß unter allen Umständen vermieden werden, sonst ist die Indikation zur Operation unserer Ansicht nach falsch gestellt worden. Und die Inkontinenz läßt sich bei Berücksichtigung der entsprechenden anatomischen und physiologischen Vorbedingungen auch vermeiden. Ganz anders sieht es bei der Erhaltung der postoperativen Erektionsfähigkeit aus. Natürlich sollte sie ebenfalls angestrebt werden. Wir möchten aber behaupten, daß wir heute noch nicht wissen, was wir tun. Wir bewegen uns mit der nervenschonenden radikalen Prostatektomie auf einer Gratwanderung zwischen Erektionserhaltung und nicht radikaler Operation und damit Nichteinhalten unseres Versprechens einer Heilung. Über den Erfolg dieser Gratwanderung können wir ehrlicherweise frühestens in 10–15 Jahren berichten. Natürlich haben auch wir seit unseren anatomischen Studien möglichst nervenschonend operiert. Wir meinen jedoch, daß über dieses operative Konzept zu viel und zu optimistisch mit zu wenig harten Unterlagen publiziert worden ist. Ein bißchen mehr hippokratische Bescheidenheit würde uns allen gut anstehen.

Literatur

1. Gosling JA et al (1988) Funktionelle Anatomie der Nieren und ableitenden Harnwege. Thieme, Stuttgart New York
2. Graber P, Laurent G, Tanagho E (1974) Effect of abdominal pressure rise on the urethral profile. Invest Urol 12:57
3. Hutch JA (1967) A new theory of the anatomy of the internal urinary sphincter and the physiology of micturition. J Urol 97:705
4. Oelrich TM (1980) The urethral sphincter muscle in the male. Am J Anat 158:229

Radikale Zystoprostatektomie – Anatomischer Zugangsweg

K. Colleselli [1], J. Eberle [1], S. Poisel [2], B. Moriggl [2], G. Janetschek [1] und G. Bartsch [1]

Abstract

Eine neue Möglichkeit zur Umsetzung eines chirurgisch-standardisierten Zugangsweges von urologischen Operationen wird anhand von spezifischen topografischen anatomischen Tafeln aufgezeigt. Dabei erfolgt die Operation, hier am Beispiel der radikalen Zystoprostatektomie mit en-bloc-Lymphknotendissektion beim Mann, systematisch vom Hautschnitt bis zur Entnahme des Präparates an der Leiche. Alle entscheidenden chirurgischen Schritte werden anschließend an die Präparation aquarelliert.

Damit können Operationsschemata durch die exakte Dokumentation des anatomischen Zugangsweges ersetzt werden. Das intraoperative Situationsbild wird graphisch dargestellt und durch entsprechende Tricks ergänzt.

Material und Methode

Insgesamt wurden zur Präparation und Darstellung des Zugangsweges zur radikalen Zystoprostatektomie und en-bloc-Lymphknotendissektion 5 Leichen in üblicher Karbol-Formalin-Fixierung verwendet [1].

Dabei wurde der Eingriff an einer Leiche operiert, die restlichen 4 dienten der Darstellung von speziellen Operationssituationen und topografisch anatomischen Verhältnissen. So erfolgte die Präparation der Gefäßversorgung der Harnblase an 2 Leichen. Ein weiteres Präparat wurde ausschließlich zur Durchführung der Lymphadenektomie verwendet. Die 4. Leiche diente zur Darstellung der für die Zystektomie entscheidenden Bindegewebsräume wie zum Beispiel des avaskulären Toldt-Planums und des Denonvillier-Raumes. Alle essentiellen Operationsschritte wurden dem anatomischen Präparat entsprechend in Aquarellen dokumentiert.

[1] Urologische Universitätsklinik Innsbruck, Anichstr. 35, A-6020 Innsbruck.
[2] Institut für Anatomie der Universität Innsbruck, Müllerstr. 59, A-6020 Innsbruck.

Anatomischer Zugangsweg

Der Patient befindet sich in typischer Überstreckung des kleinen Beckens.

Die mediane Inzision wird beginnend an der Symphyse links am Bauchnabel vorbei geführt.

Nun folgen die Präparation der subkutanen Faszie und die Eröffnung der Rektusscheide. Die beiden Musculi recti werden unter Schonung der Gefäßversorgung nach lateral retrahiert. Nach Inzision des hinteren Blattes der Rektusscheide und des Peritoneums wird der Urachus nabelnahe isoliert, ligiert und in der Folge durchtrennt. Nach Lösung eventuell vorhandener Verwachsungen folgt die Exploration des Peritonealraumes mittels Thoraxspreizer. Zur Eröffnung des avaskulären Toldt-Raumes wird die Inzision beginnend an der Plica duodenojejunalis inferior (Treitz-Band) über die Ilia-

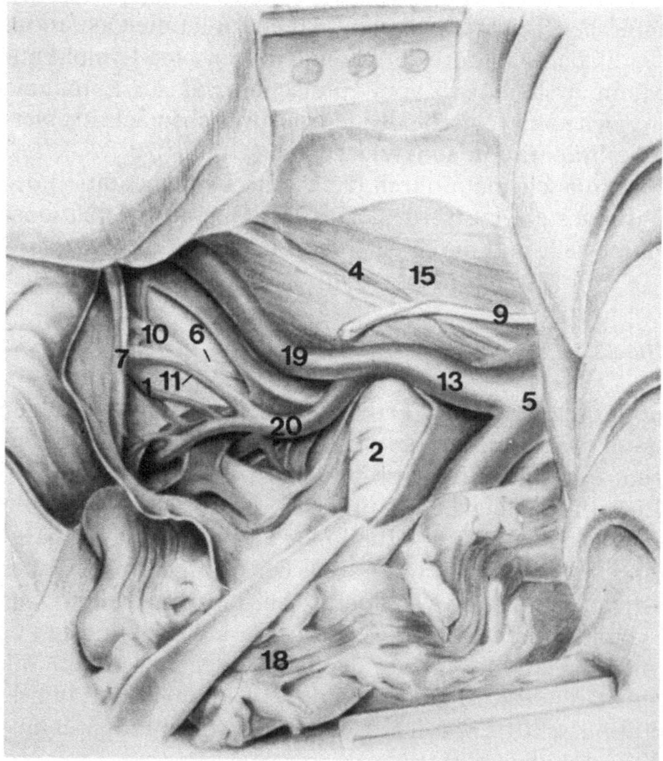

Abb. 1. Anatomischer Situs nach Lymphadenektomie. *1* A. obturatoria, *2* Promontorium, *3* Peritoneum, *4* Vasa testicularia, *5* Aorta abdominalis, *6* N. obturatorius, *7* Ductus deferens, *8* Vesicula seminalis, *9* Ureter, *10* Plica umbilicalis lat., *11* A. vesicalis superior, *12* A. vesicalis inferior, *13* Vasa iliacae communes, *14* Plexus pelvicus, *15* M. psoas major, *16* Plexus venosus prostaticus, *17* Vesica urinaria, *18* Colon sigmoideum, *19* Vasa iliaca externa, *20* A. iliaca interna, *21* Rektum, *22* Plexus hypogastricus sup. *23* Endopelvine Faszie, *24* Prostata, *25* Lig. puboprostaticum, *26* membranöse Harnröhre, *27* Denonvillier, *28* Paraproktium

kalgefäße mit nachfolgender Umschneidung des Kolonrahmens von medial nach lateral durchgeführt [2].

Somit kann der gesamte Dünndarm zusammen mit dem aszendierenden Kolon unter Anwendung des Balfour-Spreizers nach kranial gebracht werden. Zur Mobilisation des linken Ureter wird das Mesosigma bis zum unteren Pol der linken Niere hin inzidiert. Das Sigma wird mit einer Lasche angeschlungen. Das Colon descendens wird in situ so mobil wie möglich belassen. Nun wird der Ureter mit breitem Anteil von gefäß- und nervenführendem Bindegewebe nach Überkreuzung der Iliakalgefäße entsprechend der Harnableitung geklipst. In der Folge wird der Harnleiter weiter nach kranial mobilisiert.

Dabei muß auf die Beziehung des Ureters zum Samenstrang geachtet werden, da der Harnleiter seine Blutversorgung z. T. auch von der A. testicularis erhält [2]. Beginnend an der distalen Aorta abdominalis und V. cava inferior wird eine ausgiebige Lymphadenektomie bis über die Iliakalgefäße durchgeführt. Nach lateral gilt der Nervus genitofemoralis, kaudal der Nervus obturatorius als Grenze.

Die Lymphknotendissektion wird nur im Bereich der ventralen Äste der Iliakalgefäße durchgeführt; die dorsalen Äste bleiben zur Vermeidung von Muskelnekrosen unberührt (Abb. 1).

Nach durchgeführter Lymphadenektomie wird das Präparat an die Blasenwand gelegt und in der Folge werden die A. vesicalis superior und inferior und die Plica lateralis angeschlungen und ligiert. Anschließend an die beidseitige Lymphadenektomie erfolgt die Inzision des Peritonealblattes bis an die Umschlagstelle zum Rektum (Abb. 2). Nun kann der Dennonvillier-Raum stumpf

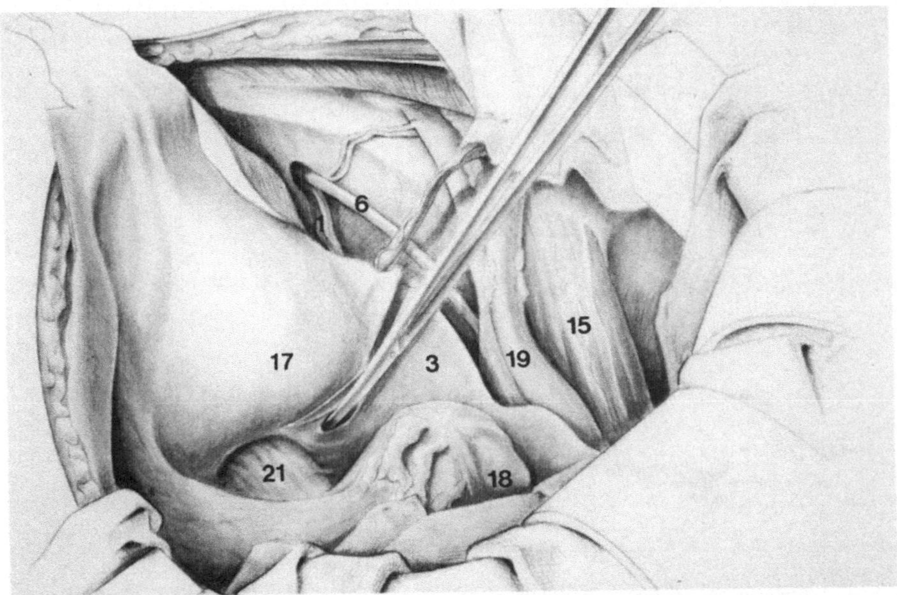

Abb. 2. Inzision des Peritonealblattes bis hin zum Rektum (Erklärung der Ziffern s. Abb. 1)

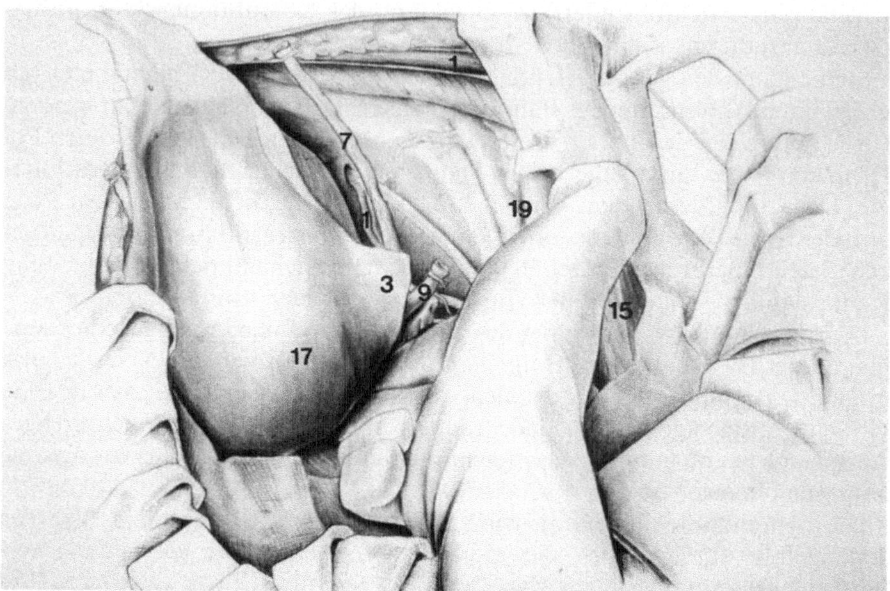

Abb. 3. Stumpfe Präparation des Denonvillier-Raumes (Erklärung der Ziffern s. Abb. 1)

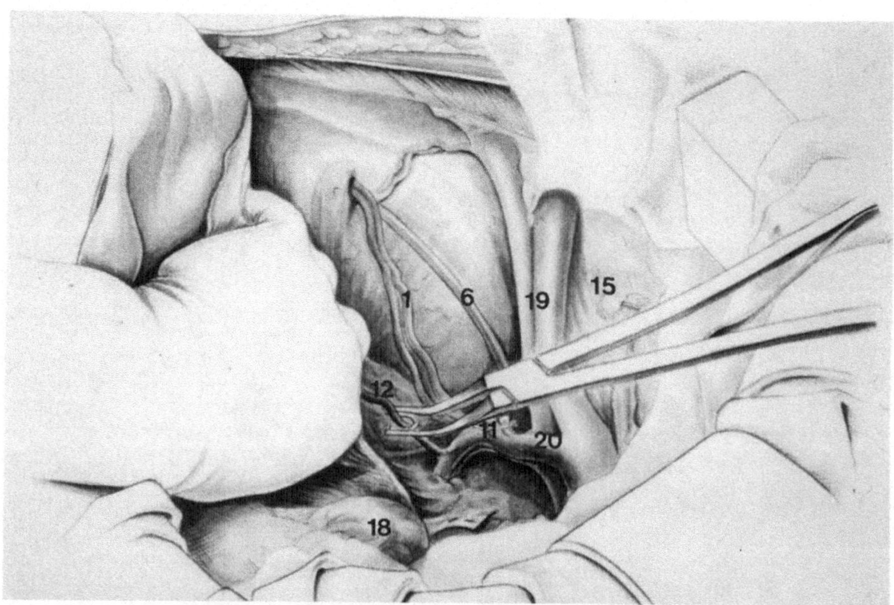

Abb. 4. Klipsung des seitlichen Pedikels mit typischer Handstellung (Erklärung der Ziffern s. Abb. 1)

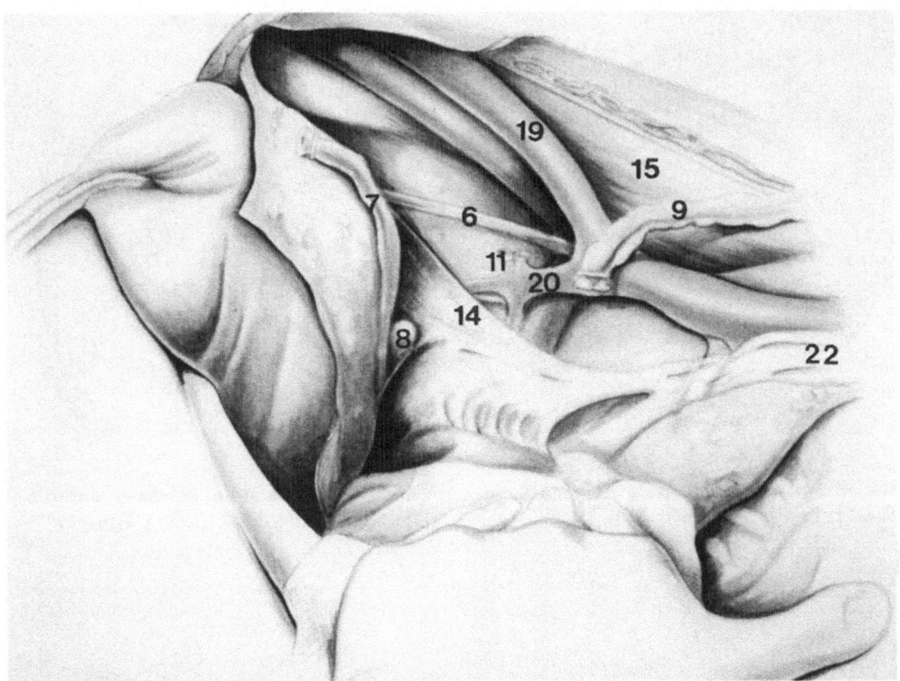

Abb. 5. Anatomische Darstellung des Plexus hypogastricus superior mit Übergang in den Plexus pelvicus (Erklärung der Ziffern s. Abb. 1)

bis hin zum Apex der Prostata eröffnet werden. In diesem Planum kann das Rektum ohne größere Schwierigkeiten von Blase, Samenblasen und Prostata durch eine Dorsalbewegung der Hand getrennt werden. In weiterer Folge werden die posterioren Pedikel entwickelt (Abb. 3).

Diese können jetzt, der Zeigefinger medial, der Mittelfinger lateral des Pedikels gelegen, ligiert werden (Abb. 4). An dieser Stelle wird auch das neurovaskuläre Bündel unterfahren. Nun werden die Äste des Plexus pelvicus ligiert und damit führt die Operation zur erektilen Impotenz [3, 4, 5].

In der Übersicht dieser Region zeigt sich der Plexus hypogastricus superior, der über die Nervi hypogastrici Anschluß an den Plexus pelvicus (Pl. hypogastricus inferior) gewinnt (Abb. 5).

Nach Versorgung beider lateraler Blasenpfeiler erfolgt die Inzision der endopelvinen Faszie weit lateral bis hin zum Ligamentum puboprostaticum (Abb. 6). Beide Ligg. puboprostatica werden nun durchtrennt (Abb. 7) und in der Folge wird die Prostata mobilisiert. Der Plexus venosus prostaticus wird unterfahren und ligiert. Nach Durchtrennung des Venenplexus kommt die membranöse Harnröhre zur Darstellung (Abb. 8, 9).

In der Folge wird die Pars membranacea der Harnröhre am Apex der Prostata durchtrennt. Damit kann das gesamte Operationspräparat mit den Lymphknoten en-bloc entnommen werden.

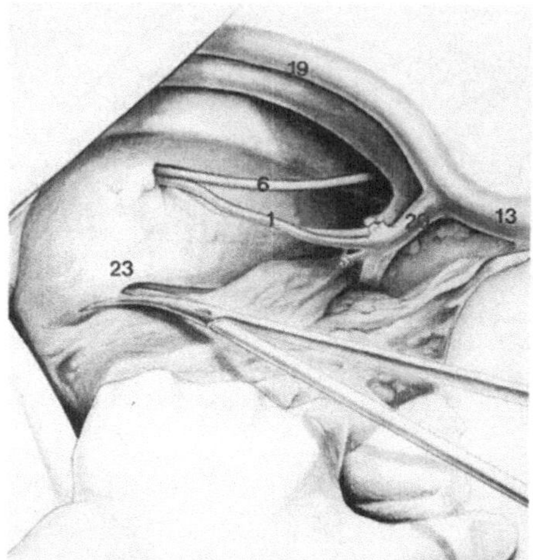

Abb. 6. Inzision der endopelvinen Faszie (Erklärung der Ziffern s. Abb. 1)

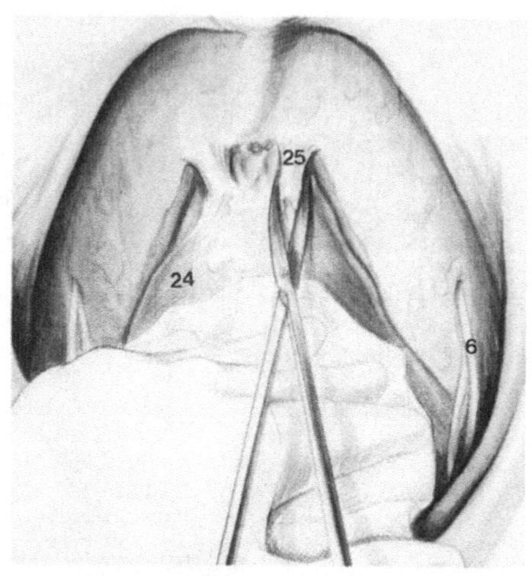

Abb. 7. Durchtrennung der Ligg. pubovesicalia (Erklärung der Ziffern s. Abb. 1)

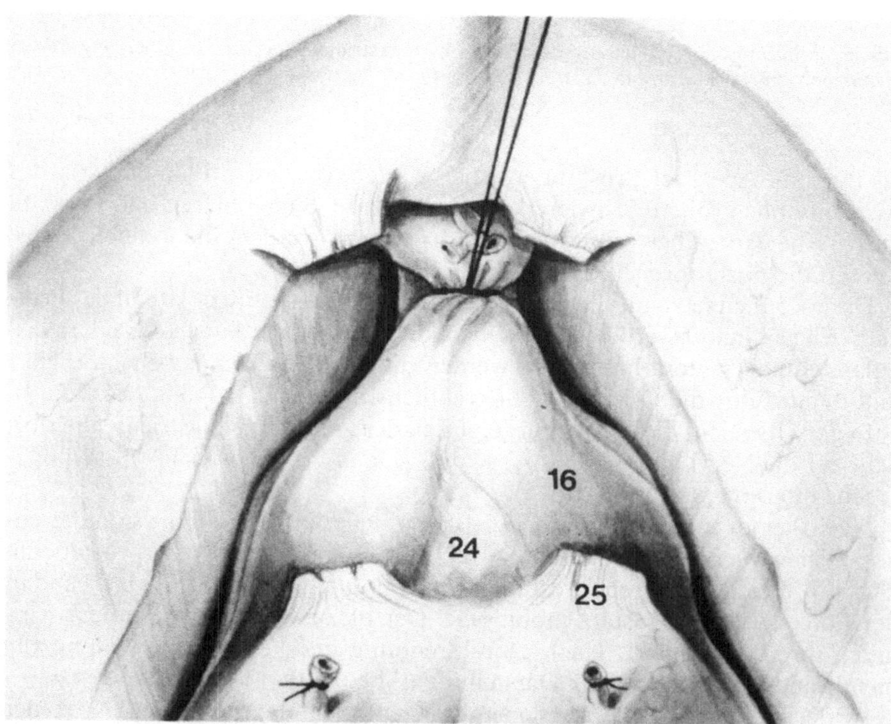

Abb. 8. Ligatur des Plexus venosus prostaticus (Erklärung der Ziffern s. Abb. 1)

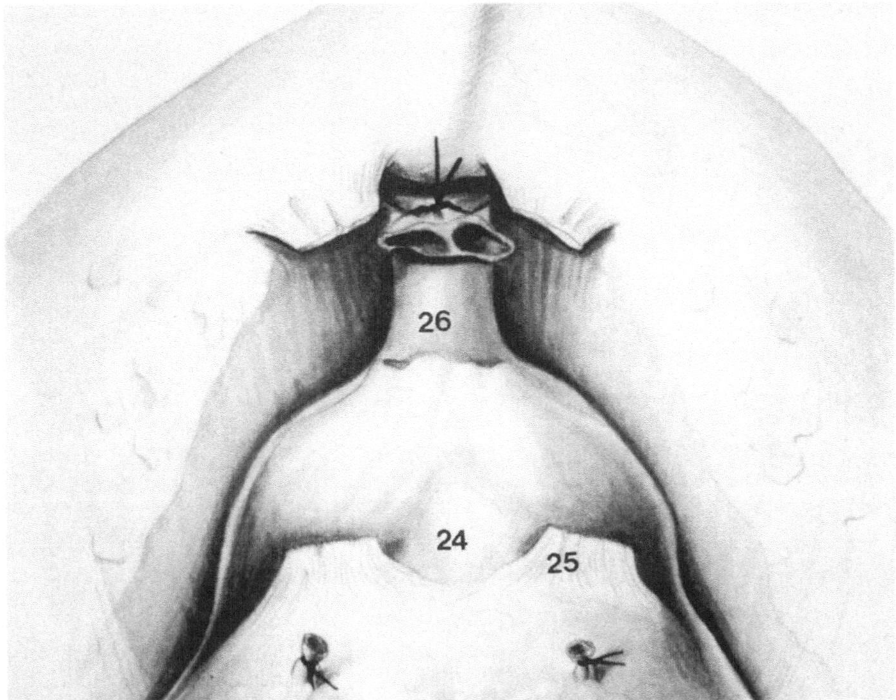

Abb. 9. Durchtrennung des Venenplexus (Erklärung der Ziffern s. Abb. 1)

Man blickt jetzt in das kleine Becken nach radikaler vorderer Exenteration. Es zeigen sich der Stumpf der membranösen Harnröhre, die beiden ligierten Blasenpfeiler mit dem neurovaskulären Bündel, die Denonvillier-Faszie und der Übergang des Sigma in das Rektum (Abb. 10, 11).

Zusammenfassung

Durch die anatomische Aufarbeitung dieses Zugangsweges zeigt sich deutlich, daß die Präparation entlang der Gefäße eine gute Entwicklung des Operationspräparates ermöglicht. Weiters ist die Beachtung der wesentlichen Bindegewebsräume – Toldt-Planum, Denonvillier-Raum – von entscheidender Bedeutung. Das Arbeiten in diese Räumen sichert einerseits vor größeren Blutverlusten und bewahrt andererseits vor Organverletzungen. Damit kann durch Anwendung der entsprechenden Anatomie auch die Zystoprostatektomie unter schwierigen Bedingungen kontrolliert ausgeführt werden.

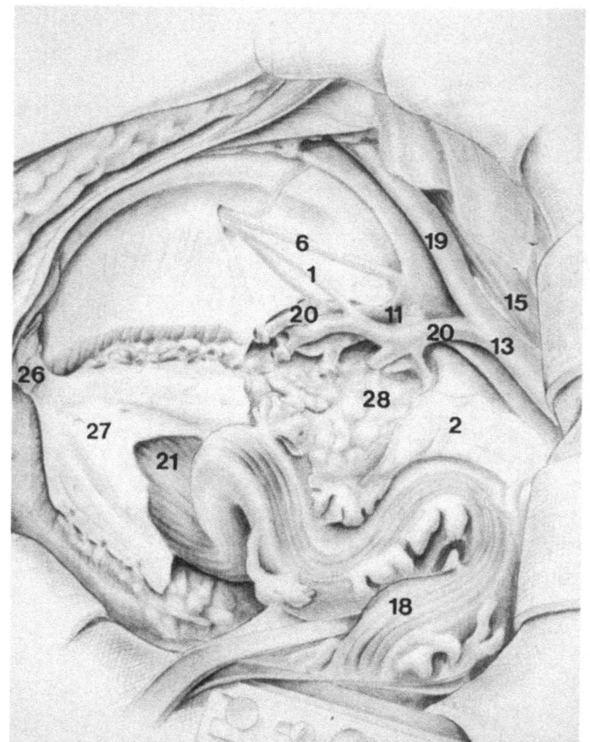

Abb. 10. Situation nach vorderer Exenteration am anatomischen Präparat (Erklärung der Ziffern s. Abb. 1)

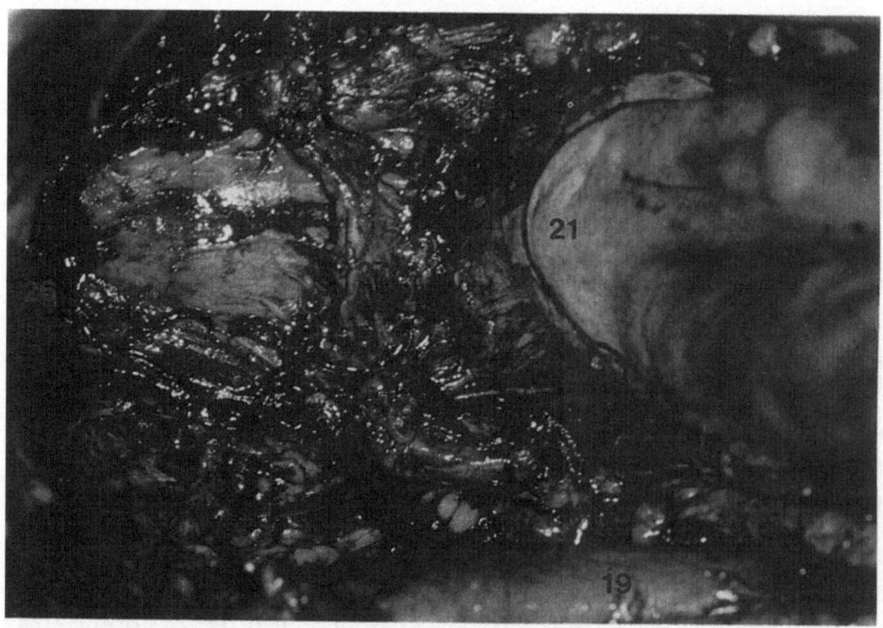

Abb. 11. Analogie im Op-Situs zu Abb. 10 (Erklärung der Ziffern s. Abb. 1)

Literatur

1. Platzer W, Putz R, Poisel S (1978) Ein neues Konservierungs- und Aufbewahrungssystem für anatomisches Material. Acta anat 102:60
2. Skinner DG, Lieskovsky G (1988) Technique of radical cystectomy; diagnosis and management of genitourinary cancer. Saunders, Philadelphia London Toronto, pp 601–621
3. Schlegel PN, Walsh PC (1987) Neuroanatomical approach to radical cystoprostatectomy with preservation of sexual function. J Urol 138:1402–1406
4. Walsh PC, Donker PJ (1982) Impotence following radical prostatectomy: Insight into etiology and prevention. J Urol 128:492–497
5. Walsh PC, Lepor H, Eggleston JC (1983) Radical prostatectomy with preservation of sexual function: anatomical and pathological considerations. Prostate 4:473–485

Fehler in der präoperativen Bestimmung des lokalen Tumorstadiums bei der radikalen Prostatektomie

J. Breul, S. Konrad, W. Kropp und R. Hartung

Die radikale Prostatektomie bietet in den Tumorstadien pT_{1-2}, N_0, M_0 eine hohe Heilungschance [2, 5]. Im Tumorstadium pT_3, N_0, M_0 hängt die Prognose in entscheidendem Maße von der Kapselpenetration des Tumors ab. Uns interessierte, ob durch klinische Untersuchung und bildgebende Verfahren präoperativ eine Aussage über das tatsächliche pT-Stadium möglich ist.

Von Oktober 1986 bis Dezember 1990 wurden 106 radikale Prostatektomien durchgeführt. Die Patienten waren zum Operationszeitpunkt zwischen 49 und 75 Jahre alt. Die Verteilung der pT-Stadien ist der Abb. 1 zu entnehmen.

Als präoperative Untersuchungen erfolgten: die klinisch-urologische Untersuchung (digitale rektale Untersuchung – DRE), Sonographie (transrektaler Ultraschall – TRUS), Knochenszintigramm, Röntgenaufnahme der Thoraxorgane, Computertomogramm und Laboruntersuchungen (PSA – Hybritech Assay).

Die Abb. 2 zeigt die Verteilung der T-Stadien, die mit den verschiedenen Untersuchungsmethoden bestimmt wurde. Die Abb. 3 zeigt die Verteilung der präoperativen PSA Werte.

Bei den 12 mit der rektalen Palpation als T_0-Tumore eingestuften Karzinome handelt es sich um die inzidenten Prostatakarzinome des Stadiums pT_{1a} (2 Patienten) und pT_{1b} (10 Patienten).

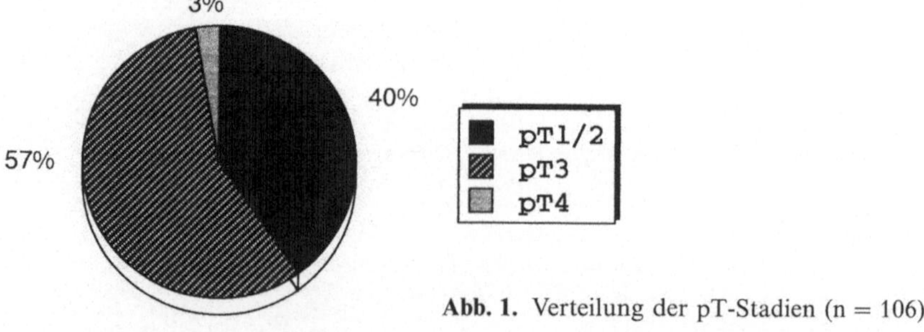

Abb. 1. Verteilung der pT-Stadien (n = 106)

Urologische Klinik und Poliklinik der Technischen Universität, Klinikum rechts der Isar, Ismaninger Str. 22, D-8000 München 80.

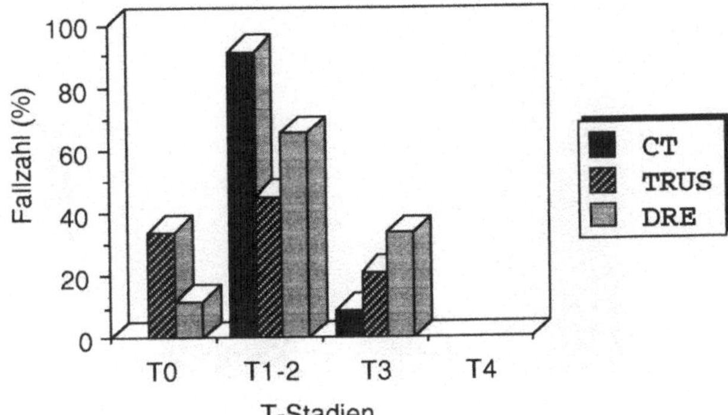

Abb. 2. Verteilung der mit verschiedenen Verfahren bestimmten präoperativen T-Stadien

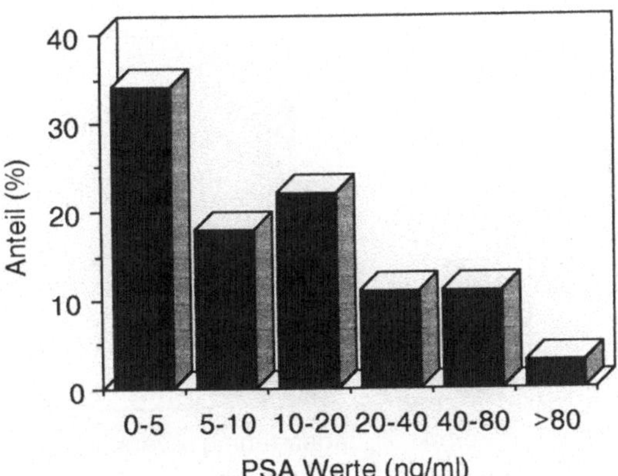

Abb. 3. Verteilung der präoperativ bestimmten PSA Werte

Im folgenden wurden die präoperativ bestimmten T-Stadien mit den tatsächlichen, am Operationspräparat festgelegten pT-Stadien, verglichen. Es wurde bei den Stadien pT_{1-2} (lokal begrenzter Tumor, keine Kapselinvasion) und pT_3 (lokal begrenzter Tumor, Kapselinvasion oder -penetration) eine „Unterschätzung" (understaging), eine „Überschätzung" (overstaging) und eine korrekte Einschätzung unterschieden. Die Ergebnisse sind den Abb. 4 und 5 zu entnehmen.

Eine zuverlässige präoperative Stadieneinteilung läßt sich aufgrund unserer Daten sowohl für die Stadien pT_{1-2} als für das Stadium pT_3 nicht treffen. Das Stadium $pT_{1/2}$ wird durch die rektale Untersuchung des Operateurs zu 80% korrekt vorhergesagt. In unseren Händen erreicht die transrektale Sonographie nicht das gute Ergebnis der DRE, obwohl Literaturangaben bessere Ergebnisse propagieren [1, 3]. In ca. 40% der Fälle ließ sich keine tumorverdächtige Struktur innerhalb der Prostata darstellen. Dies mag zum Teil auch darauf zurückzuführen sein, daß die Untersuchung von verschiedenen Untersuchern mit unterschiedlichem Ausbildungsstand durchgeführt wurde.

Das relativ gute Abschneiden der Computertomographie beruht auf der Tatsache, daß im CT der eigentliche Tumor in der Prostata nicht dargestellt

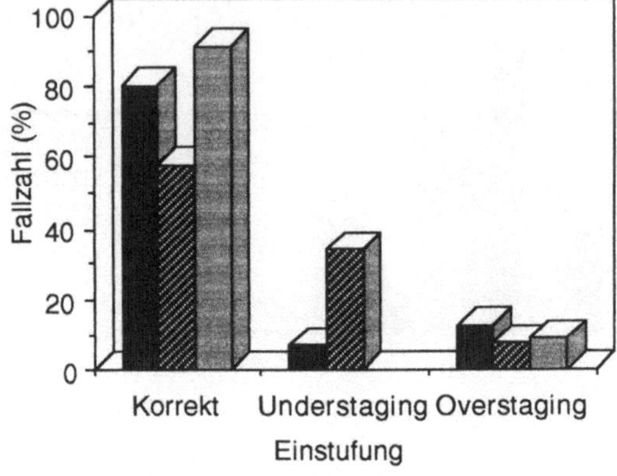

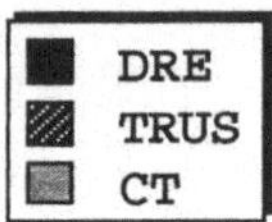

Abb. 4. Vergleich der präoperativen mit der postoperativen Einstufung des lokalen Tumorstadium (pT_{1-2})

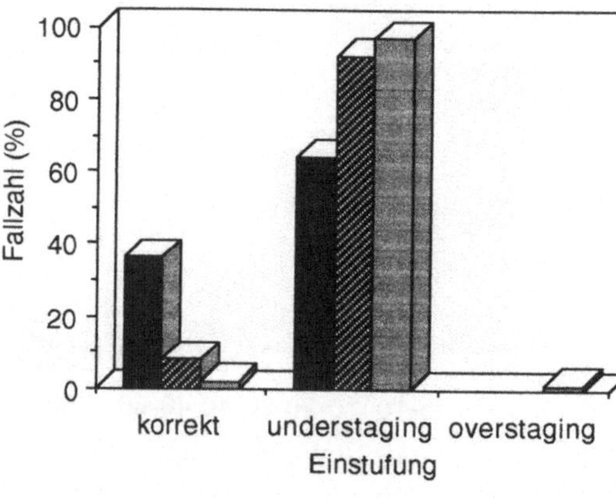

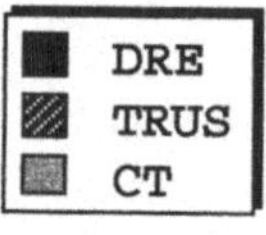

Abb. 5. Vergleich der präoperativen mit der postoperativen Einstufung des Stadiums pT_3

wird. Die Aussage „kein kapselüberschreitendes Wachstum" bedeutet in der Regel, daß keinerlei tumorverdächtige Strukturen gesehen worden sind. Eine CT Beurteilung ohne Kenntnis der Diagnose erbrachte wesentlich schlechtere Ergebnisse, so daß unseres Erachtens das CT keine Bedeutung in der Beurteilung der lokalen Tumorausdehnung hat. Die transrektale Sonographie und die DRE bringt hier zuverlässigere Resultate.

Besonders auffällig ist das Unvermögen, das Tumorstadium pT_3 präoperativ korrekt vorherzubestimmen. Das CT liefert hier in über 90%, der TRUS in knapp 90% der Fälle unzutreffende Befunde. Die rektale Palpation schneidet mit über 40% korrekter Befunde am besten ab.

Der Anteil der pT_{1-2} Tumore, die als zu „hoch" eingeschätzt werden (overstaging), hat eine Bedeutung für „neoadjuvante" Verfahren des „downstaging" des Prostatakarzinoms durch eine Androgen-Entzugstherapie. Aufgrund unserer Untersuchungen liegt die Quote des overstagings durch den tastenden Finger oder bildgebende Verfahren bei 15–20%. Dies muß berücksichtigt werden, wenn berichtet wird, daß durch hormonelle Vorbehandlung ein downstaging bei 30% der Patienten erreicht werden kann.

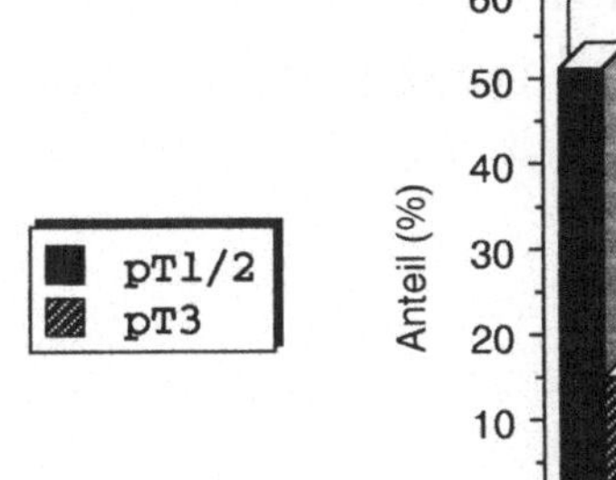

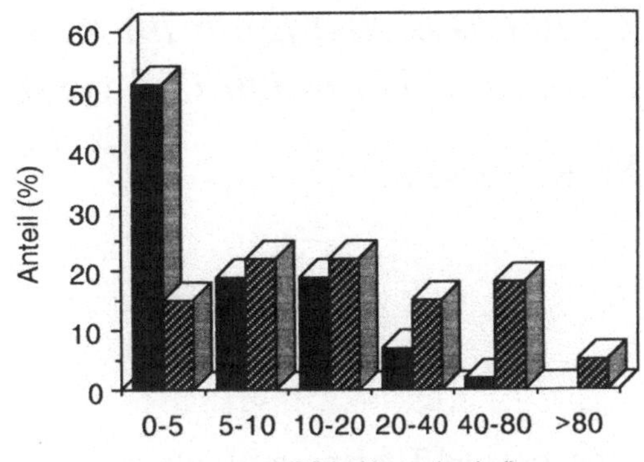

Abb. 6. Verteilung der PSA Werte in Abhängigkeit vom Tumorstadium

Die Abb. 6 zeigt, daß das PSA im Einzelfall keine Differenzierung zwischen einem pT_{1-2} oder einem pT_3-Stadium erlaubt. Eine derart differenzierte Diskriminierung ist allerdings heutzutage allein mit Tumormarkern bei keinem Karzinom möglich. Die Ursache liegt in der quantitativ unterschiedlichen Exprimierung des PSA durch verschiedene Tumorclone. Für das Gesamtkollektiv der Patienten scheint allerdings ein Unterschied in der Höhe des PSA Wertes in den einzelnen Stadien vorzuliegen. Dies wurde auch von anderen Arbeitsgruppen berichtet [4].

12 Patienten, bei denen durch transurethrale Elektroresektion der Prostata die Diagnose eines inzidenten Prostatakarzinoms gestellt wurde, wurden radikal prostatektomiert. Von diesen 12 Patienten ließ sich in einem Fall kein Tumor im Operationspräparat mehr nachweisen (Ausgangsbefund pT_{1a}, Alter 52 Jahre), in einem anderen Fall fand sich lediglich noch ein mikroskopischer Karzinomfokus (Ausgangsbefund pT_{1b}). Bei den anderen 10 Patienten fand sich im Operationspräparat 6mal ein pT_2-und 4mal ein pT_3-Tumor. Dies bedeutet, daß durch die TUR allein ein Großteil der Tumoren in der lokalen Ausdehnung unterschätzt wird. Diese Tatsache schränkt die Wertigkeit der sog. „Nachresektion" beim inzidenten Prostatakarzinom ein.

Literatur

1. Bertermann H, Loch T, Wirth B, Wand H (1991) Transrektale Sonographie der Prostata. Uro Imaging 1:1–17
2. Paulson DF, Moul JW, Walther PJ (1990) Radical prostatectomy for clinical stage T_{1-2}, N_0, M_0 prostatic adenocarcinoma: long-term results. J Urol 144:1180–1184
3. Shinohara K, Scardino PT, Carter SC, Wheeler MT (1989) Pathologic basis of the sonographic appearance of the normal and malignant prostate. Urol Clin North Amer 16: 675–680
4. Stamey TA, Kabalin JN, McNeal JE, Johnstone IM, Freiha F, Redwine EA, Yang N (1989) Prostate specific antigen in the diagnosis and treatment of adenocarcinoma of the prostate. II. Radical prostatectomy treated patients. J Urol 141:1076–1080
5. Young HH (1905) The early diagnosis and cure of carcinoma of the prostate. Being a study of 40 cases and presentation of a radical operation which was carried out in 4 cases. Bull Johns Hopkins Hosp 16:315–317

Lymphknotenstaging im kleinen Becken – kritischer Vergleich CT versus Pathologie

M. Riccabona

Prognose und Therapie eines Blasen- oder Prostatakarzinoms orientieren und entscheiden sich sehr wesentlich am Lymphknotenstatus. Deshalb ist vor Einleiten einer Lokaltherapie in kurativer Absicht die Festlegung der N-Kategorie unabdingbar. Seit einigen Jahren gilt für das Lymphknotenstaging im kleinen Becken die CT als Methode der Wahl dem Ultraschall und der Lymphographie überlegen.

Die Zuverlässigkeit und Wertigkeit dieser Methode wird von Urologen und Radiologen sehr unterschiedlich beurteilt. Das oft recht subjektive und oberflächliche Urteil reicht von sinnloser Untersuchung oder „waste of money" – wie es Soloway kürzlich bezeichnet hat – bis hin zu sehr wertvoll und verläßlich. Die Treffsicherheit reicht laut Literaturangaben von einigen Prozent bis maximal 90%.

Das Krankengut von pelvin lymphadenektomierten Prostatakarzinom- und Blasenkarzinompatienten wurde retrospektiv aufgearbeitet, um den obligat präoperativ erhobenen CT-Befund mit dem pathohistologischen Befund zu vergleichen.

Präoperative CT und pelvine Lymphadenektomie (LA)	n = 146
Pelvine LA und Zystektomie:	42 (85–90)
Pelvine LA und Prostatektomie:	24 (88–90)
Pelvine LA und perkutane Jodimplantation:	80 (84–90)

Nach CT-Kriterien positiv wurde ein Lymphknoten gewertet, wenn er als solcher vom Befunder eindeutig klassifiziert wurde oder als dringend suspekt eingestuft wurde. Als Referenzkriterium diente der histologische Befund des Lymphadenektomiepräparates, das obligat die Iliaka- und obturatorischen Lymphknoten einschloß. Die radiologische Beurteilung der Beckenlymphknoten ist schwierig, da diese von Natur aus größer sind als die retroperitonealen oder retrocruralen Knoten. Als Grenzwert für pelvine Lymphknoten gelten 18–20 mm.

Der computertomographische Nachweis von Lymphknotenmetastasen beschränkt sich ausschließlich auf die Erfassung vergrößerter Lymphknoten

Urologische Abteilung, Barmherzige Schwestern, Seilerstätte 4, A-4020 Linz.

oder eine auffällige Häufung normal großer Lymphknoten. Eine Differenzierung zwischen metastatisch befallener und unspezifisch vergrößerter Lymphknoten ist nicht möglich.

Ergebnisse

115 von insgesamt 146 Patienten hatten histologisch negative Lymphknoten, 31 Patienten hatten positive Lymphknoten bei einer 7% falsch-negativen Schnellschnittrate. 100 Patienten waren übereinstimmend in der präoperativen CT und in der Histologie negativ, nur 6 Patienten waren in der CT und Histologie übereinstimmend positiv. Bei 25 Patienten wurden die Metastasen in der CT nicht erkannt, bei 15 Patienten war die CT falsch positiv.

Vergleich N versus pN

Patient	CT	Histologie
100	N_0	pN_0
6	N_+	pN_+
25	N_0	pN_+
15	N_+	pN_0
73% CT richtig		27% CT falsch

Wenn wir die Ergebnisse etwas differenzierter betrachten und uns fragen, was leistet die CT bei negativer Histologie, so finden wir relativ verläßliche Befunde: bei 100 von 115 Patienten war die präoperative, klinische Diagnose richtig und nur bei 15 Patienten falsch. 12 dieser Patienten wurden unmittelbar vor der CT-Untersuchung biopsiert oder reseziert. Diese Eingriffe führen zu unspezifischen Lymphknotenvergrößerungen, die in der CT auffallen, jedoch von einem Tumorbefall nicht differenziert werden können.

CT bei pN_0

N_0/pN_0 : 100/115 = 87% CT richtig
N_+/pN_0 : 15/115 = 13% CT falsch

Overstagingrate: 13%

Enttäuschend und schlecht waren die Ergebnisse bei positiver Histologie. Der Lymphknotenbefall wurde präoperativ nur bei 6 von 31 Patienten richtig erkannt, während bei 25 von 31 Patienten die CT-Diagnose falsch-negativ war. Das ist letztlich das wesentliche Kriterium. Wir setzten die CT ein, um die Patienten herauszufiltern, die für eine rein lokale Tumortherapie nicht mehr in Frage kommen, und bei der Beantwortung dieser Frage läßt uns die CT im Stich.

CT bei pN_+

N_+/pN_+ : 6/31 = 20% CT richtig
N_0/pN_+ : 25/31 = 80% CT falsch

Understagingrate: 80%

Es ist kein signifikanter Unterschied im pelvinen Lymphknotenstaging zwischen Prostata- und Blasentumoren. Auch die Bestimmung von PSA ergab keinen verläßlichen Hinweis auf einen Lymphknotenbefall. Der durchschnittliche PSA-Wert war in der Lymphknoten-positiven und Lymphknoten-negativen Gruppe gleich.

Zusammenfassend ergab das präoperative Lymphknotenstaging im kleinen Becken mittels CT an Patienten mit Prostata- oder Blasenkarzinomen in den Händen der Radiologen, die sich in der Tat sehr um einen guten und richtigen Befund bemühten, eine Spezifität von 87%, eine Sensitivität von 19% und eine Treffsicherheit von 73%. Die Wahrscheinlichkeit, daß bei einem positiven CT-Befund letztlich auch die Histologie positiv ist, beträgt nur 33%. Die Wahrscheinlichkeit, daß bei einer negativen CT auch die Lymphknotenhistologie negativ ist, beträgt 74%. Mehr Information ist mit der CT in dieser Indikationsstellung nicht möglich. Daher ist die Computertomographie im pelvinen Lymphknotenstaging eine überflüssige Untersuchung, die eingespart werden kann.

Pelvines Lymphknotenstaging mittels CT

Spezifität:	87%
Sensitivität:	19%
Treffsicherheit:	73%
Positiver prädiktiver Wert:	33%
Negativer prädiktiver Wert:	74%

Ergebnisse der kompletten und der modifizierten iliakalen und Obturatorius-Lymphknotendissektion bei Patienten mit einem Prostatakarzinom

A. MANSECK, M. WIRTH und H. FROHMÜLLER

Die pelvine Lymphadenektomie ist zum Ausschluß von regionären Lymphknotenmetastasen des Prostatakarzinoms das Verfahren der Wahl, da sich sämtliche bildgebenden Verfahren als nicht spezifisch und nicht sensitiv genug erwiesen haben [3, 9, 12, 13]. Diese Operation ist bei allen Patienten angezeigt, bei denen eine kurative Behandlung in Form einer radikalen Prostatektomie vorgesehen ist [1, 2, 6, 10, 11, 14] oder eine Strahlenbehandlung mit kurativer Zielsetzung angestrebt wird, da bei Lymphknotenbefall durch die lokale Behandlung allein eine Heilung der Patienten nicht möglich ist.

Krankengut

An der Urologischen Klinik der Universität Würzburg wurde von Januar 1973 bis Dezember 1989 bei 440 Patienten eine pelvine Lymphadenektomie durchgeführt. In 322 Fällen erfolgte die komplette Lymphadenektomie und bei 118 Patienten wurde seit dem Jahre 1987 die Lymphadenektomie modifiziert nach der von Paulson [8] beschriebenen Technik. Bei der kompletten pelvinen Lymphadenektomie wurden sämtliche Lymphknoten im Bereich der Arteria iliaca externa und Arteria iliaca interna sowie die Lymphknoten in der Fossa obturatoria entfernt. Als Zugangsweg für diese Operation wurde eine Unterbauchmedianinzision gewählt. Bei der modifizierten Form wurde ebenfalls eine Unterbauchmedianinzision vorgenommen. Es wurden jedoch nur die Lymphknoten entfernt, die medial und kaudal der Vena iliaca externa und in der Fossa obturatoria vorhanden sind. Nur dann, wenn suspekt tastbare Lymphknoten im Bereich der Arteria iliaca externa vorlagen, wurden diese gleichfalls exstirpiert. Bei allen 440 Patienten war das Prostatakarzinom durch eine Stanzbiopsie gesichert. In allen Fällen waren durch ein Skelettszintigramm Knochenmetastasen ausgeschlossen. Das Durchschnittsalter der Patienten betrug 61,7 Jahre. Der jüngste Patient war 39 Jahre und der älteste 78 Jahre alt.

Urologische Klinik und Poliklinik der Universität Würzburg, Josef-Schneider-Str. 2, D-8700 Würzburg.

Ergebnisse

Durch die komplette pelvine Lymphadenektomie konnten in 73 der 322 Fälle, das entspricht 23%, Lymphknotenmetastasen nachgewiesen werden. Durch die modifizierte Form der pelvinen Lymphadenektomie wurden bei 34 (29% von 118 Patienten) Lymphknotenmetastasen festgestellt. Aus diesen Ergebnissen folgt, daß durch die modifizierte Lymphadenektomie bei gleicher Indikationsstellung für diesen Eingriff, bezogen auf die lokale Tumorausdehnung, der Nachweis von Lymphknotenmetastasen in gleicher Höhe wie bei der kompletten Lymphadenektomie möglich war (Tabelle 1).

Die durchschnittliche Operationsdauer betrug bei der kompletten pelvinen Lymphadenektomie 110 min und bei der modifizierten pelvinen Lymphadenektomie 53 min.

Eine Punktion und/oder Drainage einer Lymphozele war nach kompletter Lymphadenektomie und nachfolgender retropubischer Prostatektomie in 14% erforderlich. Bei modifizierter Lymphadenektomie und nachfolgender radikaler Prostatektomie war dies nur in 2% notwendig. Wurde nur eine pelvine Lymphadenektomie ohne radikale Prostatektomie vorgenommen, so wurde in 5,2% eine behandlungsbedürftige Lymphozele nach kompletter pelviner Lymphadenektomie beobachtet und bei einem Patienten, bei dem eine modifizierte Lymphadenektomie vorgenommen worden war.

Schwerwiegende intraoperative Komplikationen kamen nach der pelvinen Lymphadenektomie nicht vor. Insbesondere kam es in keinem Fall zu einer Ureterverletzung aufgrund der pelvinen Lymphadenektomie.

Tabelle 1. Nachweis von Lymphknotenmetastasen bei kompletter und modifizierter pelviner Lymphadenektomie

		Nachweis von Lymphknoten-metastasen	
	n	n	%
Komplette pelvine Lymphadenektomie	322	73	23
Modifizierte pelvine Lymphadenektomie	118	34	29

Diskussion

Die hier dargestellten Ergebnisse zeigen, daß die modifizierte pelvine Lymphadenektomie in gleicher Weise wie die komplette pelvine Lymphadenektomie geeignet ist, Lymphknotenmetastasen des Prostatakarzinoms zu erkennen. Die postoperativen Komplikationen konnten durch diese modifizierte Form der Lymphadenektomie deutlich gesenkt werden. Dies ist in Übereinstimmung mit der Literatur [5, 7]. Die verkürzte Operationszeit der modifizierten pelvinen Lymphadenektomie stellt einen weiteren Vorteil für den Patienten dar.

Zusammenfassend kann deshalb festgestellt werden, daß der modifizierten Form der pelvinen Lymphadenektomie als Staging-Operation des Prostatakarzinoms der Vorzug im Vergleich zur kompletten pelvinen Lymphadenektomie gegeben werden sollte.

Literatur

1. Catalona WJ, Fleischmann J, Menon M (1983) Pelvic lymph node status as predictor of extracapsular extension in clinical stage B prostatic cancer. J Urol 129: 327–329
2. Dahl DS, Wilson CS, Middleton RG, Bourne HH (1974) Pelvic lymphadenectomy for staging localized prostatic cancer. J Urol 112: 245–246
3. Frohmüller H, Grups J (1985) Komplikationen der radikalen Prostatektomie. Urologe (A) 24: 142–147
4. Livne PM, Huben RP, Wolf RM, Pontes JE (1986) Early complications of combined pelvic lymphadenectomy and radical prostatectomy versus lymphadenectomy alone. Prostate 6: 313–318
5. McCullough DL, McLaughlin AP, Gittes RF (1977) Morbidity of pelvic lymphadenectomy and radical prostatectomy for prostatic cancer. J Urol 117: 206–207
6. Nicholson TC, Richie JP (1977) Pelvic lymphadenectomy for stage B1 adenocarcinoma of the prostate: justified or not? J Urol 117: 199–201
7. Paul DB, Loening SA, Narayana AS, Culp DA (1983) Morbidity from pelvic lymphadenectomy in staging carcinoma of the prostate. J Urol 129: 1141–1144
8. Paulson DF (1984) The Prostate: Identification of Pelvic Nodal Extension – Pelvic Lymphadenectomy. In: Paulson DF (ed) Genitourinary surgery. Churchill Livingstone, Edinburgh, pp 361–365
9. Ray GR, Pistenma DA, Castellino RA, Kempson RL, Meares E, Bagshaw MA (1976) Operative staging of apparently localized adenocarcinoma of the prostate: results in fifty unselected patients. Cancer 38: 73–83
10. Sadlowski RW, Donahue DJ, Richman AV, Sharpe JR, Finney RP (1983) Accuracy of frozen section diagnosis in pelvic lymph node staging biopsies for adenocarcinoma of the prostate. J Urol 129: 324–326
11. Smith JA, Seaman JP, Gleidman JB, Middleton RG (1983) Pelvic lymph node metastasis from prostatic cancer: influence of tumor grade and stage in 452 consecutive patients. J Urol 130: 290–292
12. Wilson CS, Dahl DS, Middleton RG (1977) Pelvic lymphadenectomy for the staging of apparently localized prostatic cancer. J Urol 117: 197–198
13. Wirth M, Grups JW, Heller V, Frohmüller H (1987) Die pelvine Lymphadenektomie als Stagingoperation beim Prostatakarzinom. In: Frohmüller H (Hrsg) 38. Verhandlungsbericht der Deutschen Gesellschaft für Urologie 1986, Springer, Berlin Heidelberg New York Tokyo, S 35–36
14. Zincke H, Farrow GM, Myers RP, Benson RC, Furlow WL, Utz DC (1982) Relationship between grade and stage of adenocarcinoma of the prostate and regional pelvic lymph node metastases. J Urol 128: 498–501

Die deszendierende Technik der radikalen Prostatektomie – Mainzer Erfahrungen

S. C. MÜLLER, H. RIEDMILLER, F. STEINBACH und R. HOHENFELLNER

Der älteste Bericht einer radikalen Prostatektomie beim Karzinompatienten geht zurück auf Kocher [2], der wohl den später durch Young [5] populär gemachten perinealen Zugangsweg gewählt haben dürfte. Von den späteren retropubischen Verfahren hat die zumindest im amerikanischen Schrifttum nach Campbell [1] benannte deszendierende Methode in heutiger Zeit an Bedeutung verloren, nachdem Walsh [3, 4] zur Erhaltung der für die Erektion nötigen Nerven das aszendierende Verfahren favorisierte.

Unserer Erfahrung nach ist jedoch die Erhaltung der neurovaskulären Bündel auch mit der deszendierenden Methode möglich, und für die Situation in einer Ausbildungsklinik bewährt sich die späte Präparation am Apex und dem tiefen dorsalen Venenplexus.

Operationstechnische Einzelheiten und Ergebnisse der Mainzer Klinik werden im folgenden dargestellt.

Patientengut

Von 1970 bis 1989 wurden insgesamt 161 Patienten mit Prostatakarzinom radikal operiert. Die seit 1968 zwischenzeitlich durchgeführte Bestrahlungstherapie unter kurativer Zielsetzung (n = 221) wurde wegen hoher Rezidivrate und Metastasierung aufgegeben. Aus diesem Grunde wurden von 1970 bis 1976 25 Patienten und seit 1982 136 Patienten nach der von Campbell angegebenen, deszendierenden Methode operiert.

Operationstechnik

a) Lymphadenektomie beidseits:

Diese wird grundsätzlich im Dreieck zwischen externen Iliakalgefäßen und dem Nervus obturatorius durchgeführt. Der Literatur folgend genügt es wahrscheinlich, sich auf ein Lymphknoten-Sampling unterhalb der Vena iliaca ex-

Urologische Klinik und Poliklinik im Klinikum der Johannes-Gutenberg-Universität Mainz, Langenbeckstr. 1, D-6500 Mainz.

terna und entlang der Arteria iliaca interna zu beschränken. Damit vermindert man das Risiko späterer Lymphozelen und möglicher Lymphabflußstörungen der unteren Extremitäten. Im Rahmen der Lymphadenektomie erfolgt die paraprostatische Inzision der endopelvinen Faszie beidseits.

b) Retrovesikale Mobilisation von Ductus deferens und Samenblasen:

Hält man sich exakt an den Ductus deferens als Leitschiene, so gelangt man von beiden Seiten her nach retrovesikal, ohne die peritoneale Umschlagsfalte abpräparieren zu müssen. Zur besseren Mobilität hilft es, wenn beide Chordae umbilicales laterales vorher zwischen Overholts durchtrennt und ligiert wurden. Entlang beider Ductus deferentes läßt sich mit dem Zeigefinger nach retrovesikal stumpf präparieren, und ein Eröffnen des Umschlags der Denovillier-Faszie ist nahezu in allen Fällen problemlos möglich, so daß man bis an den Apex der Prostata gelangt. Die Spitzen beider Samenblasen, lateral des Ductus deferens gelegen, sollten präpariert werden. Die dort zuführenden Arterien lassen sich gut darstellen und vor Durchtrennung koagulieren. Spätere Blutungen aus diesem Gebiet werden somit vermieden.

c) Absetzen der Blase:

Zwischen zwei queren Nahtreihen zur Blutstillung wird die ventrale Zirkumferenz des Blasenhalses durchtrennt. Nach Durchtrennen des Katheters und Einsetzen eines Lidhakens lassen sich beide Ostien darstellen, und mit entsprechendem Sicherheitsabstand kann die dorsale Zirkumferenz des Blasenhalses in der Medianlinie eröffnet werden (Abb. 1). Um die exakte Schicht zu finden,

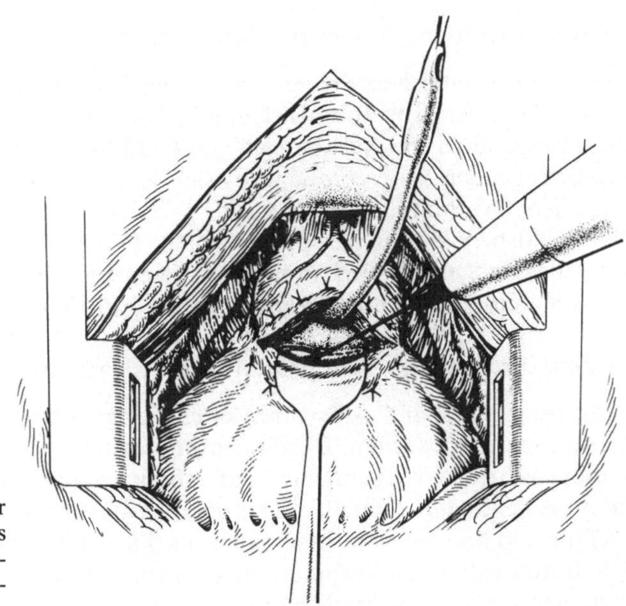

Abb. 1. Durchtrennung der dorsalen Zirkumferenz des Blasenhalses nach vorheriger Lokalisation der Ureterostien

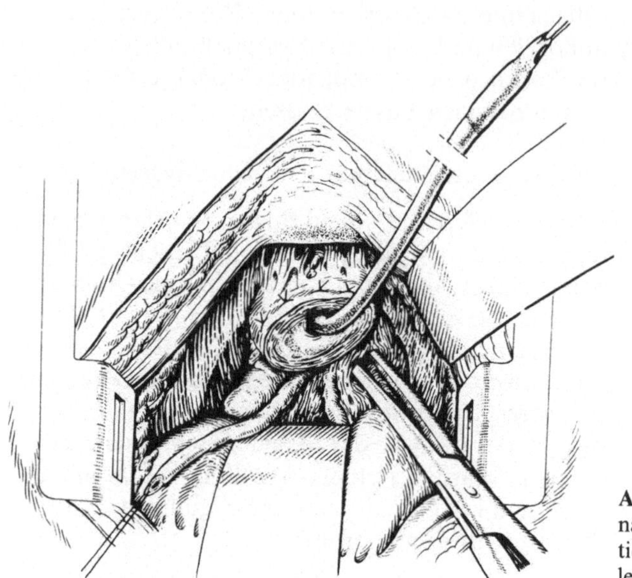

Abb. 2. Durch Zug der Blase nach kranial wird die Präparation der paraprostatischen Pfeiler erleichtert

ist es hilfreich, von dorsal her (entlang des Ductus deferens) eine Fingerkuppe an den Blasenhalsbereich zu bringen. Hat man in der Medianlinie den Retrovesikalraum erreicht, können beide Ductus deferentes nach distal durchgezogen werden. Auch die Samenblasen lassen sich nun darstellen und nach distal hervorholen. Im weiteren Verlauf kann die Blase durch einen entsprechend breiten, überzogenen Haken nach proximal zurückgehalten werden (Abb. 2).

d) Abpräparation der paraprostatischen Pfeiler:

Die paraprostatischen Pfeiler können nach distal entlang der Samenblasen und entlang der prostatischen Kapsel abpräpariert werden (Abb. 3/1). Dabei lassen sich auch im Apexbereich die Gefäßnervenbündel schonen. Auf der tumortragenden Seite empfiehlt es sich jedoch, die paraprostatischen Pfeiler zwischen Overholts zu durchtrennen und zu ligieren (Abb. 3/2). Aus dem Blasenhalsbereich der paraprostatischen Pfeiler sollte auf alle Fälle separat Gewebe zur Schnellschnittuntersuchung eingesandt werden. Lassen sich hier noch Karzinomzellen nachweisen, gilt es großzügig nachzuresezieren.

e) Durchtrennen der puboprostatischen Ligamente:

Präprostatisches und subsymphysäres Fettgewebe sollte vorsichtig mit der Pinzette entfernt werden. Durch Herunterdrücken der Prostata lassen sich die puboprostatischen Ligamente und mögliche fibromuskuläre Verbindungen zum Beckenboden darstellen. Die puboprostatischen Ligamente führen keine Gefäße und können symphysennah scharf mit der Schere durchtrennt werden. Die fibromuskulären Verbindungen zum Beckenboden sollten gegebenenfalls zwischen Gefäßclips durchtrennt werden.

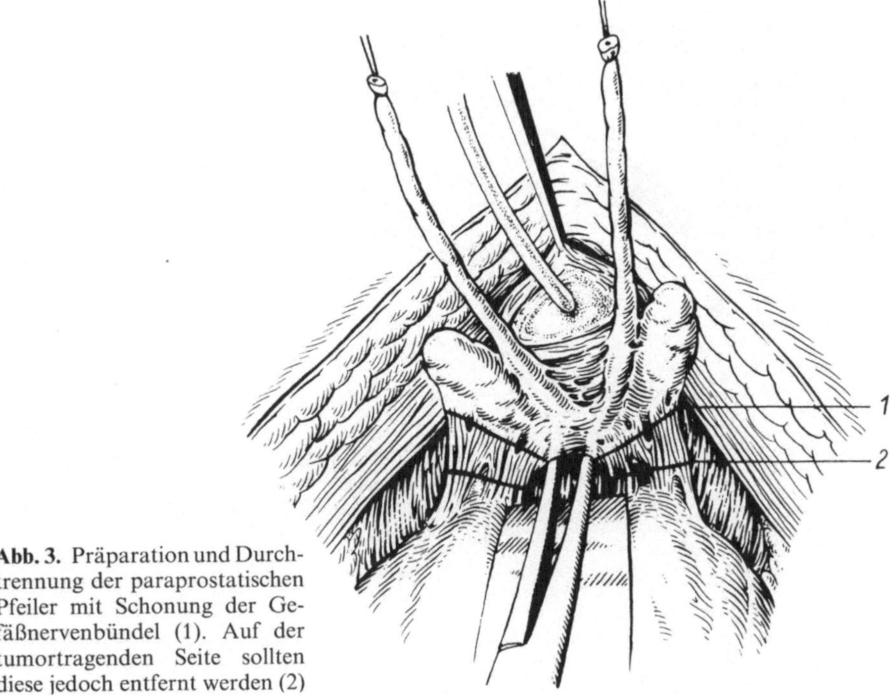

Abb. 3. Präparation und Durchtrennung der paraprostatischen Pfeiler mit Schonung der Gefäßnervenbündel (1). Auf der tumortragenden Seite sollten diese jedoch entfernt werden (2)

f) Ligatur des tiefen dorsalen Venenplexus:

Unter digitaler Kontrolle läßt sich oberhalb des in der Urethra liegenden Blasenkatheters der gesamte tiefe dorsale Venenplexus mit einer gebogenen Spitzwinkelklemme unterfahren und ein freier Faden einziehen. Diese Ligatur wird geknotet, und proximal der Ligatur erfolgt die Durchtrennung des tiefen dorsalen Venenplexus. Das Ligieren nach proximal ist nicht nötig, da nach Absetzen des Blasenhalses keine venöse Blutung von dort zu erwarten ist. Bei der schrittweisen Durchtrennung des tiefen dorsalen Venenplexus läßt sich unter leichtem Zug an der Prostata entlang der Kapsel auf den Apex der Prostata und die Urethra präparieren (Abb. 4). Apex prostatae und Urethraeinmündungsstelle sind individuell verschieden und müssen exakt dargestellt werden.

g) Absetzen der Urethra:

Unter Sicht wird die Urethra nun in ihrer dorsalen Zirkumferenz durchtrennt und kann mit einer Haltenaht gefaßt werden. Erst dann wird der Katheter nach distal herausgezogen und die Urethra nun mit einer gebogenen Satinsky-Schere prostatanah abgesetzt (Abb. 4). Es empfiehlt sich, auch von hier nochmals Gewebe zur Schnellschnittuntersuchung einzusenden.

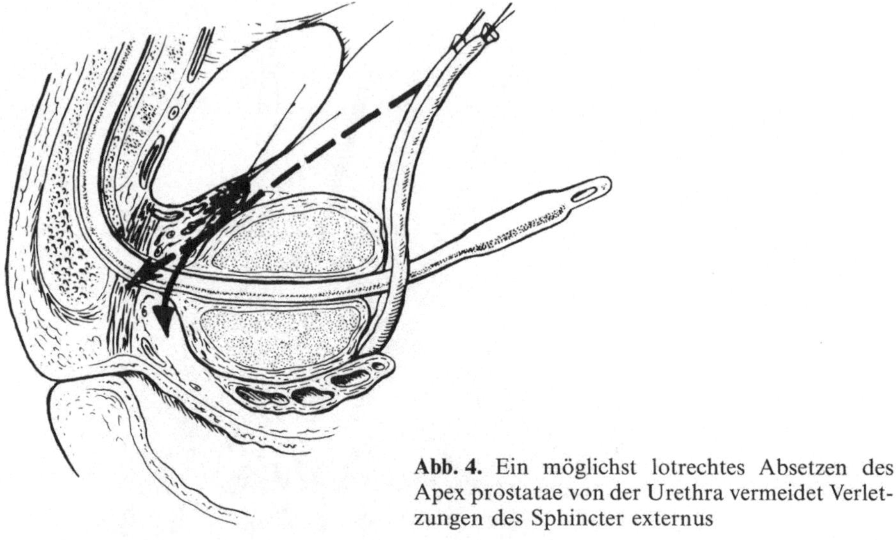

Abb. 4. Ein möglichst lotrechtes Absetzen des Apex prostatae von der Urethra vermeidet Verletzungen des Sphincter externus

h) Rekonstruktion des Blasenhalses und Anastomose:

Von beiden Seiten her kommend sollte der Blasenhals so rekonstruiert werden, daß er gerade noch für einen Charr. 20 Katheter eingängig ist (entspricht etwa der Kleinfingerkuppe). Dabei sollte man darauf achten, daß die Blasenschleimhaut mit gefaßt, die Ureterostien jedoch geschont werden.

Anschließend werden 4–6 Anastomosennähte in der Urethralzirkumferenz vorgelegt und entsprechend durch den rekonstruierten Blasenhals geführt. Nach Einführen eines Charr. 18 Silikon-Katheters und nach Füllen des Ballons mit etwa 15–20 ccm Flüssigkeit erfolgt unter leichtem Zug am Katheter das Knüpfen der Anastomosennähte (Abb. 5).

Es empfiehlt sich, paravesikal beidseits eine Wunddrainage einzulegen.

Ergebnisse

109 Patienten konnten nachuntersucht werden, die mittlere Nachbeobachtungszeit beträgt 59 Monate (6 Monate bis 18 Jahre). Davon leben noch 85,3% (n = 93), verstorben sind 14,7% (n = 16). 2 davon (1,9%) verstarben direkt postoperativ, 7 (6,4%) tumorbedingt, 7 weitere durch andere Ursachen.

Vergleicht man die Kontinenzrate, so waren die zwischen 1970 und 1976 operierten Patienten (n = 25) deutlich schlechter (kontinent 74%, total inkontinent 17%) als die zwischen 1982 und 1988 operierten Patienten (kontinent 87%, total inkontinent 3%).

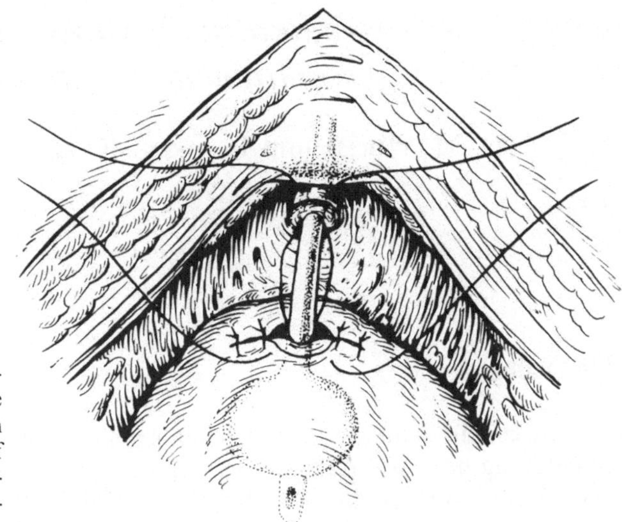

Abb. 5. Eingang des Blasenhalses auf ca. 20 Charrière und Anastomose mit dem proximalen Urethrastumpf mittels 4 monofiler Einzelknopfnähte (z. B. 2 × 0 Polyglykolsäure)

Zusammenfassung

Die deszendierende Methode der radikalen Prostatektomie beim Karzinom erlaubt ein anatomisch exaktes Operieren ohne wesentliche initiale Manipulation des tumortragenden Organs. Für die Ausbildungssituation bewährt es sich, nicht primär subsymphysär an dem stark blutungsgefährdeten Gebiet des dorsalen Venenplexus präparieren zu müssen.

Die Erhaltung des für die Erektion wichtigen Gefäßnervenbündels ist auch mit der deszendierenden Methode möglich. Da diese Fragestellung jedoch erst in den letzten Jahren populär wurde, ist es am dargestellten Krankengut nicht möglich, darüber Aussagen zu machen.

Literatur

1. Campbell EW (1959) Total prostatectomy with preliminary ligation of the vascular pedicles. J Urol 81: 464–467
2. Kocher Th (1907) In: Kocher Th (Hg) Chirurgische Operationslehre, 5. Aufl. Gustav Fischer, Jena
3. Walsh PC (1986) Radical retropubic prostatectomy. In: Walsh PC, Gittes RF, Perlmutter AD, Stamey TA (eds) Campbell's urology, 5th edn, vol 3. Saunders, Philadelphia, pp 2754–2755
4. Walsh PC, Mostwin JL (1984) Radical prostatectomy and cystoprostatectomy with preservation of potency. Results using a new nerve-sparing technique. Brit J Urol 56:694
5. Young HH (1945) The cure of cancer of the prostate by radical perineal prostatectomy (prostato-seminal vesiculectomy): history, literature and statistics of Young's operation. J Urol 53:188

Ergebnisse der radikalen Prostatektomie bei lokal fortgeschrittenem Prostatakarzinom

M. Theiss, M. Wirth und H. Frohmüller

Einleitung

Die radikale Prostatektomie hat sich als ein sicheres Verfahren zur kurativen Behandlung des Prostatakarzinoms im Stadium B ($pT_2pN_0M_0$) erwiesen. In einer Reihe von Studien [2–4, 6, 12, 14, 15] konnte gezeigt werden, daß Patienten mit einem lokal begrenzten Prostatakarzinom nach radikaler Prostatektomie eine statistische Lebenserwartung wie die gleichaltrige männliche Bevölkerung besitzen (Tabelle 1). In einer prospektiven Studie von Paulson et al. [10] konnte zudem gezeigt werden, daß die radikale Prostatektomie der Strahlentherapie überlegen ist. Bei kapselüberschreitenden Tumoren mit oder ohne Samenblaseninfiltration wird jedoch die Indikation zur radikalen Prostatektomie kontrovers diskutiert. Elder et al. [4] forderten beispielsweise, bei Prostatakarzinomen in einem höheren klinischen Stadium als B_1 (auf einen Prostatalappen begrenzter Herd) auf die radikale Prostatektomie zu verzichten. Begründet wurde diese Forderung u.a. mit den Befunden von McLaughlin et al. [7], die bei Prostatakarzinomen im klinischen Stadium B_2 (Befall beider Prostatalappen durch den Tumor ohne klinischen Hinweis auf

Tabelle 1. 10-Jahres-Überlebensraten nach radikaler Prostatektomie bei lokal begrenztem Prostatakarzinom (Stad. A/B – $pT_{1-2}pN_0M_0$)

Autor	Jahr	10-Jahres-Überlebensrate
Schroeder u. Belt [12]	1975	61 %*
Boxer et al. [2]	1977	67 %*
Correa et al. [3]	1977	79 %
Walsh u. Jewett [14]	1980	75 %
Zincke et al. [15]	1981	71 %
Elder et al. [4]	1982	65 %*
Gibbons et al. [6]	1984	74 %
Univ. Würzburg	1990	73 %

* ohne pelvine Lymphadenektomie

Urologische Klinik und Poliklinik der Universität Würzburg, Josef-Schneider-Str. 2, D-8700 Würzburg.

ein kapselüberschreitendes Wachstum) einen Befall der pelvinen Lymphknoten in bis zu 60% der Fälle nachweisen konnten. Demgegenüber halten Paulson [9], Middleton u. Smith [8] sowie Zincke et al. [15] die radikale Prostatektomie auch in höheren klinischen Tumorstadien als B_1 für angezeigt. Als entscheidendes Kriterium für die Auswahl der Patienten zur Radikaloperation wird der vorherige Ausschluß von regionären Lymphknotenmetastasen durch eine pelvine Lymphadenektomie gefordert [5, 9, 15]. Von einigen Autoren, so beispielsweise Zincke et al. [15, 16], wird inzwischen auch das Prostatakarzinom mit nur regionärem Lymphknotenbefall, d.h. im Stadium D_1, als Indikation für die radikale Prostatektomie angesehen.

Krankengut

An der Urologischen Klinik der Universität Würzburg wurden von 1969 bis Ende Mai 1990 345 radikale Prostatektomien durchgeführt. 21 konsekutive Patienten, die wegen eines Prostatakarzinoms im Stadium C ($pT_3pN_0M_0$) operiert worden waren, konnten bisher über mehr als 10 Jahre nachbeobachtet werden. Zur Definition des pathohistologischen Stadiums pT_3 wurde die TNM-Klassifikation der U.I.C.C. in der Fassung von 1979 [13] herangezogen, d.h., nur Patienten mit kapselüberschreitendem Tumorwachstum wurden als Stadium pT_3 bzw. C klassifiziert. Bei 10 der 21 Patienten lag eine periprostatische Geschwulstausbreitung vor, bei den übrigen 11 Patienten bestand zusätzlich eine Infiltration der Samenblasen. Keiner der Patienten erhielt vor Eintreten einer Progression eine adjuvante hormonelle oder radiotherapeutische Behandlung.

Ergebnisse

15 der 21 Patienten mit kapselüberschreitendem Prostatakarzinom, entsprechend 71%, überlebten mehr als 5 Jahre und 12 Patienten, entsprechend 57%, mehr als 10 Jahre nach radikaler Prostatektomie (Tabelle 2). Die 10-Jahres-

Tabelle 2. 5- und 10-Jahres-Überlebensraten nach radikaler Prostatektomie bei kapselüberschreitendem Prostatakarzinom (Stad. C – $pT_3pN_0M_0$)

Autor	Jahr	n	Überlebensrate 5 Jahre	10 Jahre
Schroeder u. Belt [12]	1975	213	64%*	36%*
Boxer et al. [2]	1977	94	67%*	29%*
Elder et al. [6]	1982	35	64%*	40%*
Anscher u. Prosnitz [1]	1987	113	82%**	62%**
Schellhammer [11]	1988	13	77%	54%
Univ. Würzburg	1990	21	71%	57%

* ohne pelvine Lymphadenektomie; ** adjuvante hormonelle Behandlung

Überlebensrate liegt damit etwa 13% unter der durchschnittlichen Lebenserwartung der gleichaltrigen männlichen Bevölkerung. Diese Ergebnisse zeigen, daß trotz kapselüberschreitenden Tumorwachstums bei einem Großteil der Patienten durch die alleinige radikale Prostatektomie eine Heilung des Prostatakarzinoms möglich ist. Voraussetzung hierfür ist jedoch der vorherige Ausschluß von regionären Lymphknotenmetastasen durch eine Staging-Lymphadenektomie.

Diskussion

In der Literatur liegen bisher nur wenige Berichte über Langzeitergebnisse der radikalen Prostatektomie bei kapselüberschreitendem Prostatakarzinom vor (Tabelle 2). Diese sind darüber hinaus untereinander schwer vergleichbar. So wurde beispielsweise von Schröder u. Belt [12], von Boxer et al. [2] und von Elder et al. [4] bei Tumoren im klinischen Stadium C keine pelvine Lymphadenektomie vor der radikalen Prostatektomie durchgeführt. Es ist daher sicher, daß ein nicht unerheblicher Teil der Patienten dieser Autoren im Stadium D_1 und nicht im Stadium C operiert wurde. Dies geht eindeutig beispielsweise aus den Untersuchungen von McLaughlin et al. [7] hervor. Die bekannt höhere Progressionsrate der Patienten mit Tumorbefall der pelvinen Lymphknoten kann die niedrigere 10-Jahres-Überlebensrate in diesen Studien erklären. Von Schröder u. Belt [12] sowie Anscher u. Prosnitz [1] wurde zudem bei einem Teil der Patienten eine adjuvante hormonelle Behandlung (Orchiektomie und/oder Östrogene) durchgeführt, die wiederum einen Vergleich der Arbeiten untereinander erschwert. Darüber hinaus basieren die von Anscher u. Prosnitz [1] veröffentlichten Daten auf statistischen Berechnungen einer Überlebenswahrscheinlichkeit und nicht auf tatsächlich beobachteten Daten. Lediglich Schellhammer [11] berichtete im Rahmen seiner Verlaufsbeobachtungen nach radikaler Prostatektomie über eine Untergruppe von 13 Patienten mit kapselüberschreitendem Prostatakarzinom, deren 10-Jahres-Überlebensrate von 54% tatsächlich beobachtet worden war und die bis zum Auftreten einer Progression keine adjuvante Behandlung erhielten. Die Ergebnisse von Schellhammer [11] zeigen eine gute Übereinstimmung mit den Daten der hier vorgestellten Patienten.

Inwieweit sich durch eine adjuvante hormonelle oder möglicherweise auch chemotherapeutische Behandlung nach radikaler Prostatektomie noch eine Verbesserung der Langzeitüberlebensrate oder eine Verlängerung der Zeit bis zur Progression erzielen läßt, wie es beispielsweise von Zincke et al. [16] für das Prostatakarzinom im Stadium D_1 nachgewiesen wurde, muß noch durch prospektive, randomisierte Untersuchungen geklärt werden.

Literatur

1. Anscher MS, Prosnitz LR (1987) Postoperative radiotherapy for patients with carcinoma of the prostate undergoing radical prostatectomy with positive surgical margins, seminal vesicle involvement and/or penetration through the capsule. J Urol 138:1407
2. Boxer RJ, Kaufman JJ, Goodwin WE (1977) Radical prostatectomy for carcinoma of the prostate: 1951–1976, a review of 329 patients. J Urol 117:208
3. Correa RJ jr, Gibbons RP, Cummings KB, Mason JT (1977) Total prostatectomy for stage B carcinoma of the prostate. J Urol 117:328
4. Elder JS, Jewett HJ, Walsh PC (1982) Radical perineal prostatectomy for clinical stage B_2 carcinoma of the prostate. J Urol 127:704
5. Frohmüller HGW (1982) Radical prostatectomy in Europe: Trends and further perspectives. In: Jacobi GH, Hohenfellner R (eds). Prostate cancer. Williams & Wilkins, Baltimore, p 165
6. Gibbons RP, Correa RJ jr, Brannen GE, Mason JT (1984) Total prostatectomy for localized prostatic cancer. J Urol 131:73
7. McLaughlin AP, Saltzstein SL, McCullough DL, Gittes RF (1976) Prostatic carcinoma: Incidence and location of unsuspected lymphatic metastases. J Urol 115:89
8. Middleton RG, Smith JA jr (1982) Radical prostatectomy for stage B_2 prostatic cancer. J Urol 127:702
9. Paulson DF (1982) Editorial comment. J Urol 127:706
10. Paulson DF, The Uro-Oncology Research Group (1982) Radical surgery vs radiotherapy for adenocarcinoma of the prostate. J Urol 128:502
11. Schellhammer PF (1988) Radical prostatectomy. Patterns of local failure and survival in 67 patients. Urology 31:191
12. Schroeder FH, Belt E (1975) Carcinoma of the prostate: A study of 213 patients with stage C tumors treated by total perineal prostatectomy. J Urol 114:257
13. U.I.C.C. (Hrsg) (1979) TNM-Klassifikation der malignen Tumoren. 3. Aufl, Springer, Berlin Heidelberg New York, S 116
14. Walsh PC, Jewett HJ (1980) Radical surgery for prostate cancer. Cancer 45:1906
15. Zincke H, Fleming TR, Furlow WL, Myers RP, Utz DC (1981) Radical retropubic prostatectomy and pelvic lymphadenectomy for high stage cancer of the prostate. Cancer 47:1901
16. Zincke H, Utz DC, Thule PM, Taylor WF (1987) Treatment options for patients with stage D_1 (T_{0-3} N_{1-2} M_0) adenocarcinoma of the prostate. Urology 30:307

Ist die ständige Ausweitung der Indikation zur radikalen Prostatektomie (RP) sinnvoll?

H. Baur und J. E. Altwein

Aufgrund der hohen Komplikationsdichte der radikalen Prostatektomie, die in den 70er Jahren berichtet wurde [1, 12], und der Auffassung vom Prostatakarzinom als „benign killer", wurde die Therapie im 8. Lebensjahrzehnt nicht mehr in Betracht gezogen [8, 14]. Tatsächlich scheint sich aus klinischer Sicht die Dignität dieses Tumors eher altersneutral zu verhalten [21]. Middleton [19] hebt die gestiegene Lebenserwartung anhand der Berechnungen dreier großer amerikanischer Versicherungen – 11,2 bis 15,5 Jahre für einen gesunden 70jährigen – hervor. In der BRD hatte 1987 ein 70jähriger Mann eine 78%ige, und ein 75jähriger eine 65%ige Lebenserwartung von 5 Jahren, erst mit dem 80. Lebensjahr fällt die 5-Jahres-Überlebenswahrscheinlichkeit auf 50% (Abb. 1), so daß zwischen dem 75. und 80. Lebensjahr die kalendarische Altersbegrenzung für ausgedehnte operative Maßnahmen mit kurativer Zielsetzung anzunehmen sein dürfte. Jenseits des statistisch auszuschließenden Nutzens der RRP beim Hochbetagten wird dieser nicht nur mit den eingriffstypischen Nachwirkungen belastet (vide infra), sondern es sind von der betreuenden Klinik auch ganz besondere Aufwendungen zu treffen, um die physiologische Abnahme der Körperfunktionen im Alter abzufangen (Abb. 2). Tatsächlich scheint dies bei sorgfältiger Präselektion der betroffenen Patienten bemerkenswert gut zu gelingen, wie die Ergebnisse einer anderen beckenchirurgischen Maßnahme, der Zystektomie, und auch der Koronarchirurgie beim 80jährigen belegen [18, 30].

Wood et al. [30] verglichen die Komplikationsdichte nach radikaler Zystektomie mit pelviner Lymphadenektomie und Harnableitung durch Ileumconduit von 98 Kranken über und 38 Kranken unter 70 Jahren. Die Morbidität unterschied sich nicht global (30% zu 34%); im Detail fällt lediglich auf, daß über 70jährige im Verhältnis 3% versus 0% einen Myokardinfarkt und 3% versus 1% ein Nierenversagen erlitten. Selbst größere intrathorakale Operationen in der Koronarchirurgie werden offenbar vergleichsweise selbst von 80jährigen gut toleriert [18].

Middleton hat als erster systematisch die Ergebnisse seiner im 8. Lebensjahrzehnt radikal Prostatektomierten analysiert [19]. Seine Mortalität und

Urologische Abteilung, Krankenhaus der Barmherzigen Brüder, Romanstr. 93, D-8000 München 19.

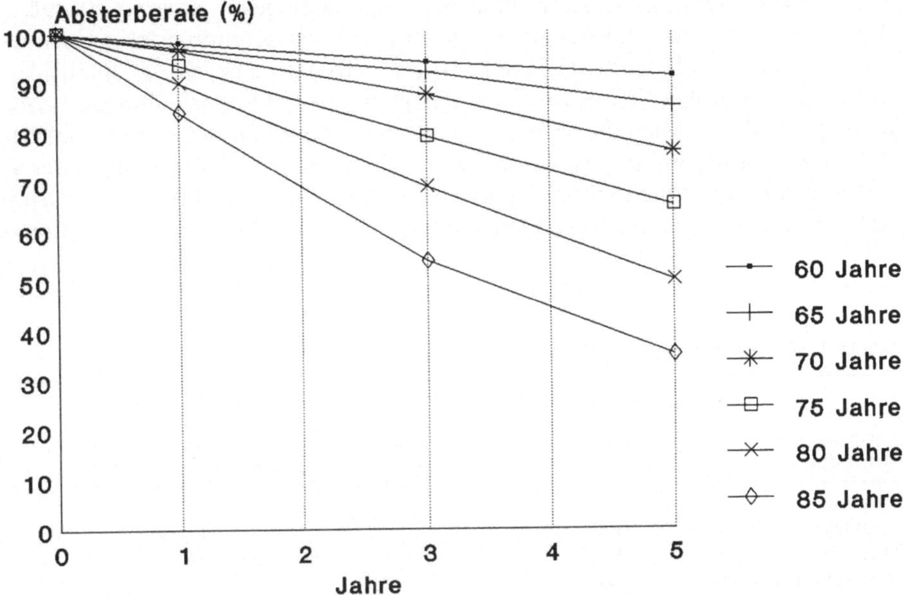

Abb. 1. Lebenserwartung für Männer zwischen 60 und 85 Jahren (Bundesrepublik Deutschland 1987)

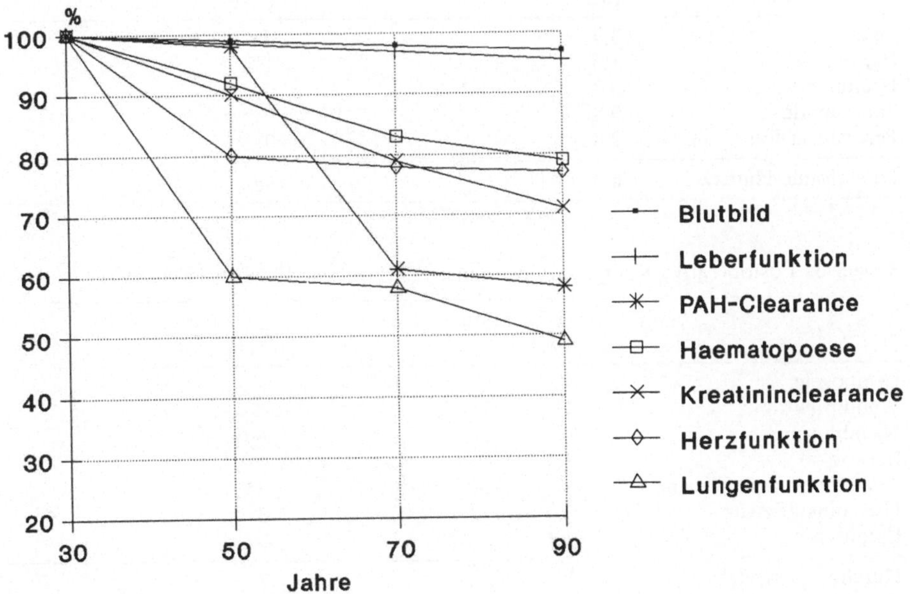

Abb. 2. Rückgang der Organfunktion in Abhängigkeit vom Alter (Aus Weißbach et al. [29])

Inzidenz kardiovaskulärer Komplikationen sind der eigenen Serie vergleichbar (Tabelle 1). Art und Häufigkeit der postoperativen Komplikationen unterscheiden sich jedoch deutlich (Tabelle 2), am KBB wurde bei den ≥ 70jährigen vor allem eine höhere Rate von Lymphozelen und Sekundärheilungen beobachtet (Tabelle 3). Auch die hohe Inzidenz eines Durchgangssyndroms, das bei 18% der 70jährigen zu verzeichnen war, wird von Middleton oder anderen Autoren zumindest nicht berichtet. Die postoperativen Komplikationen verursachten eine längere stationäre Behandlung von durchschnittlich 27 Tagen

Tabelle 1. Altersabhängige (?) Komplikationen nach RRP (Middleton 1987)

	< 70 Jahre, 128 Pat. (%)	≥ 70 Jahre, 65 Pat. (%)
Mortalität	0	1,5
Embolie	2,3	3,0
Apoplex	0,8	0
Thrombose	2,3	1,5
Herzischämie	1,6	1,5
Spontanpneu	0	1,5
Vertigo	1,6	0

Tabelle 2. Postoperative Komplikationen der RRP (Middleton 1987)

	< 70 Jahre, 128 Pat. (%)	≥ 70 Jahre, 65 Pat. (%)
Ileus	3,9	4,6
Rektumläsion	1,6	1,5
Lymphorrhoe	0,8	0
Tamponade	0,8	0
Peronäusläsion	0,8	0
Pubektomieschmerz	6,3	4,6

Tabelle 3. Postoperative Komplikationen nach RRP (KBB München 1977–1987)

	< 70 Jahre, 174 Pat. (%)	≥ 70 Jahre, 33 Pat. (%)
Lympozele	8	18
Wundinfektion	7	15
Nachblutung	0	6 (n = 2)
Ileus	1,1	0
Anastomoseninsuffizienz	4	3*
Niereninsuffizienz	2,3	3
Epididymitis	1,1	0
Durchgangssyndrom	0	18

* 1 × Reanastomose

versus 19 Tagen bei den jüngeren Patienten. Die niedrige Rate der peri- und postoperativen zerebrovaskulären und koronarischämischen Erkrankungen der älteren Männer bestätigt die Treffsicherheit in der Selektion einer risikoarmen Patientengruppe. Die insgesamt prolongierte Rekonvaleszenz mit verzögerter Wundkonsolidierung und reversiblen psychotischen Ereignissen erscheint bei Betrachtung altersbiologischer Aspekte plausibel und „physiologisch“. Lipowski [18] führt als Prädispositionsfaktoren des Deliriums den Hirnalterungsprozeß, eine verringerte Kapazität zur Homöostase sowie eine erhöhte Empfindlichkeit auf Medikamente, insbesondere mit anticholinerger Wirkung, zurück. Generell wird die Rate des Durchgangssyndroms nach Operationen im höheren Lebensalter mit 10–15% angegeben [25].

Unter den Spätkomplikationen wird die hohe Inkontinenzrate der ≥ 70jährigen von Middleton [19] nicht bestätigt (Tabelle 4). Igel et al. [13] berichten eine Inzidenz von 8,8% bei 174 Männern im Mindestalter von 70 Jahren nach RRP, finden aber keinen signifikanten Unterschied zu den jüngeren Patienten. Inkontinenz und Strikturrate (12% versus 5,7%) stellen die Anastomose in den Mittelpunkt der kritischen chirurgischen Komplikationen, sie sollte aber erst im Vergleich mit Folgeproblemen unter alternativer Therapie endgültig bewertet werden. Green et al. beziffern die Rate von Urethrastrikturen nach definitiver Radiotherapie und teils zusätzlicher transurethraler Prostataresektion mit 10% (5/49 Patienten) bei Hochbetagten. Forman beobachtet nach Bestrahlung von 34 Prostatakarzinomen während eines mittleren Nachuntersuchungszeitraumes von 5 Jahren keine Stenose oder Inkontinenz. Er registrierte in einem Fall obstruktive Miktionsbeschwerden und 2mal Nykturie. Alle Patienten waren älter als 75 Jahre [9].

Unabhängig von der Entscheidung zur RRP bei über 70jährigen hält die Diskussion um die Patientenauswahl an. Als generell akzeptiert wird die RRP im Stadium A_2 ($T_{1b}N_0M_0$), B_1 ($T_{2a}N_0M_0$) und B_2 ($T_{2b}N_0M_0$) angesehen [26]. Demgegenüber beginnt die Kontroverse im Stadium A_1. In einer Untersuchung von Epstein wurde in 16% bei 50 Patienten mit einem A_1-Tumor im Verlauf von 8 Jahren eine Karzinomprogression festgestellt [6]. In einer Schrifttumsanalyse konnte Paulson [23] eine 61%ige Under-Staging-Rate finden. Das Ergebnis der Histologie der RRP-Präparate zeigte bei 11 von 18 TURP A_1-Karzinomen ein Stadium A_2 oder C, während nur bei 9% (3 von 32 Patienten) kein Tumor im radikalen Prostatektomiepräparat gefunden wurde.

Tabelle 4. Spätkomplikationen nach RRP (Middleton 1987)

	< 70 Jahre, 128 Pat. (%)	≥ 70 Jahre, 65 Pat. (%)
Anastomosenstriktur	3,0	1,5
vesikorektale Fistel	0,8	0
Hämoclipabgang	0	1,5
Inkontinenz	1,6	1,5

Tabelle 5. Morbidität der radikalen Prostatektomie nach TURP oder Adenomektomie

Autor	n	Mortalität %	Inkontinenz %	Striktur %	Rektumläsion %	Sonstige %
Goodwin [10]	16	0	25	19	0	
Lehman et al. [16]	25	0	40	20	0	
Nichols et al. [20]	33	3	57	9	9	
Bass et al. [3]	36	0	17	6	3	Nachblutung 6 Lungenembolie 6
Bandhauer et al. [2]	14	0	7	0	0	Nachblutung 14 Ileus 2
Lindner et al. [17]	37	1	24	9	1	Nachblutung 5 Anastomosendehiszenz 5 Fistel und Lymphozele 5
Elder et al. [5]	30	0	20	13	0	Perineale Fistel 17 Beckenabszeß 3
KBB München [15]	31	0	16	16	0	Nachblutung 10

Die Morbidität der radikalen Prostatektomie im Stadium A ist allerdings nicht zu vernachlässigen (Tabelle 5). Die entzündlichen periprostatischen Infiltrationen nach länger zurückliegender TUR erschwert durch Narbenbildung die Präparation des Apex und die Identifikation des neurovaskulären Bündels [2]. Allerdings scheint diese Beobachtung nicht unvereinbar mit einer potenzerhaltenden totalen Prostatektomie zu sein [7].

Der Blasenhals ist nach der TURP aufgequollen und starr und die membranöse Harnröhre weniger elastisch, wodurch die vesikourethrale Anastomose erschwert wird. Entsprechend werden Anastomosenstrikturen bei bis zu 20% [16] beobachtet und die Inkontinenzraten steigen bis 57% [20]. Eine gleichartige Ursache dürfte der Anastomosendehiszenz von 5% zugrunde liegen. Darüber hinaus ist die Operationsdauer im Durchschnitt um 30 min verlängert und der Blutverlust um durchschnittlich 200 ml höher. Generell sollte die Prostataloge frei von TUR-Schorfen, die Miktionsqualität vor der Radikaloperation abschätzbar und ein eventueller HWI koupiert sein.

Im Stadium C ($T_{3,4}N_0M_0$) hat das Prostatakarzinom die Kapsel überschritten. Scott et al. [24] berichteten erstmals nach Androgendeprivation und anschließender perinealer Prostatektomie von 15-Jahres-Überlebensraten, die denjenigen bei intrakapsulärem Tumor nach perinealer radikaler Prostatektomie entsprachen: 29% überlebten tumorfrei, während 32% am Tumor starben. Dabei ist die Möglichkeit von Lymphknotenmetastasen konzidiert worden. Eine klinisch wichtige Entscheidungshilfe ist die rektale Palpation bei liegendem Zystoskop. Die bessere Lebensqualität, gemessen an der Primärtumorkontrolle, betonen Tomlinson et al. [28]: 24 von 52 Patienten mit einem Stadium C-Tumor wurden perineal radikal operiert, wohingegen 28 konservativ (Androgendeprivation und TURP oder Adenomektomie) behandelt wurden. Eine adjuvante Androgendeprivation erhielten 43% der radikal Operierten. 75% der konservativ Behandelten hatten eine wiederholte prostatogene infravesikale Obstruktion im Vergleich zu 4% der ⟨⟨radikal⟩⟩ Operierten: Die Ureterobstruktionsraten verhielten sich ähnlich: 40% versus 4%.

Eine detaillierte Studie von Zincke et al. [34] an 49 Patienten im klinischen Stadium C belegt nicht nur den günstigen Effekt auf die Lebensqualität, sondern auch auf die Überlebensrate. Bei negativen Lymphknoten (pT_3N_0) unterschied sich die 10-Jahres-Überlebensrate nicht von derjenigen der männlichen Bevölkerung. 30 von 49 Prostatae hatten ein Tumorvolumen >10 ml (⟨⟨bulky⟩⟩-Prostatakarzinom); dennoch konnte bei bis auf 6 aller 49 Patienten der gesamte Tumor exstirpiert werden. 9 aller 49 Patienten mit einem $pT_3N_0M_0$-Prostatakarzinom entwickelten ein Lokalrezidiv: Das entspricht einer Rate von 46 pro 1000 Patienten-Jahren. Die ungünstige Beziehung zwischen Tumorvolumen und Überlebensrate bleibt trotz radikaler Prostatektomie bestehen [11]. Die Notwendigkeit einer adjuvanten Androgendeprivation ist ebenso unklar wie die Dignität des Residualtumors, der beispielsweise nur mit einer Rezidivrate von 0,22 belastet ist [27, 32]. Insgesamt war die Komplikationsdichte ohne nachweisbaren Bezug zum Tumorvolumen [13].

Im Stadium D_1 ($T_{1-3}N_{1-2}M_0$) galt das Prostatakarzinom wegen der Lymphknotenmetastasen als systemische Erkrankung; ihre Entfernung präzisierte offenbar lediglich das Staging [22]. 1978 berichtete Zincke als erster, daß auch im Stadium pN_{1-2} nach radikaler Prostatektomie die 10-Jahres-Überlebensrate derjenigen im Stadium pN_0 vergleichbar war [31]. Diese Erfahrungen der Mayo Clinic [33] wurden zwischenzeitlich wiederholt reevaluiert und im Prinzip bestätigt: Die Überlebensrate an kleineren D_1-Serien mit oder ohne adjuvante Therapie 5–6 Jahre nach radikaler Prostatektomie erreicht auch in den Händen anderer Operateure 70–80% [4].

Eine Stadienabhängigkeit der Komplikationen besteht nur in geringem Umfang. Im Krankengut des KBB München hatten von 1977–1987 47 Patienten eine radikale retropubische Prostatektomie im Stadium D_1; eine Überprüfung der Drainagedauer wegen Lymphorrhoe (alle Patienten waren postoperativ heparinisiert) ergab keinen Unterschied zwischen Patienten mit positiven oder negativen Beckenlymphknoten (Abb. 3). Insgesamt korreliert das Tumorvolumen nicht mit der Komplikationsdichte, sondern lediglich mit der Prognose [27].

Nach radikaler Prostatektomie im Stadium C ist allerdings die lokale Spätkomplikationsrate deutlich geringer [28].

Zusammenfassung

Die RRP ist das kurative Behandlungsverfahren des lokal begrenzten Prostatakarzinoms. Die Indikationsbegrenzung auf das intrakapsuläre Karzinom sollte aufgegeben werden. Solitäre Lymphknotenmetastasen sind keine Kontraindikation zur RRP.

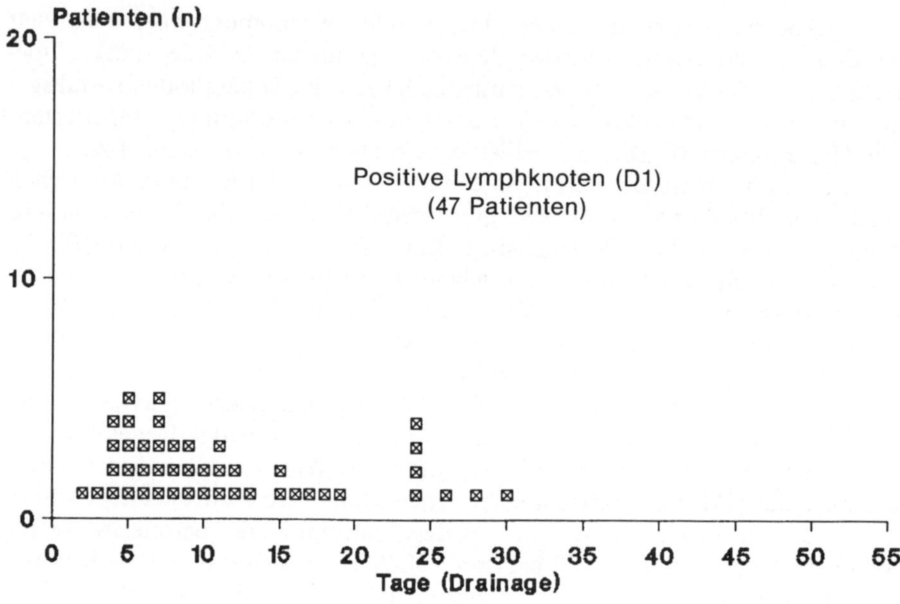

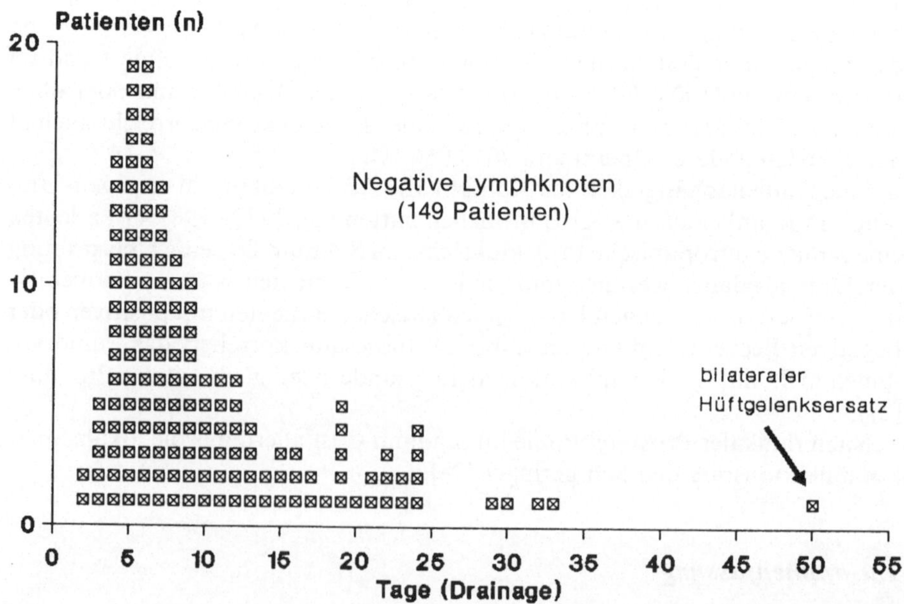

Abb. 3. Lymphorrhoe nach radikaler retropubischer Prostatektomie (n = 207; Krankenhaus der Barmherzigen Brüder (KBB), München 1977–1987). Nicht erfaßt sind: 5 Patienten ohne Dokumentation, 3 Verstorbene, 2 Relaparatomien wegen Ileus und 1 Patient mit Revision wegen Lymphfistel

Die gestiegene Lebenserwartung führt zwangsläufig dazu, daß wirksame chirurgische Maßnahmen auch Patienten im 8. und womöglich 9. Lebensjahrzehnt angeboten werden. Die physiologische Abnahme der Organleistung bei dieser Altersgruppe kann durch aufwendige und kostspielige perioperative Betreuung überwunden werden. Bei der Indikation sollte aber vorrangig die Frage nach der tatsächlichen Hilfe für den Patienten Vorrang haben, d.h. unterschreitet die Lebenserwartung des Tumorkranken 10 Jahre, dann ist eine Tumorkontrolle für den verbleibenden Lebensabschnitt auch durch nonoperative Maßnahmen zu erreichen. Die höhere Komplikationsdichte nach radikaler Prostatektomie beim über 70jährigen steht der Zielvorstellung Tomlinsons [28] entgegen, der nach „radikaler" Prostatektomie eines lokal fortgeschrittenen Tumors (Stadium C) eine wesentlich geringere Rate lokaler Komplikationen im Vergleich zur organerhaltenden Behandlung beobachtete. Besondere Beachtung fordert die Gefahr eines Durchgangssyndroms nach ausgedehnten beckenchirurgischen Maßnahmen in der Gerontologie.

Literatur

1. Babcock JR, Grayhack JT (1979) Morbidity of pelvic lymphadenectomy. Urology 13:483–486
2. Bandhauer K, Senn E (1987) Radikale retropubische Prostatektomie nach transurethraler Resektion. Verh Dtsch Ges Urol 38:90–91
3. Bass RB, Barrett DM (1980) Radical retropubic prostatectomy after transurethral resection. J Urol 124:495–497
4. Catalona WJ, Miller DR, Kavoussi LR (1988) Intermediate-term survival results in clinically understaged prostate cancer patients following radical prostatectomy. J Urol 140:540–543
5. Elder JS, Gibbons RP, Correa RJ et al (1984) Morbidity of radicalperineal prostatectomy following transurethral resection of the prostate. J Urol 132:55–57
6. Epstein JI, Pull G, Eggleston JC et al (1986) Prognosis of untreated stage A_1 prostatic carcinoma: A study of 94 cases with extended follow up. J Urol 136:837–839
7. Epstein JI, Oesterlin JC, Walsh PC (1988) The volume and anatomical location of residual tumor in radical prostatectomy specimens removed for stage A_1, prostate cancer. J Urol 139:975–979
8. Eschenbach AC von, Johnson DE (1982) Radical retropubic prostatectomy. In: Crawford ED, Borden TA (eds) Genitourinary cancer surgery. Lea & Felbiger, Philadelphia, pp 166–176
9. Forman JD, Order STE, Zinreich ES (1986) Carcinoma of the prostate in the elderly: The therapeutic ratio of definitive radiotherapy. J Urol 136:1238–1241
10. Goodwin WE (1952) Radical prostatectomy after previous prostatic surgery: Technical problems encountered in the treatment of prostatic carcinoma. J Am Med Soc 148:799–803
11. Hering F, Rist M, Hihatsch M et al (1987) Welche Faktoren bestimmen die Prognose nach radikaler Prostatektomie – eine prospektive Studie der Kliniken Basel und Genf. Verh Dtsch Ges Urol 38:93–96
12. Hudson HC, Howland RJ jr (1972) Radical retropubic prostatectomy for cancer of the prostate. J Urol 108:944–947
13. Igel TC, Barrett DM, Segura JW et al (1987) Perioperative und postoperative complications from bilateral pelvic lymphadenectomy and radical retropubic prostatectomy. J Urol 137:1189–1191

14. Jewett HR (1972) Radical perineal prostatectomy in the treatment of carcinoma of the prostate. In: Scott R jr (ed) Current controversies in urologic management. Saunders, Philadelphia, pp 82–95
15. KBB München = Keuler, FU (1990) Vorbeugung und Behandlung von Komplikationen nach radikaler Prostatektomie. Inaugural-Dissertation, München
16. Lehman TH, Kirchheim D, Braun E et al (1968) An evaluation of radical prostatectomy for incidentally diagnosed carcinoma of the prostate. J Urol 99:646–650
17. Lindner A, DeKernion JB, Smith RB et al (1986) Risk of urinary incontinence following radical prostatectomy. J Urol 58:52–54
18. Lipowski ZJ (1989) Delirium in the elderly patient. N Engl J Med 320:578–582
19. Middleton AW jr (1987) Radical prostatectomy of carcinoma in men more than 69 years old. J Urol 138:1185–1188
20. Nichols RT, Barry JM, Hodges CV (1977) The morbidity of radical prostatectomy for multifocal stage I prostatic adenocarcinoma. J Urol 117:83–84
21. Parry WL (1983) Radical perineal prostatovesiculectomy. In: Glenn HF (ed) Urologic surgery. Lippincott, Philadelphia, pp 960–967
22. Paulson DF (1980) The prognostic role of lymphadenectomy in adenocarcinoma of the prostate. Urol Clin N Am 7:615–629
23. Paulson DF (1989) Stage A prostatic adenocarcinoma. An artefact of detection. World J Urol 7:34–37
24. Scott WW, Boyd HL (1969) Combined hormone control therapy and radical prostatectomy in the treatment of selected cases of advanced carcinoma of the prostate: A retrospective study based upon 25 years of experience. J Urol 101:86–92
25. Seymour G (1986) Medical assessment of the elderly surgical patient. Aspen Systems, Rockwille (USA)
26. Smith JA (1989) Patient selection of radical prostatectomy. Urology 33 (suppl):17–20
27. Stamey TA, McNeal JE, Freiha FS et al (1988) Morphometric and clinical studies on 68 consecutive radical prostatectomies. J Urol 139:1235–1241
28. Tomlinson RL, Currie DP, Boyce WH (1977) Radical prostatectomy: Palliation for stage C carcinoma of the prostate. J Urol 117:85–87
29. Weißbach L, Rübben H, Jellinghaus W (1990) Die Chemotherapie des Prostatakarzinoms. In: Nagel R (Hrsg) Aktuelle Standortbestimmung der konservativen Therapie des Prostatakarzinoms. De Gruyter, Berlin
30. Wood DP jr, Montie JE, Maatmann TJ (1987) Radical cystectomy for carcinoma of the bladder in the elderly patient. J Urol 138:46–48
31. Zincke H (1987) Updated experience of Management of cancer of the prostate at the Mayo Clinic. Proceedings. II. International Symposium on the Treatment of Carcinoma of the Prostate. Berlin, pp 57–67
32. Zincke H (1989) Extended experience with surgical treatment of stage D adenocarcinoma of prostate. Urology 33 (suppl): 27–36
33. Zincke H, Utz DC, Myers RG et al (1982) Bilateral pelvic lymphadenectomy and radical retropubic prostatectomy for adenocarcinoma of prostate with regional lymphnode involvement. Urology 19:238–247
34. Zincke H, Utz DC, Taylor WF (1986) Bilateral pelvic lymphadenectomy and radical prostatectomy for clinical stage C cancer: Role of adjuvant treatment for residual cancer and in disease progression. J Urol 135:1199–1205

„High-dose-rate"-Afterloadingtherapie des lokalisierten Prostatakarzinoms mit Iridium 192

J. U. Schwarzer [1], R. Hofmann [1], J. Braun [1], P. Kneschaurek [2], P. Lukas [2] und R. Stephan [2]

Beim lokalisierten Prostatakarzinom ist die radikale Prostatektomie Therapie der Wahl. Trotzdem gibt es Patienten, denen dieser Eingriff nicht zuzumuten ist. In diesem Fall kann die Indikation zu einer Strahlentherapie bestehen. Gegenüber der früher angewandten perkutanen Hochvolt-Therapie bietet die Brachytherapie deutliche Vorteile. Das von uns angewandte Afterloadingverfahren mit Iridium 192 in der „High-dose-rate"-Technik wird vorgestellt und diskutiert.

Material und Methode

Lokal begrenzte Karzinome des Stadiums T_1 bis T_3 ohne positive regionäre Lymphknoten können durch die Afterloadingtherapie behandelt werden. Lymphknotenpositive Patienten sind für die Brachytherapie nicht geeignet, da dieses Stadium als metastasierte Erkrankung angesehen werden muß. Zum Nachweis des lokalisierten Stadiums erfolgt eine modifizierte pelvine Staging-Lymphadenektomie mit Entfernung der medial der Vena iliaca externa und um die Obturatoriusgefäße und den Nervus obturatorius gelegenen Lymphknoten. Nach Abschluß der Wundheilung erfolgt die erste Sitzung der Afterloadingtherapie. In Spinalanästhesie wird ein 14 Charr. Dauerkatheter eingelegt, der mit seinem Ballon an den Blasenhals herangezogen wird. Unter Ultraschallkontrolle mit einem 5 MHz-Transrektalscanner mit transversalem Bild werden 5–7 Hohlnadeln von perineal in die Prostata eingestochen und bis zum Blasenhals vorgeschoben. Der wassergefüllte Ballon dient hierzu als Orientierungshilfe. Nach der so erfolgten gleichmäßigen Plazierung der Nadeln in der Prostata (Abb. 1) wird ein photometrisches Bild der Drüse mit dem Transrektalscanner erstellt. Die Konturen der Prostata sowie die aktuelle Nadellage dienen als Grundlage zur Bestrahlungsplanung. Mit einem Digitizer werden die geometrischen Daten in den Computer eingegeben, der mit einem speziell

[1] Urologische Klinik und Poliklinik, Technische Universität München, Klinikum rechts der Isar, Ismaninger Str. 22, D-8000 München 80.

[2] Institut und Poliklinik für Strahlentherapie und radiologische Onkologie, Technische Universität München, Klinikum rechts der Isar, Ismaninger Str. 22, D-8000 München 80.

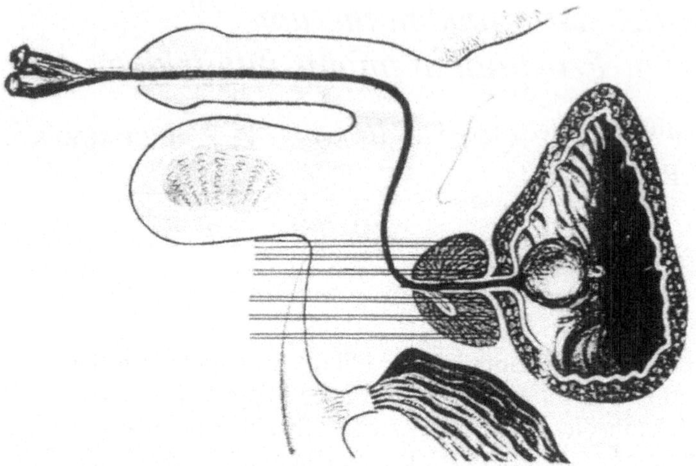

Abb. 1. Schematische Darstellung der Nadellage in der Prostata

entwickelten Rechnerprogramm die dreidimensionale Bestrahlungsplanung und die jeweilige Haltepunktszeit durchführt. Hierbei kann die Zahl und Zeitdauer der Haltepunkte in jeder Nadel individuell variiert werden und so eine möglichst homogene Bestrahlung des gesamten Prostatavolumens mit steilem Randabfall zum Rektum hin erreicht werden. Anschließend werden die Nadeln mit einem Schlauch mit dem Afterloadinggerät verbunden. Zur Bestrahlung wird ferngesteuert eine ca. 1 mm große Ir-192-Quelle mit etwa 370 GBq über einen Bowdenzug eingezogen. Die Quelle bleibt dabei für vorbestimmte Zeit an den gewählten Haltepunkten.

Dosierung

Es erfolgt eine zweimalige Brachytherapie mit jeweils 9 Gy, bezogen auf die Prostatakontur in einwöchigem Abstand. Anschließend erfolgt 14 Tage später eine perkutane Aufsättigung der Dosis mittels einer 4-Felder Box, kleinräumig auf die Prostata. Hierzu werden in 18 Sitzungen je 2 Gy appliziert.

Patientengut

Von März 1985 bis April 1990 wurden 24 Patienten in dieser Technik bestrahlt. Alle Patienten hatten ein lokal begrenztes Prostatakarzinom, wobei 17 von 24 Patienten lymphadenektomiert waren. Sieben Patienten war auch dieser Eingriff auf Grund internistischer Risiken nicht zuzumuten. Bei ihnen erfolgte das Lymphknotenstaging mit bildgebenden Verfahren (CT bzw. NMR).

Verteilung der Tumoren

n	T-Stadium	Grading	n
1	T_1	G_1	5
13	T_2	G_2	16
10	T_3	G_3	3

Ergebnisse

20 von 24 Patienten wurden bisher nachuntersucht. Die Nachuntersuchungszeit beträgt im Durchschnitt 25 Monate (12–48 Monate). Dabei wurde neben der körperlichen Untersuchung immer ein transrektaler Ultraschall, ein Computertomogramm des Beckens, eine Prostataaspirationszytologie und/oder eine Stanzbiopsie, ein Knochenszintigramm, eine Röntgenthoraxaufnahme sowie die PSA-Bestimmung durchgeführt. Sechs von 20 Patienten hatten eine positive Zytologie zwölf Monate nach der Strahlentherapie, 3 Patienten entwickelten eine klinische Progression. Ein Patient hatte Knochenmetastasen (Zytologie negativ), 2 Patienten mit positiver Kontrollzytologie wurden durch Lymphknoten bzw. Lokalrezidiv progredient. Der Patient mit der Lymphknotenmetastasierung gehörte zur Gruppe der Nicht-Lymphadenektomierten.

Bei allen 3 Patienten mit Progression wurde eine Orchiektomie durchgeführt. Die Komplikationen waren bei 10 von 48 Afterloadingsitzungen Makrohämaturie, ein Patient klagte über mehrere Wochen andauernde urethritische Beschwerden. Ansonsten waren keinerlei Nebenwirkungen zu verzeichnen, insbesondere kein einziger Fall von Strahlenproktitis.

Diskussion

Gegenüber der perkutanen Hochvolttherapie bietet die Brachytherapie der Prostata einige Vorteile bezüglich der Schonung von Normalgewebe und einer gesteigerten Tumordosis. Zur Brachytherapie der Prostata werden verschiedene Isotope angewandt (Abb. 2). So wird Jod 125 als Dauerimplantat verwendet, wobei eine Dosis von über 200 Gy innerhalb eines Jahres appliziert wird. Die niedrige Energie von Jod und die räumlich meist ungleichmäßige Plazierung der seeds bedingen eine inhomogene Strahlungsverteilung in der Prostata mit daraus resultierenden kalten Zonen. Eine „Low-dose-rate" kann auch zu einer Repopulation von Tumorzellen mit kurzem Zellzyklus führen, wie sie bei hochdifferenzierten Prostatakarzinomen vorkommen können. Gold 198 hat den Vorteil einer größeren Halbwertstiefe im Gewebe, führt jedoch auch zu größeren Strahlenrisiken, insbesondere für das Personal. Iridium 192 ist ein Gammastrahler mit einer Gewebehalbwertstiefe von 6,5 cm und kann in „High-dose-rate" angewandt werden.

Die „High-dose-rate"-Technik ist die für das Personal und die Umgebung des Patienten schonendste Technik, da die Bestrahlung in einem geschlossenen

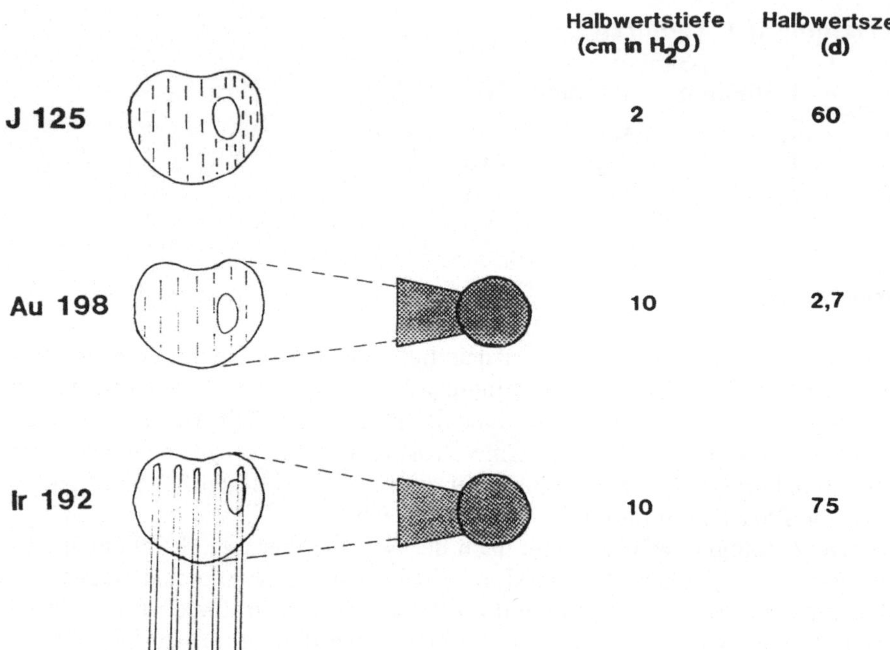

Abb. 2. Gegenüberstellung der physikalischen Daten der drei wichtigsten zur interstitiellen Therapie verwendeten Radioisotope

Strahlen-OP erfolgt und keine dauernde Strahlenquelle im Patienten zurückbleibt. Durch das spezielle computerisierte Bestrahlungsprogramm kann die resultierende Dosisverteilung individuell optimiert werden, wobei die Zahl der Haltepunkte und die Dauer der Ansteuerung der Nadeln abhängig von der Aktivität der Strahlenquelle und der aktuellen Nadellage variiert werden kann. Ein großer Vorteil unseres Schemas liegt in der geringeren Bindung des Patienten an das Krankenhaus. Bei üblicher Perkutantherapie beträgt die Therapiedauer 7 Wochen. Bei unserer Technik erfolgt eine stationäre Behandlung nur an den beiden Afterloadingtagen. Die ambulante perkutane Bestrahlung dauert nur ca. 3 Wochen. Bei der noch geringen Patientenzahl und der zu kurzen Nachuntersuchungszeit ist es zu früh, über einen möglichen Überlebensvorteil der behandelten Patienten zu urteilen. Wenn jedoch davon ausgegangen wird, daß das Risiko der Fernmetastasierung von der lokalen Tumorkontrolle abhängt, sind die Ergebnisse mit 70% zytologisch belegter Tumorkontrolle nach einem Jahr ermutigend. Wir glauben, daß die Effizienz dieser, für den Patienten und die Umgebung schonenden Art der interstitiellen Strahlentherapie in Kombination mit lokaler Hyperthermie noch erhöht werden kann.

Therapie nach radikaler Prostatektomie

M. WIRTH

Einleitung

Wenn über die Bedeutung adjuvanter Therapieformen nach der radikalen Prostatektomie referiert werden soll, ist es zunächst unerläßlich, die Gruppe der Patienten zu definieren, die eine solche Behandlung benötigen. Bei Patienten, die nach radikaler Prostatektomie wegen eines Prostatakarzinoms eine der Normalbevölkerung entsprechende Lebenserwartung haben, sind adjuvante Therapieformen unnötig. Untersuchungen am Krankengut der Urologischen Klinik der Universität Würzburg zeigen, daß Patienten im Stadium A und B nach radikaler Prostatektomie eine Lebenserwartung haben, die sogar die der gleichaltrigen männlichen Bevölkerung übertrifft. Von 79 Patienten mit einer mehr als 10jährigen tatsächlichen Verlaufsbeobachtung nach radikaler Prostatektomie wegen eines Prostatakarzinoms waren nach 10 Jahren noch 73,4% am Leben. Die erwartete Rate für die gleichaltrige männliche Bevölkerung liegt nur bei 69,9%. Ähnlich gute Langzeitergebnisse nach radikaler Prostatektomie im Stadium A und B werden auch in der Literatur berichtet (Tabelle 1). Eine adjuvante Therapie ist deshalb im Tumorstadium A und B sicher nicht angezeigt.

Tabelle 1. 10-Jahres-Überlebensraten nach radikaler Prostatektomie im Stadium A und B

Autor		Tumorstadium	10-Jahres-Überlebensrate
Gilbertson	(1971)	A/B	69%
Culp u. Meyer	(1973)	A/B	72%
Schroeder u. Belt	(1975)	A/B	61%
Boxer et al.	(1977)	A/B	67%
White et al.	(1977)	A/B	64%
Correa et al.	(1977)	A/B	79%
Walsh u. Jewett	(1980)	A/B	75%
Zincke et al.	(1981)	A/B	71%
Elder et al.	(1982)	A/B	65%
Gibbons et al.	(1984)	A/B	74%
Univ. Würzburg	(1990)	A/B	73%

Urologische Klinik und Poliklinik der Universität Würzburg, Josef-Schneider-Str. 2, D-8700 Würzburg.

Prostatakarzinom: Stadium C

Patienten mit einem Prostatakarzinom im Stadium C haben auch nach radikaler Prostatektomie aufgrund der fortgeschrittenen Tumorerkrankung eine etwas verminderte Lebenserwartung. Dies zeigen gleichfalls die 10-Jahres-Überlebensraten des Krankengutes der Urologischen Klinik der Universität Würzburg. Von 21 Patienten im Stadium C waren 10 Jahre nach der radikalen Prostatektomie noch 57% am Leben. Die berechnete Rate für die gleichaltrige männliche Bevölkerung lag dagegen bei 69,9%. In der Literatur werden ebenfalls im Stadium C deutlich schlechtere Überlebensraten nach radikaler Prostatektomie im Vergleich zum Tumorstadium A und B berichtet (Tabelle 2). Hierbei muß jedoch erwähnt werden, daß Elder et al. [8] sowie Schellhammer [14] keine Staging Lymphadenektomie durchführten und somit Patienten mit Lymphknotenmetastasen in ihren Fällen mit klinischem Stadium C eingeschlossen sind. Beim Krankengut der Urologischen Klinik der Universität Würzburg wurde dagegen mit Ausnahme der ersten 7 Fäle bei allen Patienten eine pelvine Lymphadenektomie als Staging-Operation durchgeführt und Patienten mit Lymphknotenmetastasen wurden ausgeschlossen.

Tabelle 2. Ergebnisse der radikalen Prostatektomie beim Prostatakarzinom im Stadium C

Autoren	n	Überlebensrate		Statistik
		10 Jahre	15 Jahre	
Elder et al. (1982)	35	40%	13%	beobachtet
Anscher u. Prosnitz (1987)*	113	63%	21%	berechnet
Schellhammer (1988)	13	54%	11%	beobachtet
Univ. Würzburg (1990)*	21	57%	–	beobachtet

* mit pelviner Lymphknotendissektion

Insgesamt könnte jedoch aufgrund der schlechteren Ergebnisse der radikalen Prostatektomie im Stadium C im Vergleich zum Stadium A und B eine Indikation zu adjuvanten Maßnahmen gegeben sein. Bei der Suche nach Selektionskriterien, um die Gruppe der Patienten herauszufinden, die ein erhöhtes Tumorprogressionsrisiko im Stadium C haben, wurden verschiedene Parameter untersucht. Als ein schlechtes prognostisches Zeichen hat sich dabei ein Befall der Samenblasen durch das Prostatakarzinom erwiesen. Paulson et al. [13], Bosch et al. [2] sowie Catalona et al. [4] konnten dies in ihren Studien beweisen (Tabelle 3). Patienten mit positiven Operationsrändern nach radikaler Prostatektomie haben ebenfalls eine ungünstigere Prognose. Bosch et al. [2] sowie Paulson et al. [13] konnten in ihren Untersuchungen zeigen, daß bei Vorliegen von positiven Operationsrändern Tumorrezidive gehäuft auftraten (Tabelle 4). Das Tumorgrading kann ebenfalls als prognostischer Faktor herangezogen werden. Patienten mit undifferenzierten Tumoren weisen deutlich schlechtere 10-Jahres-Überlebensraten im Vergleich zu Patienten mit gut differenzierten Tumoren auf (Tabelle 5).

Tabelle 3. Einfluß eines Samenblasenbefalls auf ein Tumorrezidiv im Stadium $pT_3pN_0M_0$

Autor	n	Tumorrezidiv Samenblasen +	Samenblasen −
Paulson et al. (1986)	57	7/23	8/105
Bosch et al. (1987)	29	5/12	3/17
Catalona et al. (1988)	9	1/3	1/6
gesamt		13/38 (34%)	12/128 (11%)

Tabelle 4. Einfluß positiver Operationsränder auf die Prognose nach radikaler Prostatektomie

	positive Operationsränder n	Rezidiv	negative Operationsränder n	Rezidiv
Paulson et al. (1986)	29	5 (15%)	99	10 (9%)
Bosch et al. (1987)	12	5 (42%)	17	2 (12%)

Tabelle 5. Überlebensrate nach radikaler Prostatektomie in Abhängigkeit vom Tumorgrad

Autor		Stadium	10-Jahres-Überlebensrate n (%) Tumorgrad hoch diff.	mäßig diff.	niedrig diff.
Culp	(1968)	B	21 (90%)	41 (61%)	–
Boxer et al.	(1977)	A–C	75 (56%)	38 (53%)	8 (0%)
Zincke et al.	(1981)	$A-D_1$	31 (96%)	268 (77%)	41 (60%)
Schellhammer	(1988)	A–C	15 (87%)	15 (73%)	8 (25%)

Ein weiterer wichtiger Parameter scheint die DNA-Ploidie beim Prostatakarzinom darzustellen. In Untersuchungen der eigenen Klinik konnte gezeigt werden, daß die Wahrscheinlichkeit keiner Progression nach radikaler Prostatektomie im Stadium C bei diploiden Tumoren am niedrigsten und bei Patienten mit aneuploiden und tetraploiden Tumoren am höchsten ist (Tabelle 6). Dabei betrug die minimale Nachbeobachtungszeit in dieser Studie 6 Jahre und die maximale Nachbeobachtungszeit 10 Jahre.

Eine mögliche Indikation für eine adjuvante Therapie nach radikaler Prostatektomie erscheint entsprechend den vorliegenden Daten insgesamt bei Tumoren des Stadiums C gegeben und hier insbesondere bei den Karzinomen mit pathologischem DNA Ploidiemuster, positiven Operationsrändern, Inva-

Tabelle 6. Tumorrezidiv nach radikaler Prostatektomie in Abhängigkeit von der DNA-Ploidie Prostatakarzinom: Stadium C

		Tumorrezidiv	
	n	n	%
Diploid	31	3	(9,7)
Tetraploid	5	4	(80)
Aneuploid	6	3	(50)

sion der Samenblasen, einem Kapseldurchbruch und bei niedrig differenzierten Tumoren. Ein weiterer sehr wichtiger Parameter für eine adjuvante Therapie ist der postoperative Serumwert des prostataspezifischen Antigens. Bei Patienten, die nach radikaler Prostatektomie weiterhin PSA-Werte von über 0,5 ng/ml aufweisen, ist mit einem Tumorrezidiv zu rechnen und adjuvante Maßnahmen sind angezeigt.

Betrachtet man nun die 10-Jahres-Überlebensraten nach alleiniger radikaler Prostatektomie im Stadium C ohne adjuvante Therapie, so liegen diese zwischen 40 und 63% und die 15-Jahres-Überlebensraten zwischen 11 und 21% (s. Tabelle 2). Elder et al. [8] und Schellhammer [14] führten jedoch keine Lymphadenektomie durch, so daß auch hier Patienten im Stadium D_1 mit Lymphknotenmetastasen eingeschlossen sein können. Zur adjuvanten Therapie in Form einer Hormontherapie liegen keine verläßlichen Daten vor, da in praktisch allen Studien immer nur ein Teil der Patienten hormonell behandelt wurde (Tabelle 7). Des weiteren sind die Überlebensraten teilweise beobachtet und in anderen Fällen nur berechnet. Nur Zincke et al. [20] nahmen beispielsweise eine Staging-Lymphadenektomie vor. In die Studie von Zincke et al. [20] sind jedoch auch einige Patienten eingeschlossen, die Diäthylstilböstrol erhiel-

Tabelle 7. Ergebnisse der radikalen Prostatektomie beim Prostatakarzinom im Stadium C mit adjuvanter Therapie

Autoren	n	Adjuvante Therapie (n)	Überlebensrate 10 Jahre	Überlebensrate 15 Jahre	Statistik
Jewett et al. (1986)	17	DES (4/17)	–	6%	beobachtet
Schröder u. Belt (1975)	213	DES (+)	36%	20%	berechnet
Boxer et al. (1977)	94	DES (+)	29%	–	berechnet
Zincke et al. (1981)*	50	DES (++) Radiother.	70%	–	berechnet
Flocks (1973)	69	AU 198 (69)	67%	28%	beobachtet
Anscher u. Prosnitz (1987)*	46	DES (46) Radiother.	90%	90%	berechnet

* mit pelviner Lymphknotendissektion; + nicht alle Patienten erhielten DES; ++ nicht alle Patienten erhielten DES oder Radiotherapie

ten oder radiotherapeutisch behandelt wurden. Die 10-Jahres-Überlebensraten sind jedoch in diesen hier dargestellten Studien mit einer adjuvanten Hormontherapie, mit Ausnahme der von Zincke et al. [20] berichteten Ergebnisse, nicht wesentlich besser als bei alleiniger radikaler Prostatektomie.

Betrachten wir nun die Patienten, die zusätzlich eine lokale Strahlentherapie erhielten, so berichtete Flocks [9] über eine 10-Jahres-Überlebensrate von 67% und nach 15 Jahren von 28% bei zusätzlicher AU-198 Therapie. Anscher u. Prosnitz [1] geben berechnete 10- und 15-Jahres-Überlebensraten bei 46 Patienten von 90% nach zusätzlicher externer Radiotherapie an. Diese Daten sind in der Literatur unübertroffen. Wird das Krankengut von Anscher u. Prosnitz [1] jedoch etwas genauer betrachtet, so fällt auf, daß bei diesen 46 Patienten, die eine zusätzliche lokale Strahlentherapie erhielten, lokale Tumorrezidive sehr viel seltener auftraten als bei den 113 Patienten, über die auch Anscher u. Prosnitz [1] berichteten, die nur radikal prostatektomiert wurden mit 25% versus 4%, wobei 25% Lokalrezidive nach radikaler Prostatektomie im Vergleich zur Literatur ein sehr hoher Wert ist. Betrachtet man jedoch die Häufigkeit von Fernmetastasen, so zeigt sich ein anderes Bild. Patienten nach radikaler Prostatektomie allein entwickelten in 15% der Fälle Fernmetastasen. Nach radikaler Prostatektomie und Radiotherapie wurden dagegen in 28% Fernmetastasen beobachtet. Da die Fernmetastasen die Prognose der Patienten bestimmen, erscheinen deshalb diese von Anscher u. Prosnitz [1] berechneten hervorragenden Ergebnisse der adjuvanten Strahlentherapie in Bezug auf die Lebenserwartung zumindest zweifelhaft.

Insgesamt folgt deshalb aus diesen Daten, daß beim Prostatakarzinom im Stadium C möglicherweise die Hormontherapie einen positiven Einfluß haben könnte. Die lokale Strahlentherapie nach radikaler Prostatektomie erscheint jedoch von geringer Bedeutung, was die Überlebensrate der Patienten betrifft.

Prostatakarzinom: Stadium D_1

Wird eine radikale Prostatektomie zur lokalen Tumorkontrolle auch bei Patienten mit lokoregionären Lymphknotenmetastasen (Stadium D_1) vorgenommen, so konnte in Untersuchungen des Krankengutes der Urologischen Klinik der Universität Würzburg gezeigt werden, daß von 8 Patienten im Stadium D_1 nach radikaler Prostatektomie nach 10 Jahren nur noch 2 am Leben waren. Alle 8 Patienten erhielten jedoch unmittelbar nach radikaler Prostatektomie eine adjuvante Therapie in Form der bilateralen Orchiektomie. Die Tatsache, daß immerhin 2 von 8 Patienten mit einem metastasierten Tumor jedoch 10 Jahre überlebten, läßt vermuten, daß zumindest diese 2 Patienten Vorteile von der Behandlung hatten. Werden nun die Daten der Mayo Clinic betrachtet, das ist die Institution, die hier die größte Erfahrung besitzt, so zeigt sich, daß eine frühzeitige Orchiektomie die Prognose entscheidend beeinflußt. Zincke [19] berichtete im Jahre 1989, daß Patienten, die nach radikaler Prostatektomie im Stadium D_1 orchiektomiert wurden, zu annähernd 80% eine berechnete 10-Jahres-Rezidivfreiheit aufweisen, während Patienten, die keine Orchiektomie erhielten, nach 10 Jahren nur in ca. 40% kein Tumorrezidiv hatten. Aus diesen Daten geht hervor, daß im Stadium D_1 nach radikaler Prostatektomie eine adjuvante Therapie unerläßlich ist. Die alleinige Orchiektomie scheint jedoch auch hier nicht auszureichen.

Wertigkeit der Chemotherapie

Da die Chemotherapie beim fortgeschrittenen, hormonrefraktären Prostatakarzinom bisher nur unbefriedigende Ergebnisse erbrachte, wurde diese Therapieform in der Vergangenheit als adjuvante Therapie nur vereinzelt eingesetzt. Partielle und in sehr seltenen Fällen komplette Remissionen bei Chemotherapie hormonrefraktärer Patienten mit einem metastasierten Prostatakarzinom können jedoch nur in etwa bis zu 30% erwartet werden [18].

Ausblick

Um in Zukunft auch bei lokal fortgeschrittenen Stadien des Prostatakarzinoms (Stadium C und D_1) möglicherweise bessere Behandlungsergebnisse erzielen zu können, müssen prospektive randomisierte Untersuchungen zum Wert einer adjuvanten Therapie nach radikaler Prostatektomie durchgeführt werden. Die bisher vorliegenden retrospektiven Studien sind hierzu ungeeignet. In diesen prospektiven Studien sollte überprüft werden, inwieweit durch eine zusätzliche hormonelle Behandlung, eine Chemotherapie oder eine Kombination aus beiden Verfahren eine bessere Tumorkontrolle nach Entfernung des Primärtumors ermöglicht wird. Die Tatsache, daß die Chemotherapie bei weit fortgeschrittenen, vorbehandelten Tumoren bei Patienten mit einer z.T. erheblich eingeschränkten Knochenmarksreserve bisher nicht die gewünschten Ergebnisse erbrachte, sollte hier zwar beachtet werden, jedoch einen solchen Therapieansatz im Rahmen einer Studie nicht von vorneherein ausschließen.

Literatur

1. Anscher MS, Prosnitz LR (1987) Postoperative radiotherapy for patients with carcinoma of the prostate undergoing radical prostatectomy with positive surgical margins, seminal vesicle involvement and/or penetration through the capsule. J Urol 138:1407
2. Bosch RJLH, Kurth KH, Schroeder FH (1987) Surgical treatment of locally advanced (T_3) prostatic carcinoma: Early results. J Urol 138:816
3. Boxer RJ, Kaufman JJ, Goodwin WE (1977) Radical prostatectomy for carcinoma of the prostate: 1951–1976, a review of 329 patients. J Urol 117:208
4. Catalona WJ, Miller DR, Karoussi LR (1988) Intermediate term survival results in clinically understaged prostate cancer patients following radical prostatectomy. J Urol 140:540
5. Correa RJ jr, Gibbons RP, Cummings KB, Mason JT (1977) Total prostatectomy for stage B carcinoma of the prostate. J Urol 117:328

6. Culp OS (1968) Radical perineal prostatectomy: Its past, present and possible future. J Urol 98:618
7. Culp OS, Meyer JJ (1973) Radical prostatectomy in the treatment of prostatic cancer. Cancer 32:1113
8. Elder JS, Jewett HJ, Walsh PC (1982) Radical perineal prostatectomy for clinical stage B_2 carcinoma of the prostate. J Urol 127:704
9. Flocks RH (1973) The treatment of stage C prostatic cancer with special reference to combined surgical and radiation therapy. J Urol 109:461
10. Gibbons RP, Correa RJ jr, Brannen GE, Mason JT (1984) Total prostatectomy for localized prostatic cancer. J Urol 131:73
11. Gilbertson VA (1971) Cancer of the prostate gland: Results of early diagnosis and therapy undertaken for cure of disease. JAMA 215:81
12. Jewett HJ, Bridge RW, Gray JF, Shelley WM (1968) The palpable nodule of prostatic cancer: Results 15 years after radical excision. JAMA 203:403
13. Paulson DF, Stone AR, Walther PJ, Tucker JA, Cox EB (1986) Radical prostatectomy: Anatomical predictors of success or failure. J Urol 136:1041
14. Schellhammer PF (1988) Radical prostatectomy. Patterns of local failure and survival in 67 patients. Urology 31:191
15. Schroeder FH, Belt E (1975) Carcinoma of the prostate: A study of 213 patients with stage C tumors treated by total perineal prostatectomy. J Urol 114:257
16. Walsh PC, Jewett HJ (1980) Radical surgery for prostate cancer. Cancer 45:1906
17. White RD, Paulson DF, Glenn JR (1977) The clinical spectrum of prostate cancer. J Urol 117:323
18. Wirth MP (1990) Wertigkeit der Chemotherapie in der Behandlung des fortgeschrittenen Prostatakarzinoms. In: Frohmüller HGW, Wirth MP (Hrsg) Behandlung des fortgeschrittenen Prostatakarzinoms. Springer, Berlin Heidelberg New York Tokyo, S 14
19. Zincke H (1989) Extended experience with surgical treatment of stage D_1 adenocarcinoma of prostate. Urology 33:27
20. Zincke H, Fleming TR, Furlow WL, Myers RP, Utz DC (1981) Radical retropubic prostatectomy and pelvic lymphadenectomy for high stage cancer of the prostate. Cancer 47:1901

Streßharninkontinenz

Streßinkontinenz bei Harnröhrenhypotonie – Urodynamik und Klinik 1 Jahr nach Burch-Kolposuspension

K. Obermayr und H. Heidler

Von der Neurourologie her wissen wir, daß eine Harnröhrenhypotonie Ursache einer Belastungs = Streßinkontinenz sein kann. Diese Streßinkontinenz, durch Harnröhrenhypotonie bedingt, kommt nun auch bei der nicht-neurogenen Inkontinenz der Frau vor und stellt aus verschiedenen Gründen eine *problematische* Krankheit dar.

Während allgemein für die Hypotonie-bedingte Streßinkontinenz eine Häufigkeit von 15–20% angegeben wird [1], liegt dieser Prozentsatz bei der Rezidivstreßinkontinenz bei bis zu 36% [1, 2, 7]. Diese Streßinkontinenzform ist nun mit einer Versagerquote der operativen Therapie in der Literatur mit über 50% sehr hoch [1]. Somit wurde der Harnröhrenhypotonie als gravierender Faktor einer Streßinkontinenzoperation von urologischer und auch von gynäkologischer Seite insofern Rechnung getragen, als in solchen Fällen Überkorrekturen oder zusätzliche Maßnahmen wie Schlingenverfahren empfohlen wurden. Wie Ulmsten [7] schon 1976 zeigen konnte, führen vaginale Operationsverfahren unter Umständen sogar zur Verschlechterung der Harnröhrenhypotonie.

Was ist unter der Harnröhrenhypotonie zu verstehen?

Der Harnröhrentonus entspricht der Wandspannung der Harnröhre, die den intraurethralen Verschlußdruck in Ruhe aufbaut und einer Dehnung entgegenwirkt [6]. Liegt nun ein verminderter maximaler Harnröhrenverschlußdruck von weniger als 30 cm H_2O vor, so sprechen wir von einer *Harnröhrenhypotonie* [4, 5].

Bei der Betrachtung des Harnröhrenverschlusses unter Belastung im Sinne des hier aufgezeigten 3-Komponenten-Mechanismus: 1. Harnröhrentonus, 2. passive Drucktransmission, 3. reflektorische Drucktransmission [3], kann abgeleitet werden, daß bereits *eine* pathologische Komponente, wie hier der verminderte Harnröhrentonus, zur Streßinkontinenz führen kann. Die diagnostische Evaluierung dieser 3 Komponenten erfolgt einerseits durch das Harnröhrendruckprofil in Ruhe und andererseits unter Belastung.

Urologische Abteilung, Allg. Krankenhaus Linz, Krankenhausstr. 9, A-4020 Linz.

Entsprechend der o. a. Definition wurden nun 1988 5 Patientinnen mit einer Rezidivstreßinkontinenz ohne ausgeprägten Descensus bei Zustand nach Hysterektomie und vorderer Plastik einer Burch-Kolposuspension zugeführt. Das Durchschnittsalter betrug 54 Jahre, klinisch fand sich 2mal eine Streßinkontinenz Grad I, 3mal eine Streßinkontinenz Grad II (nach Ingelman-Sundberg). Der durchschnittliche maximale Harnröhrenverschlußdruck betrug 23 cm H_2O (Bereich von 16–30 cm H_2O). Die reflektorische Drucktransmission befand sich 3mal im Normalbereich von 75–90%, 2mal wurde eine verminderte reflektorische Drucktransmission von unter 75% festgestellt.

Ein Jahr postoperativ konnten *folgende Ergebnisse* festgestellt werden:

4 von 5 Patientinnen waren klinisch trocken, eine Patientin litt weiterhin an einer Streßinkontinenz Grad I. Der maximale Harnröhrenverschlußdruck bei den kontinenten Patientinnen betrug nun 49 cm H_2O mit einem Bereich von 39–62 cm H_2O, während die eine inkontinente Patientin einen maximalen Harnröhrenverschlußdruck von weiterhin nur 12 cm H_2O aufwies. Auch die reflektorische Drucktransmission befand sich bei allen 4 kontinenten Patientinnen im Normbereich mit durchschnittlich 90%, reichend von 85–100%, während die streßinkontinente Patientin postoperativ weiterhin eine verminderte reflektorische Drucktransmission von 40% aufwies. Bei dieser Patientin ist erwähnenswert, daß sie 6 Monate postoperativ bei einer Kontrolluntersuchung sowohl klinisch keine Inkontinenz angab, als auch urodynamisch eine Normalisierung der Harnröhrenhypotonie aufwies, bei der Untersuchung 1 Jahr postoperativ es jedoch zur Verschlechterung, sowohl der Klinik als auch Urodynamik kam. Dieses Beispiel untermauert die Forderung nach Beurteilung einer Inkontinenztherapie frühestens nach einem Jahr.

Für die Normalisierung des maximalen Harnröhrenverschlußdruckes bei den kontinenten Patientinnen kommt einerseits die Dehnung der Harnröhre als auch die Kompression der Harnröhre durch die Burch-Kolposuspension in Frage.

An Komplikationen fand sich einmal eine Restharnmenge von über 200 ml, so daß über 3 Wochen ein intermittierender Katheterismus erforderlich war.

Zusammenfassung

1. In diesem problematischen Krankengut der Rezidivstreßinkontinenz durch Harnröhrenhypotonie konnte durch die Burch-Kolposuspension in 4 von 5 Patientinnen Kontinenz erzielt werden.
2. Bei den erfolgreich operierten Patientinnen zeigte sich urodynamisch eine Normalisierung der Harnröhrenhypotonie und der eventuell bestehenden verminderten reflektorischen Drucktransmission, somit in kompletter Übereinstimmung mit dem klinischen Ergebnis. Somit zeigte sich, daß uns mit Bestimmung der 3 Komponenten des Harnröhrenverschlusses Parameter zur Verfügung stehen, die in relevanter Weise mit der Klinik konform gehen und meßbare Veränderungen zeigen.

Literatur

1. Bergmann A, Koonings PP, Ballard ChA (1989) Stress urinary incontinence of low urethral pressure type: one year follow-up with the Ball-Burch procedure. Proc 19th Annual meeting Int Continence Soc, Ljubljana 1989
2. Heidler H, Köck H (1979) Streßinkontinenz: Indikation und Ergebnisse der konservativen Therapie mit dem Alpha-Symphatikomimetikum Midodrin. Akt Urol 10:163–168
3. Heidler H (1986) Die Rolle der quergestreiften Sphinktermuskulatur für die Speicherfunktion der Blase und ihre Beeinflußbarkeit durch Biofeedback. Veröffentlichungen der Universität Innsbruck, 157, 114ff, Kommissionsverlag Wagner'sche Universitätsbuchhandlung Innsbruck
4. Jonas U, Petri E, Banse P (1978) Evaluation by computer of urodynamic studies. Urol Res 6:141
5. Mortensen S, Kierulff S, Djurhuus C, Frimødt Møller (1977) A planimetric study of the female urethral pressure profile. Proc 7th Annual Meeting Int Continence Soc, Ljubljana 1977
6. Tanagho EA, Shmith DR (1968) Mechanism of urinary continence. 1) Embryologic, anatomic and pathologic considerations. J Urol 100:640–646
7. Ulmsten U (1976) Aspects of the value of preoperative simultaneous urethrocystometry and urethra pressure profile, measurements in women with stress urinary incontinence. Proc 6th Annual Meeting Int Continence Soc, Antwerpen 1976

Ergebnisse der Nadelsuspensionsplastik zur Behandlung der Streßharninkontinenz der Frau

W. Kropp, H. Leyh, T. Boemers und R. Hartung

Einleitung

Zur Behandlung der Streßharninkontinenz bei Frauen haben sich neben den suprapubischen Suspensionsoperationen [1, 2] zwischenzeitlich verschiedene Methoden der Nadelsuspensionsplastiken [3, 4, 5] fest etabliert. Wir berichten im folgenden über unsere bisherigen Ergebnisse mit der Nadelsuspensionsplastik.

Material und Methode

Wir berichten über 55 Frauen im Alter von 36–83 Jahren (Mittel: 55,8 Jahre), die innerhalb der letzten 2 Jahre (Zeitraum: 11/87–12/89, Followup: 1–25 Monate, Mittel: 13,2 Monate) wegen einer Streßharninkontinenz (Grad I: 6, Grad II: 45, Grad III: 4) mittels Nadelsuspensionsplastik (OP nach Stamey: 26, OP nach Raz: 29) behandelt wurden.

Die präoperative urodynamische Untersuchung ergab in 15/55 Fällen (27%) Zeichen der Detruserinstabilität (Urge); eine Zystozele lag in 26/55 Fällen (47%) vor. Von den 55 Frauen waren 33 hysterektomiert (60%) und 19/55 Patientinnen (34,5%) waren früher schon ein- bis zweimal wegen einer Streßharninkontinenz operiert worden.

Die postoperative Harnableitung erfolgte in allen Fällen über einen suprapubischen Blasenpunktionsfistelkatheter; prophylaktisch erhielten alle Patientinnen ein Antibiotikum. Der Versuch der Spontanmiktion erfolgte ab dem 5. postoperativen Tag; der suprapubische Katheter wurde bei weitgehend restharnfreier Blasenentleerung entfernt.

Das Operationsergebnis wurde als erfolgreich beurteilt, wenn bei voller Blase keine Zeichen einer Streßharninkontinenz nachweisbar waren.

Urologische Klinik und Poliklinik der Technischen Universität München, Klinikum rechts der Isar, Ismaninger Str. 22, D-8000 München 80.

Ergebnisse

47/55 Patientinnen sind zwischenzeitlich voll kontinent; dies entspricht einer Erfolgsrate von 85,4%.

Der suprapubische Katheter konnte in 44/55 Fällen (80%) innerhalb der ersten 10 Tage nach der Operation entfernt werden. Bei 7/55 Patientinnen (12,7%) blieb der Katheter bis zu 3 Wochen, in 4 Fällen (7,3%) bis maximal 41 Tage liegen.

Komplikationen traten insgesamt bei 6 Patientinnen (10,9%) auf. Dabei handelte es sich in 1 Fall um eine Harnröhrenscheidenfistel nach Suspensionsplastik nach Raz, kombiniert mit Faszieninterponat bei einer Streßharninkontinenz Grad III; bei einer weiteren Patientin kam es bei Z. n. vorausgegangener Suspensionsplastik (MMK) zu einer Blaseneröffnung, die durch sofortigen Verschluß problemlos ausheilte. In 1 Fall mußte ein postoperativ entstandenes ausgeprägtes Beckenhämatom ausgeräumt werden. In 3 Fällen wurden Wundinfektionen behandelt, die bei 2 Fällen unter konservativ-antiphlogistischer Therapie zur Abheilung kamen; lediglich in 1 Fall mußte ein Subkutanabszeß gespalten werden. Demnach mußten in 3/55 Fällen (5,4%) Komplikationen operativ behandelt werden.

8 Patientinnen (14,6%) berichteten über persistierende oder wieder neu aufgetretene Streßharninkontinenz. Davon wurden 2 Patientinnen, die primär nach der Stamey-Methode operiert worden waren, zwischenzeitlich erfolgreich nach Raz operiert. 6 Patientinnen befinden sich derzeit noch in der Abklärung.

Diskussion

Die Nadelsuspensionsplastik stellt bei geringem operativem Trauma ein sicheres Verfahren zur Behandlung der Streßharninkontinenz der Frau dar.

Trotz anfänglicher Lernkurve ist unser Gesamtergebnis sehr befriedigend. Schwerwiegende Komplikationen wurden hauptsächlich bei den Patientinnen beobachtet, die bereits mehrfach voroperiert waren und bei denen die ansonsten eindeutige Anatomie durch Narbenbildung stark verändert war.

Trotz Verwendung eines Dacronstückes zur Sicherung der Suspensionsnähte kam es bei dem oft sehr ausgedünnten Gewebe zum Durchschneiden der Naht. Ein viel sichereres Verfahren scheint das Legen einer Helix-Naht unter gleichzeitigem Fassen der Fascia pubocervicalis und Scheidenwand (ohne Mukosa) zu sein.

Bei dem hohen Anteil einer gleichzeitig vorhandenen Zystozele bietet sich die „4-corner suspension" nach Raz [6] als Methode der Wahl an. Bei exakter Präparation erlaubt dieses Verfahren eine optimale Darstellung der anatomischen Strukturen und gewährleistet so die Wiederherstellung eines Blasenhalsurethrawinkels unter gleichzeitiger Beseitigung einer vorhandenen Zystozele (Abb. 1).

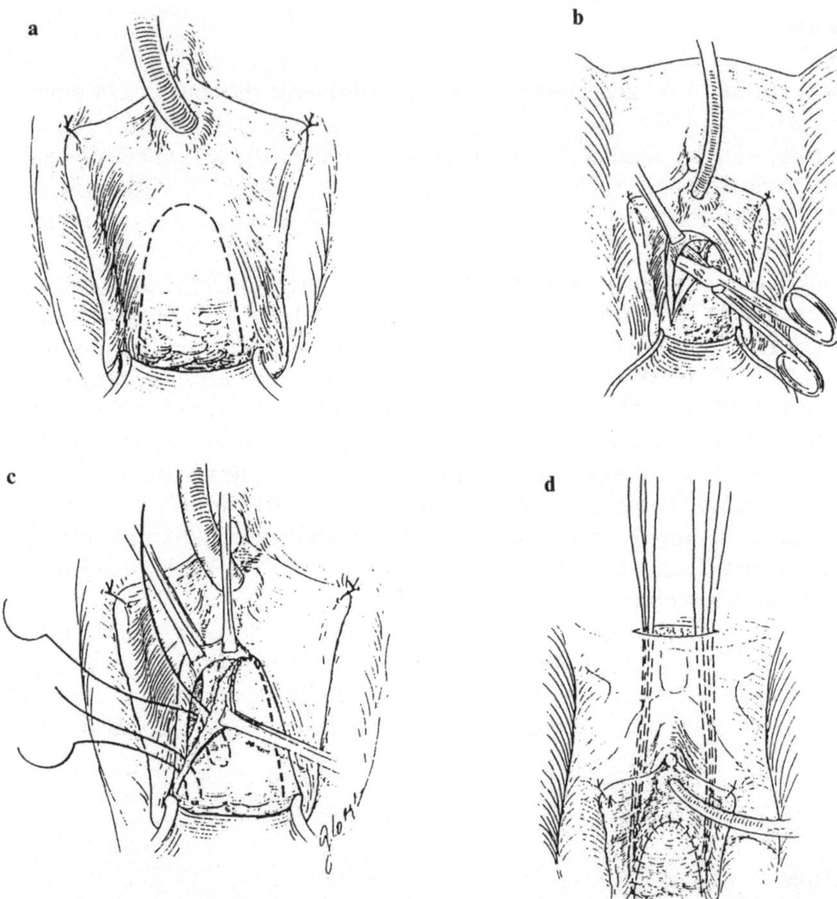

Abb. 1 a–d. Nadelsuspensionsplastik Four-Corner-Technik nach Raz [6]. Umgekehrt U-förmige Inzision der vorderen Vaginalwand (**a**), Präparation zwischen Periurethralfaszie und Beckenboden (**b**), Plazieren von je 2 Paar Suspensionsnähten auf jeder Seite (**c**), Hochführen und Knüpfen der Suspensionsfäden über der Rektusfaszie (**d**).

Zusammenfassend bestätigen unsere Ergebnisse mit einer Erfolgsrate von 85% und Komplikationsrate von 10% die Nadelsuspensionsplastik als Methode der Wahl zur Behandlung der Streßharninkontinenz der Frau. Allerdings sollten dabei die inzwischen vorgestellten, verschiedenen Operationsvarianten den jeweiligen vorliegenden anatomischen Veränderungen adaptiert eingesetzt werden.

Literatur

1. Burch JC (1961) Urethrovaginal fixation to Cooper's ligament for correction of stress incontinence, cystocele, and prolapse. Amer J Obst Gynec 81:281
2. Marshall VF, Marchetti AA, Krantz KE (1949) The correction of stress incontinence by simple vesicourethral suspension. Surg, Gynec & Obst 88:590
3. Pereyra AJ, Lebherz TB (1967) Combined urethrovesical suspension and vaginourethroplasty for correction or urinary stress incontinence. Obst Gynec 30:537
4. Stamey TA (1973) Endoscopic suspension of the vesical neck for urinary incontinence. Surg, Gynec & Obst 136:547
5. Raz S (1981) Modified bladder neck suspension for female stress incontinence. Urology 17:82
6. Raz S, Klutke C, Golomb J (1989) Four-corner bladder and urethral suspension for moderate cystocele. J Urol 142:712

Langzeitergebnisse der Faszienzügelplastik bei Patientinnen mit Harnstreßinkontinenz

S. C. MÜLLER, E. JENNY, L. MOLLING und R. HOHENFELLNER

Die Tatsache, daß zur Therapie der weiblichen Harninkontinenz mehr als 200 Operationsverfahren und Modifikationen beschrieben wurden, weist darauf hin, daß wir auch heute noch sehr wenig über Ätiologie und pathogenetische Faktoren dieses Krankheitsbildes wissen.

Obwohl fast für alle Operationsverfahren in der Literatur Erfolgsquoten von über 90% zu finden sind, lassen sich die Ergebnisse wegen der kleinen Kollektive, der unterschiedlichen Selektion und der oft fehlenden Nachkontrolle schwer untereinander vergleichen. Die Erfahrung hat jedoch gezeigt, daß die rein vaginalen Operationsverfahren (z.B. Vordere Kolporraphie, Pubococzygealplastik nach Ingelmann-Sundberg) bei längerem Follow-up in über 70% versagen. Während Urologen schon immer die retropubischen Verfahren bevorzugten, läßt sich dies auch in zunehmendem Maße bei gynäkologischen Kollegen erkennen.

Wir berichten über unsere inzwischen 20jährige Erfahrung mit der Faszienzügelplastik, eine Methode, die beide Zugangswege kombiniert.

Patientengut

Im Zeitraum zwischen 1969 und 1989 wurden 143 Patientinnen mit Harnstreßinkontinenz an der Urologischen Klinik Mainz mit einer Faszienzügelplastik behandelt. Die mittlere Nachbeobachtungszeit beträgt 5 Jahre. Die vorliegenden Ergebnisse beziehen sich auf klinische Nachuntersuchungen und die Auswertung ausführlicher Fragebögen, die von den Patientinnen ausgefüllt wurden.

Die Patientinnen wurden in 3 Gruppen eingeteilt:

Gruppe 1: (n = 41)

Keine Voroperationen wegen Harninkontinenz, jedoch in 21 Fällen aus gynäkologischer Indikation abdominelle bzw. vaginale Hysterektomie.

Gruppe 2: (n = 68)

49 Patientinnen wurden einmal, 17 Patientinnen zweimal und 2 Patientinnen

Urologische Klinik und Poliklinik im Klinikum der Johannes-Gutenberg-Universität Mainz, Langenbeckstr. 1, D-6500 Mainz.

drei- oder mehrmals wegen Harnstreßinkontinenz voroperiert, wobei niemals alloplastisches Material verwendet wurde.

Gruppe 3: (n = 34)

10 Patientinnen wurden einmal, 11 Patientinnen zweimal und 13 Patientinnen drei- oder mehrmals wegen Harnstreßinkontinenz voroperiert, wobei in dieser Gruppe alloplastisches Material (z. B. Teflon, Nylon, etc.) Verwendung fand.

Operationstechnik

Von einem Pfannenstielschnitt aus wird die vordere Bauchwandfaszie dargestellt. Unter Beachtung der Faserrichtung wird aus der Faszie des Musculus obliquus externus mit Skalpell und Schere ein etwa 2 cm breiter, etwa 10–12 cm langer Streifen beidseits abpräpariert. Das obere Faszienende wird abgetrennt, der mediale und untere Anteil verbleibt in Verbindung mit dem Os pubis. Nach Durchstoßen der Fascia transversalis im Winkel zwischen Schambein und freiem Rand des Musculus obliquus internus wird an der Hinterwand des Os pubis stumpf ein Kanal nach kaudal präpariert. Bei bereits voroperierten Patientinnen sollte dies sehr vorsichtig erfolgen, um eine iatrogene Blasenverletzung zu vermeiden (Abb. 1).

Nach Umlagerung der Patientin wird von einer medianen Kolpotomie aus, die etwa 1 cm proximal des Meatus externus urethrae beginnt und im Blasenhalsbereich endet, der vaginale Anschluß bis zur Fascia pelvis präpariert. Nach stumpfer Durchstoßung des Beckenbodens mit einer Kornzange werden

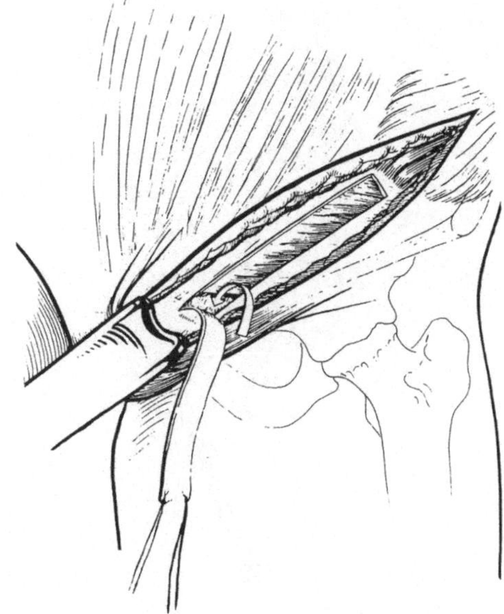

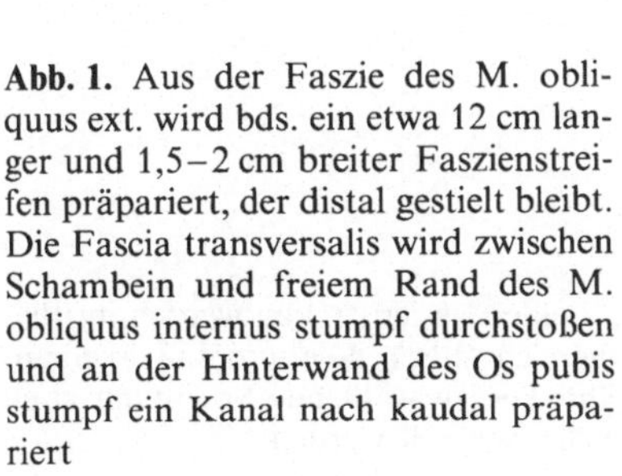

Abb. 1. Aus der Faszie des M. obliquus ext. wird bds. ein etwa 12 cm langer und 1,5–2 cm breiter Faszienstreifen präpariert, der distal gestielt bleibt. Die Fascia transversalis wird zwischen Schambein und freiem Rand des M. obliquus internus stumpf durchstoßen und an der Hinterwand des Os pubis stumpf ein Kanal nach kaudal präpariert

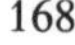

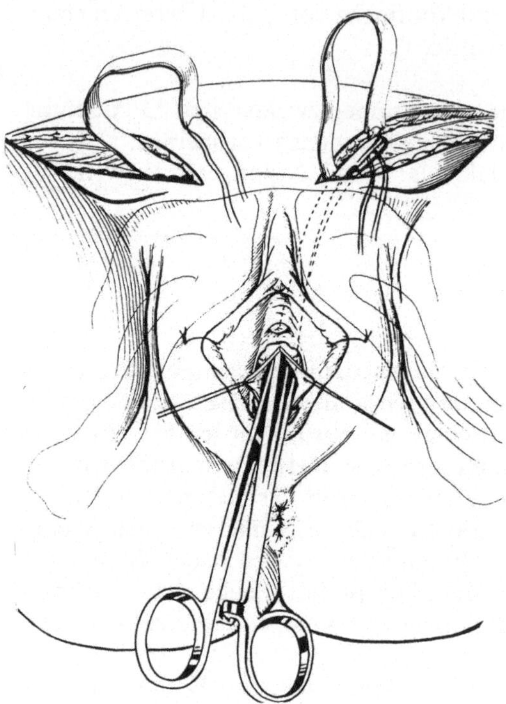

Abb. 2. Von einer medianen Kolpotomie aus wird der Beckenboden stumpf durchstoßen (z. B. mit der Kornzange) und beide Faszienstreifen nach unten geholt

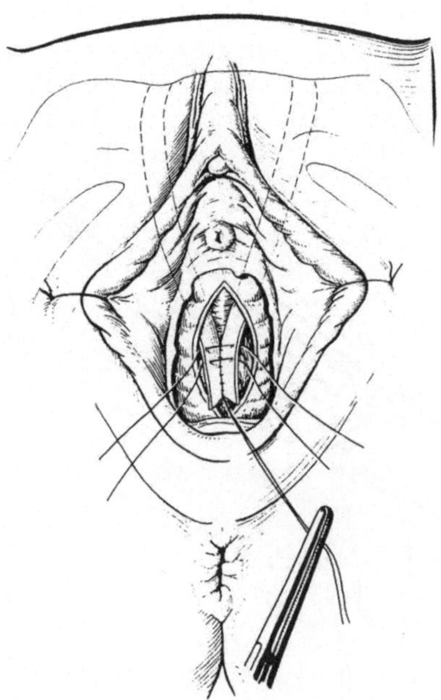

Abb. 3. Beide Faszienstreifen werden im Blasenhalsbereich durch Kletternähte aneinandergenäht. Die zu wählende Spannung kann individuell angepaßt werden

die Faszienstreifen nach unten durchgezogen (Abb. 2). Sie werden unter dem Blasenhalsbereich durch Kletternähte aneinandergenäht, wobei die zu wählende Spannung individuell gewählt werden muß.

Als Faustregel gilt, daß nach Vernähung beider Streifen die Kleinfingerkuppe eben noch in die so entstandene Schlinge eingelegt werden kann (Abb. 3). Ein Expressionsversuch, der mit etwa 200–300 ccm gefüllten Harnblase dient als zusätzliche Kontrolle. Die medial vereinigten Faszienstreifen werden bis auf etwa 2 cm gekürzt und zusätzlich als Unterpolsterung unter den Blasenhalsbereich gelegt. Anschließend wird die Vaginalvorderwand verschlossen. Nach Handschuhwechsel und erneutem Abdecken erfolgt der Verschluß der Abdominalinzision. Dabei werden beidseits Redondrainagen eingelegt und auch das Subkutangewebe durch ein Redon drainiert. Eine suprapubische Blasendrainage sollte immer eingelegt werden, um die spätere Spontanmiktion in ihrer Effektivität anhand des Restharnprotokolls überprüfen zu können.

Ergebnisse

Gruppe 1:

Mit einem durchschnittlichen Follow-up von 6,5 Jahren konnten 37 Patientinnen der Gruppe 1 ausgewertet werden. Völlig kontinent und damit geheilt waren 68,3% der Patientinnen. Unter Berücksichtigung der präoperativen urodynamischen Befunde läßt sich das Ergebnis wie folgt aufschlüsseln:

In 30 Fällen wurde präoperativ eine reine Streßinkontinenz diagnostiziert, die Kontinenzrate in dieser Gruppe betrug 80%.

In 7 Fällen lag bereits präoperativ eine kombinierte Streß- und Urgeinkontinenz vor, und die Kontinenzrate dieser Gruppe war deutlich schlechter mit 54%. Eine postoperativ erneut auftretende Harninkontinenz wurde durchschnittlich nach 6 Monaten beobachtet.

Gruppe 2:

60 Patientinnen konnten in einem durchschnittlichen Follow-up von 4,7 Jahren ausgewertet werden. 53,7% waren kontinent und damit geheilt. Lag präoperativ aus urodynamischer Sicht eine reine Streßinkontinenz vor, so betrug die Heilungsrate 61%, während bei gemischter Streß- und Urgeinkontinenz die Erfolgsquote auf 50% abfiel.

Nach durchschnittlich 4 Jahren kam es postoperativ zur erneut auftretenden Harninkontinenz.

Gruppe 3:

33 Patientinnen konnten bei einem durchschnittlichen Follow-up von 3,3 Jahren ausgewertet werden. 47% waren völlig kontinent.

Zeigte die präoperative urodynamische Untersuchung eine reine Streßinkontinenz, so betrug die Heilungsrate (Kontinenz) 62%. Bei kombinierter Streß-, Urgeinkontinenz lag die Kontinenzrate bei 42%.

Nach durchschnittlich 4 Monaten kam es postoperativ zur erneut auftretenden Harninkontinenz.

In 33% aller Fälle kam die Spontanmiktion erst verzögert in Gang, so daß der suprapubische Katheter erst nach durchschnittlich 4–6 Wochen entfernt werden konnte. 2% der Patientinnen müssen sich intermittierend selbst katheterisieren wegen zu großer Restharnmengen. In 9% aller Fälle wurde eine Zunahme bzw. ein Neuauftreten von Urgesymptomen gefunden.

An Komplikationen der Operation fanden wir in 7% eine Blasenverletzung, in 2% ein retropubisches Hämatom bzw. eine Wundheilungsstörung und in 2% eine Bauchwandhernie.

Zusammenfassung

Die Faszienzügelplastik ist ein relativ aufwendiges, jedoch bewährtes operatives Verfahren zur Korrektur der Harnstreßinkontinenz. Trotz z. T. negativer Selektion unseres Patientengutes sind die Ergebnisse zufriedenstellend und entsprechen ähnlichen Erfahrungen anderer Autoren. Unter Berücksichtigung der bisherigen Erkenntnisse über Pathophysiologie des großen operativen Aufwandes und der in der Literatur auch für andere Verfahren angegebenen guten Erfolgsraten muß die Faszienzügelplastik nicht unbedingt als Primäreingriff bei unkomplizierten Fällen einer Streßinkontinenz zum Einsatz kommen. Sie stellt jedoch gerade bei Rezidivinkontinenz (z. B. nach frustranen vaginalen Voroperationen, bei niedrigem Urethraverschlußdruck bzw. bei fibrosierter, funktioneller Harnröhre nach Voroperationen und auch mit Einschränkung bei zusätzlichen neurogenen Problemen) ein gutes Verfahren dar, mit dem die Blasenhalsregion möglichst weit in den Intraabdominalbereich gebracht werden kann. Ist die Funktion der Urethra durch multiple Voroperationen schwer gestört, so bestehen kaum konkurrenzfähige Alternativen. Die Langzeitresultate der Tefloninjektion konnten in keinem Fall überzeugen, und auch die Komplikationsrate alloplastischer Sphinkteren bzw. neuer Harnröhren, gebildet aus Blasenwandmaterial, sind immer noch so hoch, daß sie nicht als Routineverfahren angesehen werden sollten.

Literatur

1. McGuire EJ, Bennett CJ, Konnak JA, Sonda LP, Savastano JA (1990) Experience with pubovaginal slings for urinary incontinence at the University of Michigan. In: Whitehead ED (ed) Current operative urology 1990, Lippincott, Philadelphia, chap 7, pp 90–103
2. Petri E, Beckhaus J, Frohneberg D, Thüroff JW (1983) Die Faszienzügelplastik nach Narik und Palmrich. Indikation, Probleme, Langzeitergebnisse. Akt Urol 14:286–290

Zödlerband – Eigene Ergebnisse im Literaturvergleich zu Alternativverfahren

U. GREIN und F. SCHREITER

Einleitung

Sämtliche bekannten Suspensionsplastiken zielen auf die Wiederherstellung der Anatomie der Blasenhalsregion mit der Verbesserung der abdominalen Drucktransmission auf die proximale Harnröhre. Häufig angewandte Operationsmethoden sind die Nadelsuspensionen [5, 8], die Schlingenoperationen [11, 12, 14] sowie die Kolposuspensionen [1, 9, 10]. Ziel dieser Arbeit ist die vergleichende Darstellung der eigenen Ergebnisse nach 98 Zödlerbandplastiken zu den Ergebnissen alternativer Verfahren anhand der Literatur.

Methode und Ergebnisse

Seit 1973 wurden 98 Frauen zwischen 24 und 81 Jahren (Abb. 1) mit Streßinkontinenz Grad II und III nach Ausschluß einer Urge-Inkontinenz durch Zödlerbandplastik behandelt. 84 Patientinnen waren bereits voroperiert. Bei

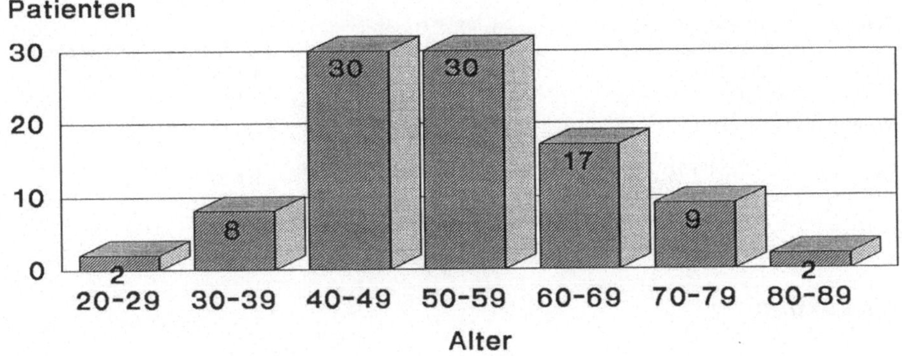

Abb. 1. Altersverteilung der Patienten

Verbandskrankenhaus Schwelm, Urologische Abteilung, Universität Witten/Herdecke, Dr. Moeller Str. 15, D-5830 Schwelm.

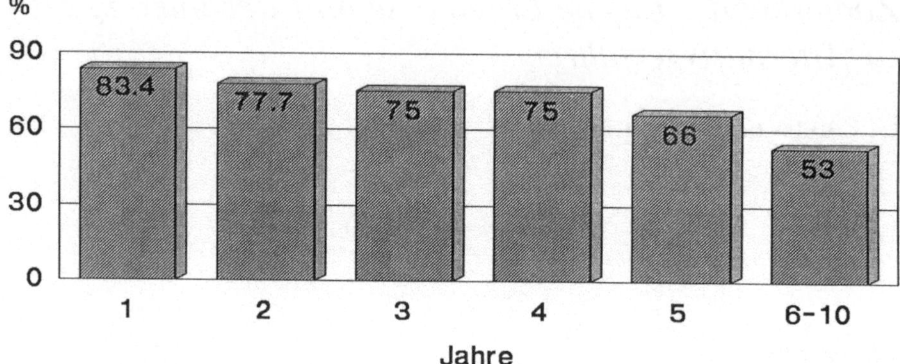

Abb. 2. Kontinenzraten nach Zoedlerbandimplantation in Abhängigkeit vom postoperativen Intervall

74 Patientinnen war eine Uterusexstirpation erfolgt, davon 22mal mit vorderer Scheidenplastik.

Die postoperative Erfolgsrate lag bei 93,5%. Mit zunehmendem postoperativem Intervall war eine deutliche Abnahme der Kontinenzraten zu verzeichnen. Während nach einem Jahr noch 83,4% der Patientinnen kontinent waren, lag die Rate nach 2 Jahren bei 77,7%, nach 3 und 4 Jahren bei 75% und nach mehr als 5 Jahren nur noch bei 53% (Abb. 2).

Komplikationen traten im eigenen Krankengut bei 23,7% der Patienten auf. Langfristig bedeutende Komplikationen waren chron. Restharnbildung und Urgesymptomatik, die wir bei jeweils 5,1% der Patientinnen fanden (Tabelle 1). Patientinnen, die nur eine passagere postoperative Entleerungsstörung hatten, sind nicht berücksichtigt.

Tabelle 1. Zödlerband – Komplikationen, 98 Patienten

Chronischer Restharn	5 Patienten	5,1%
Urgesymptomatik	5 Patienten	5,1%
Wundheilungsstörung	12 Patienten	12,2%
Harnröhrenarosion	2 Patienten	0,2%
Blasen-Scheidenfistel (Radiatio)	1 Patient	1,1%

Diskussion

5 Jahre nach Zödlerbandplastik fand Thon [10] eine Kontinenzrate von 45%, Wienhöfer et al. [12] nach 10 Jahren von 67% (Tabelle 2). Die gleichen unbefriedigenden Ergebnisse hinsichtlich der Langzeitkontinenz werden nach Faszienzügelplastik angegeben. Mazeman u. Bisseto [4] fanden eine Rezidivinkontinenz bei 29% der operierten Patienten nach 5 Jahren, Petri [6] gibt eine

Tabelle 2. Zödlerband – Kontinenzrate

Autor	n	Kont.-Rate	Zeitraum
Eig. Ergeb. (1989)	98	87,5%	0
		53%	> 5
Thon et al. (1984)	83	87%	0
	65	45%	5
Wienhöver et al. (1978)	52	82%	5–10
	36	67%	10–15

Tabelle 3. Alternative Verfahren – Kontinenzraten

	Patient	Kont.-Rate /	Zeitraum	Autor
Stamey-Pereyra	50	89%	2,5	Huland (1981)
Stamey-Pereyra	203	91%	0–4	Stamey (1980)
Pereyra-Raz	55	94%	–	Raz (1981)
Stamey	40	77%	1,5	Wujanto (1989)
Burch	42	78%	5	Stanton (1982)
Burch	143	93%	0–5	Burch (1968)
MMK	258	89%	7,1	Lee (1978)

Kontinenzrate von 52% nach 5 Jahren an. In der Studie von Thon [10] sind schon nach einem Jahr nur noch 52% der Frauen kontinent.

Bei Anwendung alternativer Operationsverfahren werden hinsichtlich der Kontinenz folgende Ergebnisse angegeben (Tabelle 3). Mit den Nadelsuspensionen nach Stamey und ihren Abwandlungen liegen die primäre Kontinenzraten zwischen 86% und 97% [2, 7]. Da in den Studien nur mittlere Nachbeobachtungszeiträume angegeben werden, ist eine verläßliche Aussage über die Langzeitergebnisse im Verhältnis zu den Primärergebnissen nicht möglich.

Bei der Kolposuspension nach Burch (Tabelle 3) und ihren Modifikationen werden hinsichtlich der Langzeitkontinenzrate folgende Ergebnisse angegeben: Stanton [8] fand nach 42 Kolposuspensionen nach einer mittleren Beobachtungsdauer von immerhin mehr als 5 Jahren eine Kontinenzrate von 77%. Burch [1] gibt nach 143 Kolposuspensionen eine Kontinenzrate von 93% nach 5 Jahren an. Die mit der retropubischen Suspension nach Burch erzielten Langzeitergebnisse sind somit günstiger als bei den Schlingen und Nadelsuspensionen.

Zur Wertung alternativer Operationsverfahren ist die Betrachtung operationstypischer Komplikationen unumgänglich (Tabelle 4). Im eigenen Krankengut lag die Komplikationsrate bei insgesamt 23,7%.

Restharnbildung und Urgesymptomatik als wichtigste Spätkomplikationen, die bei unserem Krankengut in jeweils 5,1% auftraten, werden in der Literatur in folgender Häufigkeit angegeben: Nach 27 Faszienzügelplastiken fand Thon [10] eine Retention bei 67% der Patientinnen, eine Urgesymptomatik bei 11% der Patienten; in der Gruppe der Zödlerbandimplantationen von

Tabelle 4. Alternativverfahren – Komplikationen

Methode	n	Autor	Retention	Urge
ZB	98	Eig. Ergebn.	5,1%	5,1%
ZB	65	Thon et al.	–	32%
FZ	27	Thon et al.	67%	11%
Stamey-Pereyra	50	Huland	4%	17% / 12%
Stamey	40	Wujanto	0,2%	12,5%
Stamey	25	Mundy	24%	20%
Burch	42	Stanton	5%	20% (> 1j)
Burch	26	Mundy	7,5%	–

sogar 32%. In der Diskussion ihrer Ergebnisse vermuten die Autoren, daß bei einem großen Teil der Patienten schon präoperativ eine Urgesymptomatik bestanden hat, die bei nicht durchgeführter Urodynamik aber entgangen ist. In der Studie von Stanton [5] wird nach Burch-Kolposuspension eine Urgesymptomatik bei 20% der Patienten nach 1 Jahr angegeben. Hier war aber schon präoperativ bei 22% der Patienten eine Urgesymptomatik bekannt und kann somit nicht als Operationsfolge gewertet werden.

Bei den Nadelsuspensionen reichen die Angaben bei den Entleerungsstörungen von 0,2 [12] bis 24% [2]. Die Urgesymptomatik wird durchschnittlich zwischen 10 und 20% angegeben [2].

Schlußfolgerung

Die eigenen Ergebnisse mit der Zödlerbandplastik bestätigen die Ergebnisse der Literatur hinsichtlich der Langzeitkontinenz. Nach mehr als 5 Jahren sind nur noch etwa die Hälfte der Patientinnen kontinent. Hinsichtlich der geringen Quote postoperativer Komplikationen von je 5,1% für die Restharnbildung und Urgesymptomatik können die eigenen Ergebnisse als günstig gelten.

Voraussetzung für die niedrige Komplikationsrate ist die Berücksichtigung folgender Faktoren:

1. Durch routinemäßig durchgeführte präoperative Urodynamik werden Patienten mit Urgesymptomatik von der Operation ausgeschlossen.
2. Die Positionierung des Bandes muß exakt in der Blasenhalsregion erfolgen. Eine zu distale Lage führt zur Abknickung der Urethra mit Obstruktion, eine zu proximale, subtrigonale Lage provoziert eine Urgesymptomatik.
3. Die Überkorrektur des zu fest angezogenen Bandes führt ebenfalls zur Obstruktion mit Restharnbildung.

Diese Punkte machen deutlich, daß die Vermeidung der genannten Komplikationen wesentlich mit der Erfahrung des Operateurs mit der Methode verknüpft ist. Das hier untersuchte Patientenkollektiv wurde zu 92% von 2 Operateuren behandelt.

In der Hand des erfahrenen Operateurs ist die Zödlerbandplastik eine zumindest kurz bis mittelfristig sehr effektive Operationsmethode mit einer geringen Quote langfristiger Komplikationen. Dauerhaftere Therapieerfolge sind, mit der Einschränkung der nur bedingten Vergleichbarkeit retrospektiver Studien, mit den retropubischen Kolposuspensionen zu erreichen, die aber gegenüber der Zödlerbandplastik ein aufwendigeres operatives Verfahren darstellen.

Literatur

1. Burch J (1968) Cooper's ligament urethrovesical suspension for stress incontinence. Am J Obstet Gynecol 100:764
2. Huland H, Klosterhalfen H, Burghard P (1981) Die Blasenhalssuspension nach Stamey-Pereyra zur Therapie der Streßinkontinenz. Urologe A 20:145–145
3. Lee RA, Symmonds RA (1978) Surgical complications and results of modified Marshall-Marchetti-Krantz procedure for urinary incontinence. Obstet Gynecol 53:445–450
4. Mazeman F, Bisseto L (1973) Bladder neck suspension for stress incontinence; long term evaluation. Eur Urol 4:123–126
5. Mundy AR (1983) A trial comparing the Stamey bladder neck suspension procedure with colpussuspension for the treatment of stress incontinence. Brit J Urol:687–690
6. Petri E, Beckhaus I, Frohneberg D, Thüroff JW (1983) Die Faszienzügelplastik nach Narik und Palmrich. Akt Urol 14:286–290
7. Raz S (1981) Modified bladder neck suspension for female stress incontinence. Urology 17:82
8. Stamey TA (1980) Endoscopic suspension of the vesical neck for urinary incontinence in females. Report on 203 consecutive patients. Ann Surg 192:465
9. Stanton SL, Cardozo L (1979) Results of Colpussuspension operation for incontinence and prolaps. Brit J Obstet Gyn 86:693–697
10. Stanton SL, Hertogs H (1982) Colpussuspension operation for genuin stress incontinence. A 5-years study. Proceedings of the 12th annual meeting of the international incontinence society – Leiden pp 94–96
11. Thon W, Pfeiffer K, Eckhard G (1984) Therapie des Streßinkontinenzrezidivs. Vergleich von Faszienzügelplastik und Zödlerband bei 117 Patienten. Urol int 39:339–344
12. Wienhöfer R, Mertem M, Zoedler D (1975) Ergebnisse urologischer Rezidiv-Inkontinenz-Operationen. 27. Verh Ber Dt Ges Urol. Springer, Berlin Heidelberg New York, S 222–224
13. Wujanto R, O'Reilly PH (1989) Stamey needle suspension for stress urinary incontinence. A prospective study of 40 patients. Brit J Urol 63:162–164
14. Zoedler D (1970) Die operative Behandlung der weiblichen Streßinkontinenz mit dem Kunststoffnetzband. Akt Urol 1:34

Artefizieller Sphinkter

Primäre Implantation eines artefiziellen Sphinkters bei der Frau – Indikationen und Ergebnisse

F. Noll und F. Schreiter

1 Einleitung

Der artefizielle Sphinkter wurde 1973 von Timm, Scott und Bradley eingeführt. Seit dieser Zeit sind zahlreiche technische Verbesserungen erfolgt, die 1983 zu dem Modell AS 800 (s. Abb. 1) geführt haben, das eine geringe mechanische Komplikationsrate aufweist. Der künstliche Blasenschließmuskel ersetzt nahezu ideal die fehlende Verschlußfunktion der Harnröhre, da er mit kontrolliertem Druck diese verschließt und willkürliche Blasenentleerungen durch Öffnen des Sphinkters zuläßt.

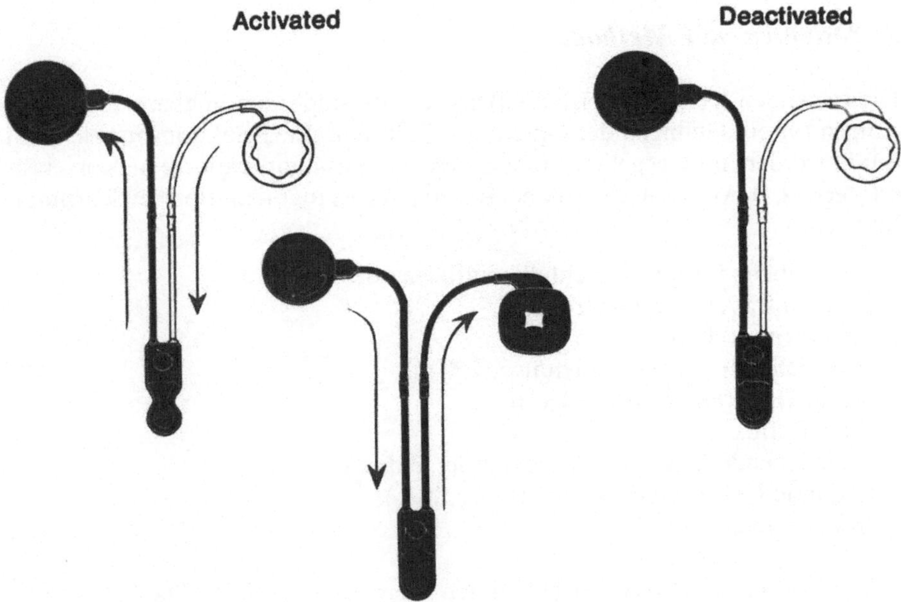

Abb. 1. Der artefizielle Sphinkter Typ AS 800

Abteilung für Urologie, Verbandskrankenhaus Schwelm, Universität Witten/Herdecke, Dr. Moeller-Str. 15, D-5830 Schwelm.

Bei fehlender Sphinkteranlage, zu hypotoner Urethra oder bei neurogener Harninkontinenz sind übliche Operationsmethoden der Behandlung der Inkontinenz bei Frauen nicht mit Erfolg anwendbar. Hier liegen die Indikationen für die primäre Implantation eines artefiziellen Sphinkters (Tabelle 1). Dieser ist auch dann noch mit Erfolg einsetzbar, wenn, bedingt durch vorherige Operationen (z.B. nach Abtragung eines Harnröhrendivertikels), eine defunktionalisierte Urethra vorliegt.

Bei der Behandlung der einfachen Streßinkontinenz der Frau zählt der artefizielle Sphinkter nicht zu den Operationsverfahren der ersten Wahl. Hier sind die Suspensionsplastiken einfacher und mit gleich gutem Erfolg einsetzbar.

Tabelle 1. Indikationen zur Implantation eines artefiziellen Sphinkters bei Frauen

Ursache	Anzahl
Neurogene Blasenentleerungsstörungen	37
Angeborene Fehlbildungen	13
Afunktionelle Urethra	12

2 Patienten und Methode

Die folgenden Kriterien der Patientenselektion sind unabdingbare Voraussetzungen für ein Gelingen der Operation. Falls einzelne Selektionspunkte nicht erfüllt werden, muß gegebenenfalls durch eine Zusatzoperation eine Korrektur erfolgen (z.B. Antirefluxplastik bei Reflux, Blasenaugmentation bei Schrumpfblase etc.).

- Inkontinenz infolge Verschlußinsuffizienz der Urethra.
- Keine infravesikale Obstruktion.
- Restharn < 50 ml.
- Ausreichende Blasenkapazität > 250 ml.
- Keine Hyperaktivität des Detrusors.
- Kein Reflux.
- Ausreichende manuelle Fertigkeit der Patientin.
- Gesunde Gewebsverhältnisse (Blasenhals).
- Infektfreiheit.

Die Operation wird in der bekannten Weise durchgeführt. Die Manschette wird am Blasenhals plaziert, die Pumpe in eine der großen Labien. Der druckregulierende Ballon kann intraperitoneal oder paravesikal gelegt werden. Bei der Präparation ist zur exakten Identifizierung der Schicht, in der zwischen Blase und Vagina präpariert werden muß, ein Austamponieren der Scheide sinnvoll (s. Abb. 2).

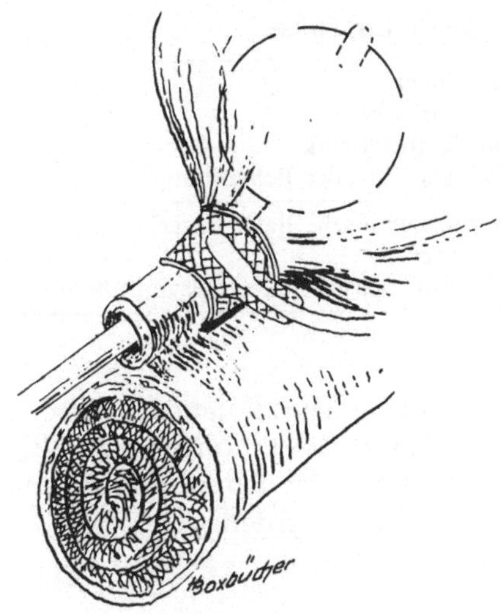

Abb. 2. Zur besseren Identifizierung der Scheide wird diese austamponiert

Wir haben im Zeitraum von 1983–1989 92 Patientinnen mit dem artefiziellen Sphinkter AS 800 behandelt. Zweiundsechzig Patientinnen erhielten primär das Implantat, d.h. ohne vorausgegangene Operation zur Behandlung einer Inkontinenz.

Angeborene Fehlbildungen waren bei 13, neurogene Störungen bei 37 und Streßinkontinenz bedingt durch afunktionelle Harnröhren bei 12 Patientinnen die Indikation zum Eingriff. Von den 62 Frauen sind 57 kontinent. 50 entleeren die Blase restharnfrei, 7 müssen noch zusätzlich katheterisieren. Die Revisionsrate lag mit dem Modell AS 800 bei 27%.

3 Zusatzoperationen, Ileumaugmentation

Die Patientinnen, bei denen eine primäre Implantation eines AS 800 indiziert ist, bieten meist eine Vielzahl von Funktionsstörungen des unteren Harntraktes, so daß meist die alleinige Sphinkterimplantation nicht ausreicht, eine gute Funktion wiederherzustellen. In unserem Krankengut mußten wir bei 37 von den 62 hier vorgestellten Patientinnen 51 Zusatzoperationen durchführen (s. Tabelle 2). Nur dadurch sind die Grundlagen für die guten Ergebnisse mit einer Kontinenzrate von fast 92% gelegt worden (Tabelle 3).

Tabelle 2. Zusatzoperationen bei 37 Patientinnen

Ileumaugmentationen	32
Bladder-Flap	13
UCN	6
Total	51

Tabelle 3. Ergebnisse

Kontinent	57	91,9%
Spontanmiktion	55	88,7%
Int. Katheterismus	7	11,3%
Zufrieden mit der Behandlung	56	90,3%
Asymptomatische Bakteriurie	6	9,6%
Azidose	0	0%
Weiterhin sensorische Urgesymptomatik	3	4,8%

Ileumaugmentationen der Blase (in gleicher Sitzung oder nach Implantation des Sphinkters) erhöhen nicht die Komplikationsrate mit dem Sphinkter. Gleiches gilt für Antirefluxoperationen, die mit der Sphinkterimplantation durchgeführt werden.

4 Bladder-Flap

Bei Patientinnen mit infravesikaler Obstruktion kann diese durch Y-V Plastik oder, wie wir bevorzugen, durch eine Bladder-Flap-Operation beseitigt werden (Abb. 3, 4). Dies sollte aber nicht mit der Implantation eines Sphinkters in

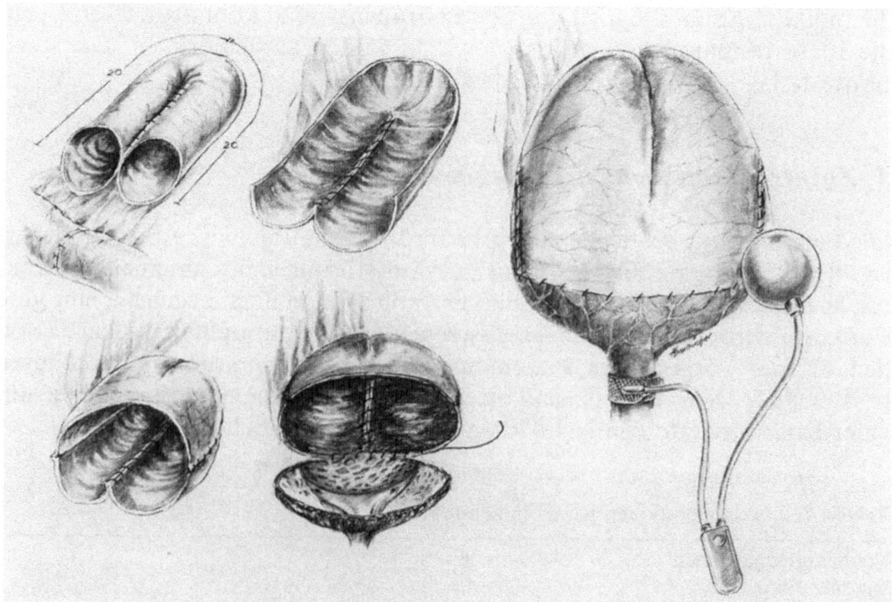

Abb. 3. Ein ca. 1 cm breiter Balsenlappen im Sinne eines umgekehrten Boari-Lappens wird aus der Blasenvorderwand geformt

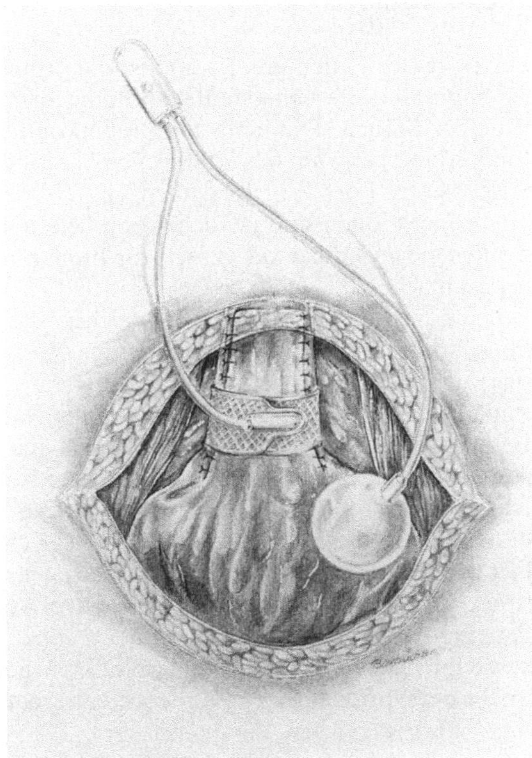

Abb. 4. Der Blasenlappen wird nach vorne durchgezogen und in die bei 12 Uhr gespaltene Urethra eingenäht

gleicher Sitzung verbunden werden, da dann fast unweigerlich die Harnröhrenarosion droht. Auch bei zweizeitigem Vorgehen ist die Arosionsgefahr groß. Vier von 5 Harnröhrenarosionen, die wir beobachteten, waren auf vorhergehende Operationen am Blasenhals zurückzuführen.

5 *Revisionen*

Zur Erhaltung dieser Kontinenzrate sind Folgeoperationen in 27% unserer Patientinnen nötig gewesen. Nur in 6,4% war ein mechanischer Defekt der Prothese Grund für die Revision, in 20,9% lagen chirurgische Ursachen (Harnröhrenarosion, Infektion, Gewebsatrophie etc.) vor (Tabelle 4).

Tabelle 4. Komplikationen

Mechanischer Defekt des Sphinkters	6,4%
Chirurgische Komplikationen	20,9%

6 Diskussion

Bei korrekter Patientenselektion ist die primäre Implantation eines artefiziellen Sphinkters die sicherste Behandlungsform der komplizierten Harninkontinenz bei Frauen. Die einfache Streßinkontinenz gehört nicht zum primären Indikationsspektrum des artefiziellen Sphinkters, so daß dieser kein Ersatz für Suspensions- oder Zügelplastiken ist.

Voroperationen sind bei dem komplizierten Krankengut häufig notwendig, sie dienen meist dazu, die Blasen zur Implantation eines Schließmuskels geeignet zu machen.

Ileumaugmentationen sind in gleicher Sitzung ohne Erhöhung des Operationsrisikos durchführbar, gleichzeitige Operationen am Blasenhals verbieten sich auf Grund der hohen Komplikationsrate. Für viele der Patientinnen ist die Implantation die einzige Alternative zur Harnableitung. Die Akzeptanz der Harnableitung ist zwar durch die Möglichkeit kontinenter Stomata wesentlich gestiegen, immer besteht jedoch noch die Stigmatisierung durch das Stoma. Daran ändern auch kosmetische Lösungen, wie Nabelstomata, bei einigen Patienten nur wenig. Der Sphinkter bietet sichere Kontinenz und die Möglichkeit der gesteuerten Entleerung. Da höchstens eine Augmentation erforderlich ist, existieren die Probleme nach extensiver Verwendung von Darm bei diesem Patientengut nicht. Die Gefahr einer Reoperation wegen eines mechanischen bzw. chirurgischen Defektes des Sphinkters beträgt in etwa 25%, was in Anbetracht der Vorteile der Methode akzeptierbar ist.

Ileumaugmentation der Blase und artefizieller Sphinkter bei Frauen

F. Noll und F. Schreiter

Abstract

Bei Patienten mit Reflexblasen, entzündlichen Schrumpfblasen, hyperaktiven Blasen anderer Genese oder akontraktilen Low-Compliance-Blasen ist zur Therapie der Harninkontinenz häufig sowohl die urethrale als auch die detrusorbedingte Komponente der Inkontinenz zu behandeln. Letztere läßt sich medikamentös oder durch eine Ileumaugmentation der Blase beheben, die urethrale Komponente ist gut durch die Implantation eines artefiziellen Sphinkters zu beherrschen.

Die Blasenentleerung, die nach Ileumaugmentation nur noch durch Bauchpresse oder intermittierendem Katheterismus zu bewerkstelligen ist, kann bei Frauen wirksam durch eine Erweiterung des Blasenauslasses im Sinne eines Bladder-Flap unterstützt werden. Da dabei die Sphinkterfunktion der Urethra zerstört wird, muß bei einer solchen Operation die Kontinenz durch einen artefiziellen Sphinkter wiederhergestellt werden. Vorteil eines solchen Vorgehens ist, daß allein durch Bauchpresse die vollständige Blasenentleerung erreicht werden kann. Katheterismus ist nicht erforderlich. Nachteilig sind die erhöhte Arosionsrate des artefiziellen Sphinkters und somit bedingte Nachoperationen.

Im Zeitraum von 1983 bis 1/1990 haben wir bei 32 Patientinnen eine Ileumaugmentation der Blase oder den vollständigen Blasenersatz mit Ileum in Kombination mit der Implantation eines artefiziellen Sphinkters durchgeführt. 10mal wurde die Urethra durch einen Bladder-Flap erweitert, 6mal war eine zusätzliche Antirefluxoperation notwendig. 16mal war die Ileumaugmentation in gleicher Sitzung mit der Implantation des künstlichen Blasenschließmuskels erfolgt.

Von den 32 Patienten sind 29 kontinent, 27 entleeren die Blase ohne Restharn, 3 müssen noch zusätzlich katheterisieren. Von den 3 inkontinenten Patienten sind jetzt 2 supravesikal abgeleitet, bei einer Patientin wurde die augmentierte Blase durch ein kontinentes Bauchstoma versorgt.

Abteilung für Urologie, Verbandskrankenhaus Schwelm, Universität Witten/Herdecke, Dr. Moeller-Str. 15, D-5830 Schwelm.

Die gleichzeitige Implantation von AS 800 und Ileumaugmentation ist möglich, ohne die postoperative Komplikationsrate zu erhöhen, kombiniertes Vorgehen beim Bladder-Flap ist nicht zu empfehlen.

1 Einführung

Patienten mit Reflexinkontinenz, Urgeharninkontinenz oder gemischter Streßurgeinkontinenz, die medikamentös nicht einzustellen sind, sowie inkontinente Patienten mit Low-Compliance-Blasen anderer Genese, stellen ein schwierig zu lösendes Problem dar. Oft hilft nur die Ileumaugmentation der Blase zur Behandlung der Inkontinenz. Liegt zusätzlich zur geringen Blasenkapazität oder der Hyperaktivität des Detrusors eine Insuffizienz des Blasenverschlusses vor, kann zur Wiederherstellung der Kontinenz und einer geregelten Blasenentleerung gleichzeitig ein artefizieller Sphinkter implantiert werden.

Liegt nicht nur eine Sphinkterinsuffizienz vor, sondern besteht gleichzeitig auch eine infravesikale Obstruktion, muß eine vorbereitende Operation erfolgen, um in diesen Fällen von Inkontinenz und Restharnbildung nach Augmentation und Implantation eines artefiziellen Sphinkters eine ausgeglichene Entleerung zu erzielen. Bei Ileum augmentierten Blasen ist allein durch Bauchpresse keine vollständige Entleerung des Reservoirs bei zusätzlicher – auch leichter – infravesikaler Obstruktion möglich, weil die augmentierte Blasenwand jegliche Eigenkontraktion verloren hat. Wird der zwingende Katheterismus von den Patienten abgelehnt, kann bei Frauen mit Hilfe der Blasenlappenplastik die Harnröhre erweitert werden. Die herbeigeführte oder schon vorher bestehende Inkontinenz muß dann durch die Implantation eines artefiziellen Sphinkters behoben werden.

2 Methode

Sorgfältige Darmvorbereitung mittels Laxantien und orthograden Spülungen sind die Grundvoraussetzungen zum kombinierten operativen Vorgehen. Zusätzlich dazu ist eine antibakterielle Prophylaxe beginnend am Tag vor der Operation, Dusche mit Betaisodonna-Seife am Vorabend der Operation, Hautrasur im Operationsraum und dort nochmaliges Abwaschen mit PVJ-Seife neben den sonst üblichen sterilen Kautelen nötig zur Vermeidung postoperativer Infektionen.

2.1 Ileumaugmentation

Zur Blasenaugmentation wurden 40 cm terminales Ileum aus der Kontinuität gelöst, antimesenterial aufgeschnitten und zu einer Darmplatte vernäht. Die Darmplatte wird quer gefalten und zu einem halbkugeligen Reservoir geformt.

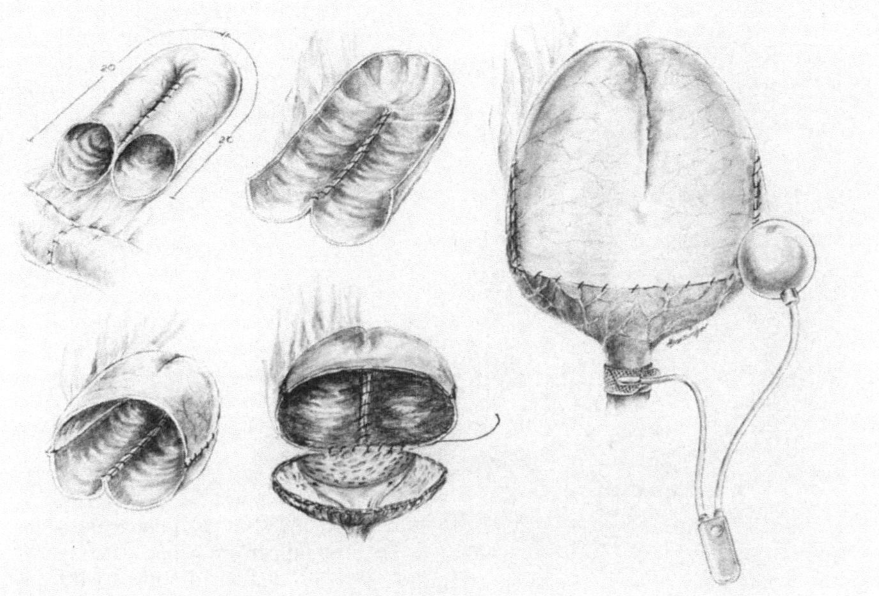

Abb. 1. Ileumaugmentation der Blase mit 40 cm Dünndarm

Nach supratrigonaler Detrusorresektion wird die Darmplatte bischofsmützenartig mit dem Blasenrest wasserdicht vernäht (s. Abb. 1).

2.2 Artefizieller Sphinkter

In gleicher Sitzung – oder später – wird dann ein artefizieller Sphinkter um den Blasenhals gelegt. Insbesondere beim gleichzeitigen Vorgehen ist die Präparation des Blasenhalses nicht erschwert und vergleichbar mit der bei der alleinigen Sphinkterimplantation. Falls vorher augmentiert wurde, ist die Darstellung des Blasenrestes meist durch Verwachsungen erschwert. Das Plazieren des Cuffs ist jedoch bei allen unseren Patienten möglich gewesen. Das Reservoir des Sphinkters wird intraperitoneal gelagert, die Pumpe wird subcutan in eine der großen Labien gelegt. Augmentation der Blase und Implantation des Sphinkters interferieren auf keiner Ebene miteinander, so daß gleichzeitiges Vorgehen keine besonderen operativen Komplikationen bietet.

2.3 Operationstechnik: Bladder-Flap

Bei Frauen, die eine infravesikale Obstruktion aufweisen, kann zur Verringerung des Blasenauslaßwiderstandes die erweiterte Y-V-Plastik (Bladder-Flap) durchgeführt werden. Dabei wird zunächst durch vaginale und abdominale

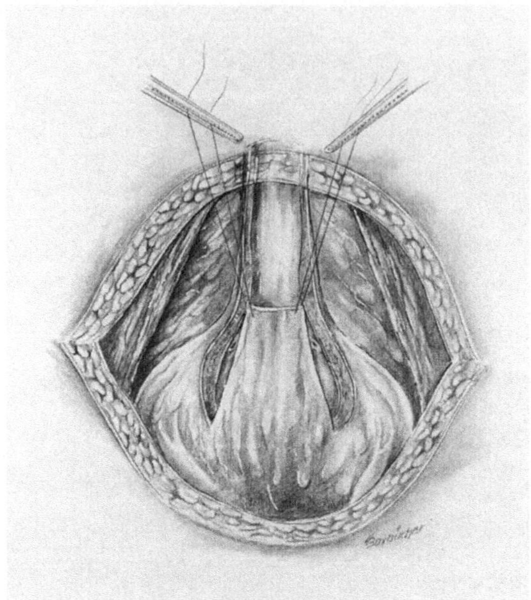

Abb. 2. Ein ca. 1 cm breiter Blasenlappen im Sinne eines umgekehrten Boari-Lappens wird aus der Blasenvorderwand geformt

Präparation die weibliche Harnröhre dorsal vollständig freipräpariert und bei 12 Uhr gespalten. Aus der Blase wird ein ca. 1 cm breiter Lappen im Sinne eines umgekehrten Boari-Lappens geschnitten (Abb. 2). Dieser Lappen wird bis zum Meatus urethrae externus durchgezogen und mit den Schnitträndern der Harnröhre vernäht. Es entsteht eine weite Harnröhre, die einen breiten, trichterförmigen Übergang zur Blase hat (Abb. 3). Der Kontinenzmechanismus des Blasenhalses und der Sphinktermuskulatur der Harnröhre wird durch diese Operation zerstört, die Patientinnen sind völlig inkontinent. Nach Abheilung muß ein artefizieller Sphinkter um den Blasenhals gelegt werden, um die Kontinenz wiederherzustellen.

3 Patienten

Die Indikationen der 32 Patientinnen, die mit der Implantation eines artefiziellen Sphinkters und der Ileumaugmentation behandelt wurden, sind in der Tabelle 1 aufgeführt. Neurogene Blasenentleerungsstörungen bilden den Hauptteil der Patienten. Speziell MMC Patienten mit areflexiven Low-Compliance-Blasen und offenem Blasenhals sind ideale Kandidaten, die fast alle in einer Sitzung behandelt werden konnten.

Patienten mit Epispadie (4) und Blasen mit fixierter kleiner Kapazität (3) stellen ein anderes auffallend großes Kontingent. Die Patienten mit fibroisierten Blasen wurden alle einzeitig operiert, wohingegen bei 2 der 4 Epispadien zunächst der Sphinkter implantiert wurde und dann augmentiert. In beiden

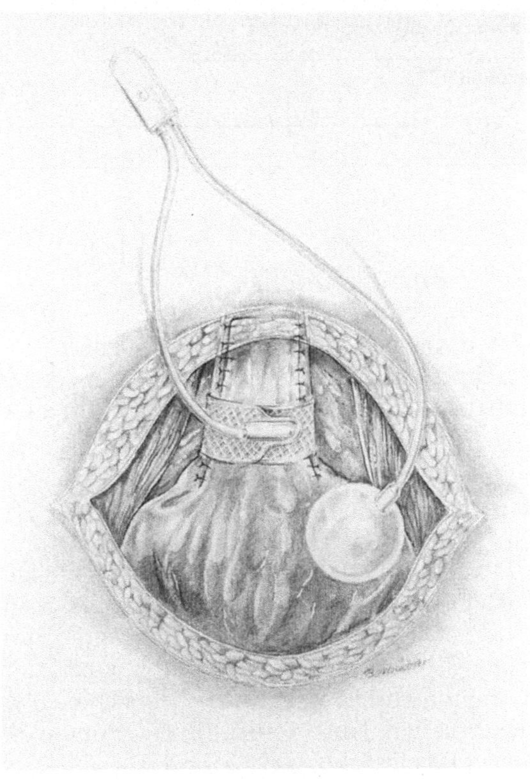

Abb. 3. Der Blasenlappen wird nach vorne durchgezogen und in die bei 12 Uhr gespaltene Urethra eingenäht

Tabelle 1. Indikationen zur Ileumaugmentation der Blase mit gleichzeitiger Implantation eines artefiziellen Sphinkters

Ursache	Anzahl
Neurogene Blasenentleerungsstörungen	
Meningomyelozele	11
Querschnittssyndrom	2
Andere	1
Interstitielle Zystitis	2
Painfull Bladder mit Urgeinkontinenz	2
Hypotone Urethra	7
Radiogene/entzündliche Schrumpfblase	3
Epispadie	4
Total	32

Fällen war schon 4 Wochen nach der Aktivierung des Sphinkters eine Abflußstörung des oberen Harntraktes nachzuweisen, da sich die Compliance der Blase nicht besserte.

Um das Operationsergebnis zu sichern, mußten noch Zusatzoperationen durchgeführt werden, die in der Tabelle 2 aufgeführt sind.

Tabelle 2. Zusatzoperationen

Bladder-Flap	11
UCN	3
Total	14

3.1 Zusatzoperationen

Um das Operationsergebnis zu sichern, mußten noch Zusatzoperationen durchgeführt werden. 11mal wurde bei Frauen eine infravesikale Obstruktion mittels eines Bladder-Flaps beseitigt. Eine UCN war 3mal nötig.

4 Ergebnisse

29 Patienten (93,4%) sind kontinent, 27 (84,4%) entleeren ihre Blase spontan nach Öffnen des artefiziellen Sphinkters, 5 müssen zusätzlich noch katheterisieren. Alle kontinenten Patienten waren zufrieden mit der Behandlung, obwohl sie sich teilweise mehreren Operationen unterziehen mußten. Eine asymptomatische Bakteriurie beobachteten wir bei 3 der 4 Patienten, die katheterisierten. Nur 1 Patientin, die spontan entleert, hat gehäuft Bakterien im Urin (Tabelle 3).

Tabelle 3. Ergebnisse

Kontinent	29	90,6%
Spontanmiktion	27	84,4%
Int. Katheterismus	3	9,4%
Zufrieden mit der Behandlung	29	90,6%
Asymptomatische Bakteriurie	3	9,4%
Azidose	0	0%
Weiterhin sensorische Urgesymptomatik	3	9,4%

4.1 Komplikationen

Die sphinkterbedingte Komplikationsrate ist vergleichbar mit derjenigen, die wir bei alleiniger Implantation eines AS 800 am Blasenhals haben. Die hohe Inzidenz der Harnröhrenarosionen beruht auf der von uns anfangs geübten Praxis, Bladder-Flap, AS 800 Implantation und Ileumaugmentation gleichzeitig auszuführen. Dies ist ein Vorgehen, welches wir heute nicht mehr propagieren (Tabellen 4, 5).

Tabelle 4. Komplikationen

Bedingt durch artefiziellen Sphinkter	
Infektion	2
Harnröhrenarosion	5
Mechanischer Defekt	2
Gewebsatrophie unter dem Cuff	3
Andere	
Hämatom	1

Tabelle 5. Komplikationen bei Mehrfacheingriffen

AS 800 + Bladder-Flap	5/11	45,5%
AS 800 + Ileumaugmentation	1/16	6,3%

Diskussion

Die erzielten Ergebnisse sind gut. Von den 32 Patienten sind 29 kontinent, eine Kontinenzrate von 91%. 27 Patientinnen entleeren die Blase spontan nach Öffnen des artefiziellen Sphinkters, nur 3 müssen katheterisieren. Die besten Ergebnisse erzielten wir bei den Patientinnen mit neurogenen Blasenentleerungsstörungen und Schrumpfblasen jeder Genese, die schlechtesten bei Patientinnen mit sensorischer Urgeinkontinenz und sog. Painful-Bladder. Bei allen Patienten müssen die erzielten Behandlungserfolge vor dem Hintergrund der drohenden Harnableitung diskutiert werden, die sich als Alternative anbietet.

Die postoperativen Komplikationen sind durch zwei verschiedene Mechanismen bedingt. Zum einen entstanden sie aus den typischen Komplikationen, die systemimmanent der Implantation eines artefiziellen Sphinkters innewohnen (mechanischer Defekt des Sphinkters, Gewebsatrophie unter dem Cuff, Harnröhrenarosion, Infektion am Kunststoff), zum anderen waren sie Folge der gleichzeitigen Implantation eines künstlichen Blasenschließmuskels und der Bladder-Flap-Operation (Früharosion unter der Manschette). Die Indikation zur Bladder-Flap-Operation muß sehr streng gestellt werden, da die Reoperationsrate bei diesen Patientinnen sehr hoch ist.

Das Operationskonzept der Ileumaugmentation mit gleichzeitiger Implantation eines artefiziellen Sphinkters ist aufwendig. Vorbereitende- oder Zusatzeingriffe sind in fast 50% aller Fälle nötig, so daß eine hohe Patientenkompliance notwendig ist. Da die Implantation eines artefiziellen Sphinkters integrierter Bestandteil des Operationsverfahrens ist, muß gewährleistet sein, daß die Patienten ausreichende manuelle Fähigkeiten zur Bedienung des Sphinkters haben.

Literatur

1. Mundy AR, Stephenson TP (1985) Clam ileocystoplasty for the treatment of refractory urge incontinence. Br J Urol 57:641–646
2. Smith RB, Van Cangh P, Skinner DG, Kaufman JJ, Goodwin WE (1977) Augmentation enterocystoplasty: a critical review. J Urol 118:35–39

Chirurgisch-urologische Eingriffe

Technik und Taktik chirurgischer Eingriffe im Becken bei Rektum- und Kolonkarzinom

J. R. Siewert [1], J. D. Roder [1], F. T. Huber [1] und W. Kropp [2]

Die radikale Ausräumung der Lymphabflußgebiete zusammen mit der kompletten Entfernung des Primärtumors (R_0-Resektion) muß beim kolorektalen Karzinom als oberste Prämisse gelten, da hierdurch die Prognose gerade auch bei fortgeschrittenen Tumoren entscheidend beeinflußt wird (Abb. 1). Die Erreichung dieses Ziels erfordert häufig erweiterte Eingriffe, sog. multiviszerale Resektionen und hat somit zu einer zunehmenden Aggressivität im Bereich des Urogenitaltraktes geführt. Aufgrund der engen topographisch-anatomischen Beziehungen wird dieses Organsystem zunehmend in das Resektionsausmaß mit einbezogen.

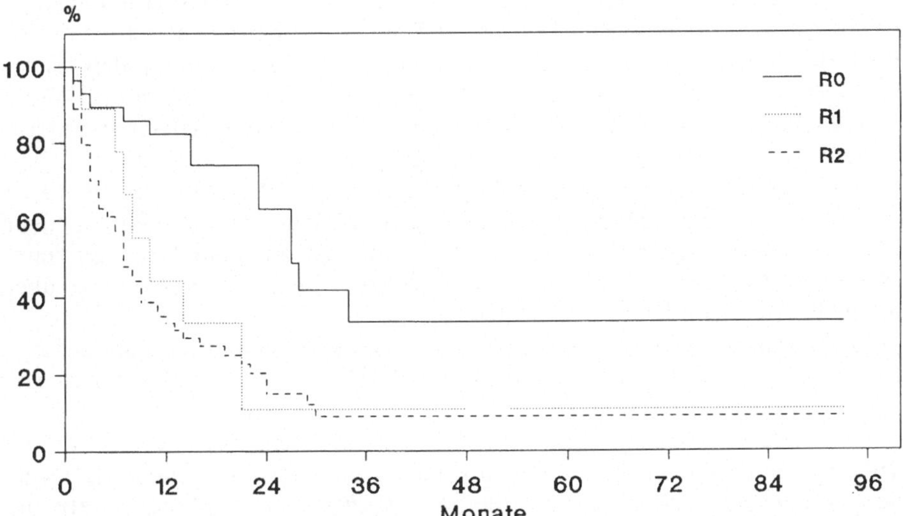

Abb. 1. Kumulative Überlebenswahrscheinlichkeit kolorektaler Karzinome (Tumorstadium: T_4) in Abhängigkeit vom Residualtumor (Chirurgische Klinik und Poliklinik TU München, 1982–1989, n = 92)

[1] Chirurgische Klinik und Poliklinik, Technische Universität München, Klinikum rechts der Isar, Ismaninger Str. 22, D-8000 München 80.

[2] Urologische Klinik der Technischen Universität München, Klinikum rechts der Isar, Ismaninger Str. 22, D-8000 München 80.

Unter diesem Aspekt muß vom heutigen Standpunkt aus das Problem urologisch-chirurgischer Kooperation verstanden werden. Unerwartete Komplikationen wie Ureter- und Blasenverletzungen während der Präparation haben durch standardisierte operative Vorgehensweise nur noch untergeordnete Bedeutung. Ganz generell läßt sich sagen, daß die urologisch-chirurgische Zusammenarbeit im Rahmen des Primäreingriffes zur Resektion kolorektaler Karzinome eher eine seltene Situation darstellt, die jedoch zunehmend in der Behandlung locoregionaler Rezidive an Bedeutung erlangt.

Präoperative Diagnostik

Um die Planung eines Eingriffes zu ermöglichen, sollte präoperativ die Lagebeziehung des Tumors zu umgebenden Organen abgeklärt werden. Die einfachste im Vordergrund der Diagnostik stehende Möglichkeit, einen gestauten Ureter bzw. ein gestautes Nierenbecken zu erkennen, ist der perkutane Ultraschall. Das i.v. Urogramm ist nur bei speziellen Fragestellungen (z. B. Nachweis eines gestauten Nierenbeckens im Ultraschall) indiziert. Die Durchführung dieser Untersuchung als präoperative Standardmaßnahme konnte vom British Large Bowel Cancer Project 1983 [2] eindeutig widerlegt werden. Weiterführende Umgebungsdiagnostik kann mit der Computertomographie und bei speziellen Fragestellungen mit der Magnetresonanztomographie (Abb. 2) – besonders in den koronaren Schnitten – betrieben werden. Wird noch der Endoskopiebefund, ggfs. ergänzt durch den endoluminalen Ultraschall (EUS), hinzugezogen, läßt sich bereits präoperativ mit hoher Wahrscheinlichkeit die Wahrscheinlichkeit eines urologischen Zusatzeingriffes abklären.

Ergänzend ist die Urethrozystoskopie zu erwähnen. Sie sollte in jedem Fall auch vor einem Primäreingriff durchgeführt werden, wenn der Patient über Makrohämaturie oder Abgang von Bestandteilen mit dem Urin (Schleim, Gewebepartikel) berichtet. Nur so ist im Einzelfall eine sichere Aussage über mögliche Tumorinfiltration bzw. dessen Ausmaß möglich.

Ein wesentlicher Gesichtspunkt in Hinblick auf zu erwartende urologische Erweiterungen ist die Lokalisation des kolorektalen Karzinoms. So ist vor allem im Bereich des linken Hemikolons – insbesondere im Bereich des Sigmas – mit Umgebungsbeziehungen zum Ureter zu rechnen. Vor allem bei diesen Tumoren muß präoperativ die Diagnostik, wie oben erwähnt, intensiviert werden. Ist eine Nephrektomie mit in Betracht zu ziehen, so muß präoperativ die Nierenfunktion, am besten in Form einer seitengetrennten Kreatinin-Clearance, bestimmt werden.

Operative Strategie beim kolorektalen Primärtumor

Nicht zuletzt unter dem Aspekt, Ureter- oder Blasenverletzungen zu vermeiden, sollte die Präparation eines kolorektalen Karzinoms immer von zentral

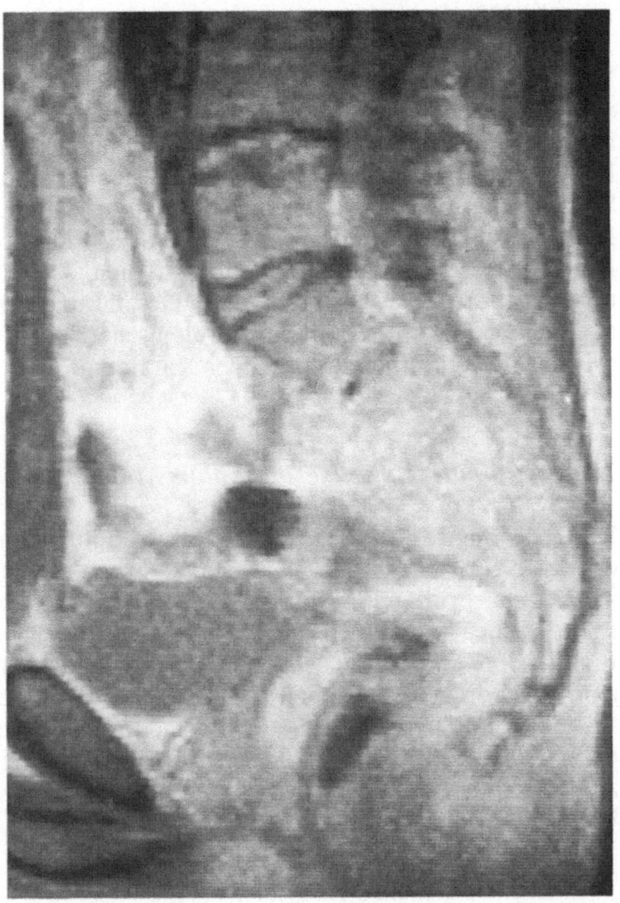

Abb. 2. Kernspintomographie bei sakralem Rezidiv eines Rektumkarzinoms (koronarer Schnitt)

nach peripher erfolgen, d. h. die Präparation sollte auf den großen Gefäßen, insbesondere auf der Aorta, beginnen und hier zunächst einmal den zentralen Abgang der A. mesenterica inferior darstellen. Standardisiert werden im eigenen operativen Vorgehen beide Ureteren frühzeitig dargestellt und angeschlungen. Bei zu erwartenden ausgedehnten Tumoren bzw. peritumoralen Veränderungen mit enger Beziehung zum Harnleiter sollte der Ureter präoperativ transurethral geschient werden. Diese Maßnahme sollte nicht in falscher Sicherheit wiegen, sondern in entsprechenden Fällen zeitsparend die Präparation erleichtern.

Bereitet die intraoperative Ureterdarstellung Schwierigkeiten (z. B. Tumoreinmauerung), wird zunächst auf der Vorderwand der linken A. iliaca communis weiter präpariert. Hier stößt man automatisch auf den Ureter, der dann nach proximal und distal präpariert und angeschlungen werden kann. Im Hinblick auf eine Blasenmitbeteiligung hat sich eine intraoperative Blasenauffüllung bewährt. Auf diese Weise gelingt es fast immer, sicher und ohne Schwierigkeiten die Blase zu identifizieren und darzustellen.

Eigene Ergebnisse

Von 1982–1989 wurden an der Chirurgischen Klinik der Technischen Universität München 282 Primärtumoren des Kolons und 190 Rektumkarzinome reseziert. Im einzelnen führten wir 104 Hemikolektomien rechts, 38 erweiterte Hemikolektomien rechts, 46 erweiterte Hemikolektomien links, 94 radikale Sigmaresektionen, 88 anteriore Resektionen und 102 abdominoperineale Rektumexstirpationen durch. Bei diesen 472 Eingriffen waren 10 urologische Erweiterungen notwendig (2 Nephrektomien, 3 Ureterresektionen, 5 Blasenteilresektionen). Das entspricht einer Gesamtinzidenz von 2,1 %, bezogen auf alle Primäreingriffe. Somit sind urologische Erweiterungen im Rahmen der primären Resektionen kolorektaler Karzinome eher eine seltene Situation.

Lokoregionale Rezidive bei kolorektalen Karzinomen

Das Karzinomrezidiv als lokoregionale Manifestation ist das wichtigste postoperative Problem in der Chirurgie des kolorektalen Karzinoms. Im Gegensatz zu den Primäreingriffen ist bei den Sekundäreingriffen der Urogenitaltrakt in einem wesentlich höheren Prozentsatz mit betroffen. Die operativen Eingriffe bei lokoregionalem Tumorrezidiv haben in den letzten Jahren laufend zugenommen, so daß sie im klinischen Alltag eine zunehmend größere Rolle spielen. Der oftmals beträchtliche operative Aufwand lohnt jedoch nur unter dem Aspekt, daß am Ende der Operation eine R_0-Resektion erzielbar ist. Aus diesem Grunde ist bei den Reeingriffen eine Aggressivität in Richtung des Urogenitaltraktes besonders sinnvoll.

Operative Strategie beim lokoregionalen Rezidiv

Es ist von Wichtigkeit, präoperativ zu klären, ob es sich um ein abdominelles oder sakrales Rezidiv handelt.

Abdominelle Rezidive entstehen in der Regel aus metastatischen Lymphknoten, die bei der Erstoperation zurückgelassen worden sind, d. h. sie sind in der Regel Folge einer inadäquaten Lymphadenektomie. Somit folgt die chirurgische Strategie den selben Prinzipien wie bei einer radikalen Primäroperation. Mit anderen Worten: Die Präparation geht ebenfalls von zentral nach peripher.

Zunächst wird die Aorta und der Abgang der A. mesenterica inferior freigelegt. In aller Regel ist dieses Gefäß bei der Erstoperation nicht aortennah ligiert und reseziert worden. Dann wird die Aortengabel freigelegt und möglichst früh der Ureter – am besten an seiner Überkreuzungsstelle mit den Iliakalgefäßen – angeschlungen (Abb. 3). Die Reoperation holt die bei der Primäroperation unterlassene Lymphadenektomie nach – dies allerdings meist unter schwierigeren Bedingungen, weil naturgemäß als Folge der Erstopera-

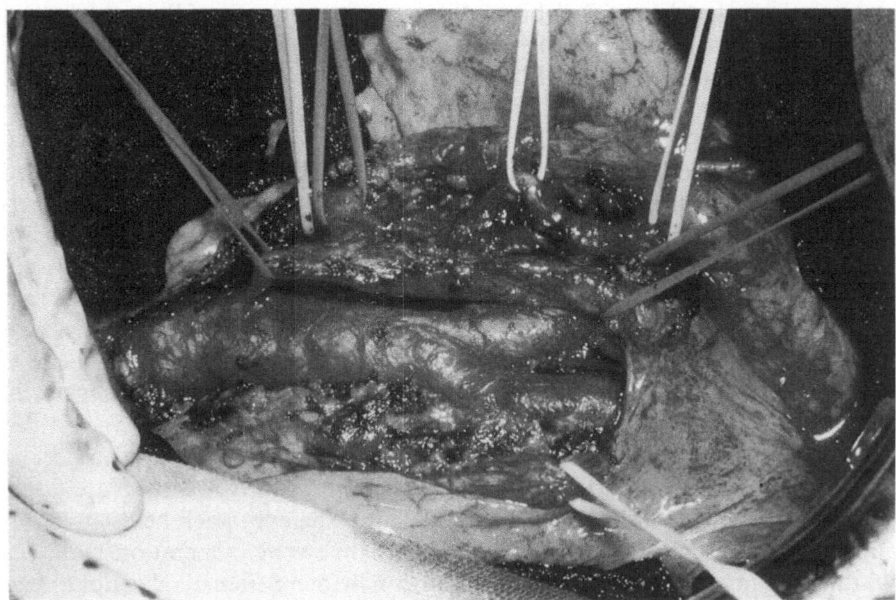

Abb. 3. Operationssitus bei lokoregionalem Rezidiv eines Sigmakarzinoms (auswärtige Voroperation). Darstellung beider Ureteren (angeschlungen) sowie des Abganges der A. mesenterica inferior mit ihren Ästen (angeschlungen)

tion häufig multiple Adhäsionen bestehen. Auch beim Rezidiv ist die Adventitia der großen Gefäße die sicherste und schonendste Präparationsebene. Selbstverständlich muß bei dieser Operation eine ausgiebige Exploration des Abdomens, ganz besonders der Leber (intraoperativer Ultraschall), erfolgen, um das Vorliegen weiterer Metastasen ausschließen zu können. Finden sich bei der Reoperation Lebermetastasen (in 10–15% der Fälle lassen sich durch den intraoperativen Ultraschall Metastasen aufdecken, die präoperativ nicht diagnostiziert worden waren) [1], so gilt es, zunächst das extrahepatische Tumorrezidiv möglichst komplett zu exzidieren. Es hat sich bewährt, die Resektion der Lebermetastasen in einer weiteren Operation vorzunehmen.

Schwieriger ist das Vorgehen beim *sakralen Rezidiv*. In aller Regel muß davon ausgegangen werden, daß – außer bei ganz kleinen Rezidiven – eine komplette Tumorentfernung (R_0) mit traditionellen chirurgischen Mitteln nur selten erreichbar ist. Kompromisse müssen meistens an 2 verschiedenen Stellen geschlossen werden: entweder an der Hinterwand des Beckens, wenn der Tumor dem Kreuzbein fest aufsitzt. In derartigen Situationen empfiehlt es sich, das ossale Tumorbett intraoperativ zu bestrahlen.

Der andere Kompromiß muß häufig vorne, d. h. im Bereich des Urogenitalsystems geschlossen werden. Sakrale Rezidive stehen nicht selten in enger Verbindung zur Blase oder zur Prostata. Kann hier keine sichere Tumorfreiheit erzielt werden (R_1- oder R_2-Situation), ist die intraoperative Bestrahlung problematisch. In der eigenen Erfahrung führt eine intraoperative Bestrahlung der Blase oder der Prostata in einem Teil der Fälle zu postoperativen Komplikationen in Form von Stenose und Fistelbildung, die nur sehr verzögert ausheilen. Der operationstechnisch bessere Weg ist die Mitresektion von Blase und/oder Prostata mit Neuableitung der Harnwege über ein Ileumconduit. Auf diese Weise kann in einem höheren Umfang lokale Tumorfreiheit erreicht werden, zum anderen ist die intraoperative Bestrahlung nach Zystektomie oder Prostatektomie komplikationsarm möglich. Postoperative Komplikationen sind seltener.

Ein in Hinblick auf die chirurgische Strategie wichtiger Gesichtspunkt ist der des Zuganges beim sakralen Rezidiv. Für die Planung des Eingriffes kann ein NMR in sagittaler Schnittrichtung wesentliche Informationen ergeben. In aller Regel ist der alleinige sakrale Zugang nicht ausreichend und führt nur in seltenen Fällen zur radikalen Rezidivexstirpation. Der sicherere Weg ist der kombinierte abdominosakrale Zugang. Zuerst werden vom Abdomen her die großen Gefäße freipräpariert und evtl. angeschlungen, sodann beidseits die Ureteren. Gegebenenfalls kann die A. iliaca interna evtl. auch beidseits präliminar ligiert werden. Erst dann sollte von einem zweiten Operationsteam der sakrale Zugang eröffnet werden, um dann von beiden Seiten her das Lokalrezidiv zu exstirpieren. Ist eine Exstirpation von Blase und/oder Prostata geplant, sollte das Vorgehen von Anfang an so angelegt sein, daß eine en-bloc Exstirpation des Tumors mit umgebenden Organen im Sinne einer multiviszeralen Resektion erfolgt.

Der Beckenbodenverschluß ist nach solchen totalen pelvinen Exenterationen meist nicht möglich, aber auch nicht notwendig. Soll das Becken von Dünndarmschlingen freigehalten werden, z. B. um eine postoperative Nachbestrahlung gefahrlos zu ermöglichen, ist ein Beckenbodenersatz durch ein Vicryl-Netz möglich.

Eigene Ergebnisse

Von 1982–1989 wurden an unserer Klinik 117 Eingriffe bei lokoregionalen Rezidiven kolorektaler Karzinome vorgenommen. Es handelte sich um 68 abdominale und 49 sakrale Rezidive. 92 Patienten (78,6%) waren in auswärtigen Krankenhäusern voroperiert worden. Die zunehmende Bedeutung dieser lokoregionalen Rezidive zeigt sich in der Tatsache, daß 1982/1983 9 Patienten, 1989 jedoch 27 Patienten behandelt wurden. Dies entspricht einer Verdreifachung dieses Patientengutes. Bei 25 Patienten konnte eine R_0-Resektion, bei 11 eine R_1- und bei 81 eine R_2-Resektion erzielt werden. Die hohe Rate an R_2-Resektionen erklärt sich durch das Vorliegen von Lebermetastasen, deren Belassung definitionsgemäß eine R_2-Resektion darstellt. Eine urologische, onkologisch sinnvolle Erweiterung war bei 9 Patienten (7,7%) erforderlich. Ohne Ausnahme handelte es sich bei diesen 9 Fällen um Patienten mit einem sakralen Rezidiv. Bezogen auf die sakralen Rezidive allein beträgt die Rate urologischer Erweiterungen somit 18,4%.

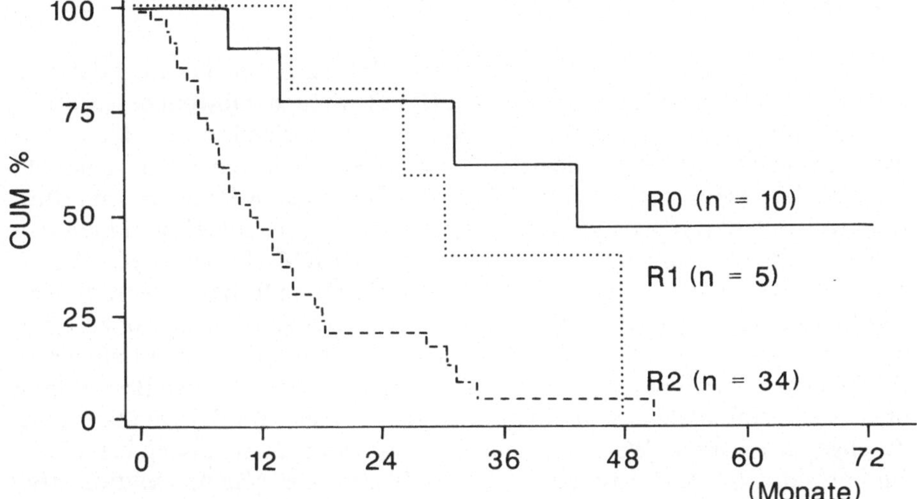

Abb. 4. Kumulative Überlebenswahrscheinlichkeit für sakrale Rezidive von Rektumkarzinomen in Abhängigkeit vom Residualtumor (Chirurgische Klinik und Poliklinik TU München, 1982–1989)

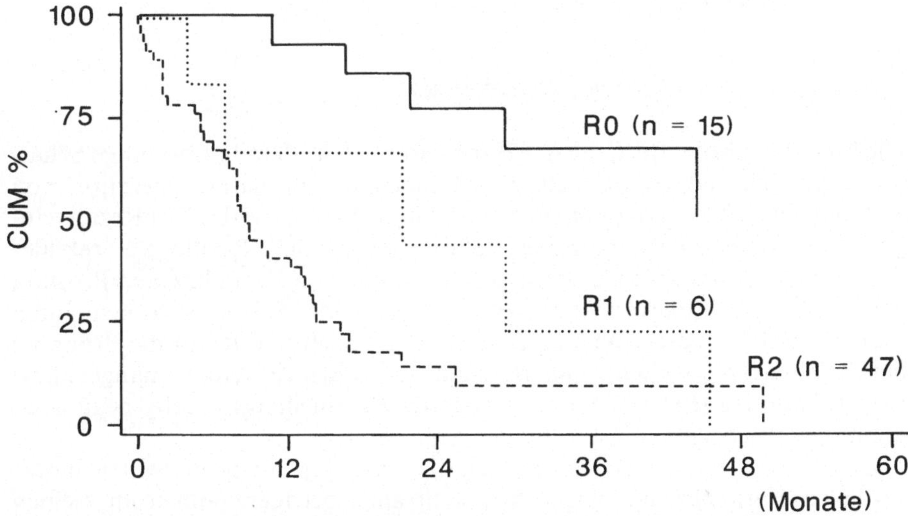

Abb. 5. Kumulative Überlebenswahrscheinlichkeit für abdominale Rezidivtumoren von Kolonkarzinomen (Chirurgische Klinik und Poliklinik TU München, 1982–1989)

Daß auch beim lokoregionalen Rezidiv eine Resektion sinnvoll ist, sofern eine R_0-Situation erzielt werden kann, zeigt sich an den Überlebenskurven der Patienten (Abb. 4, 5). So liegt die mediane Überlebenszeit bei dieser Patientengruppe nach R_1- und R_2-Resektionen bei 12,3 Monaten, bei der R_0-Resektion jedoch bei 46,2 Monaten.

Ausblick

Eine besondere Bedeutung hat in den letzten Jahren gerade bei ausgedehnten Tumoren die intraoperative Bestrahlung (IOR) erhalten. Obwohl deren Wirksamkeit noch nicht zweifelsfrei bewiesen wurde (fehlende prospektive Studien), erscheint die IOR gerade bei lokoregionalen Rezidiven äußerst sinnvoll, insbesondere wenn eine R_1- bzw. lokale R_2-Situation am Ende des Eingriffes resultiert. Allerdings beobachteten wir in letzter Zeit gehäuft Komplikationen nach Rezidivoperationen in Kombination mit der IOR (Blasenfisteln, Wundheilungsstörungen). Somit ist zu überlegen, ob nicht im Rahmen der radikalen Rezidivtumorexstirpation eine TPE (total pelvic exenteration) in Kooperation mit dem Urologen zu planen ist. Hierdurch könnte in zahlreichen Fällen eine R_0-Resektion erzielbar sein. Außerdem könnte die intraoperative Bestrahlung ohne die gefürchteten Komplikationen von seiten des Urogenitaltraktes durchgeführt werden. Wanebo [4] führte ausgedehnte Resektionen beim Karzinomrezidiv im kleinen Becken (z. T. mit Blasen- und Vaginaresektion bzw. Exstirpation, Resektion des Os sacrum sowie Exenteration mit Anlage eines Ileumconduit) durch. Er berichtet von einer 5-Jahres-Überlebensrate von 20% gegenüber 3% der nicht resezierten Patienten. Dennoch entwickelten 13 der 24 so operierten Patienten ein erneutes Rezidiv. Dem könnte durch die entsprechende intraoperative Bestrahlung vorgebeugt werden.

Technik der Zystektomie, Ileumconduit

Die komplette Mitentfernung der Harnblase und die damit notwendige Schaffung einer Harnableitung stellt im Rahmen der primären Operation von Kolon- bzw. Rektumkarzinomen eine absolute Ausnahme dar. Bei Rezidiveingriffen im kleinen Becken, insbesondere beim sakralen Rezidiv kolorektaler Karzinome, gewinnt die gleichzeitige Entfernung von Harnblase und Prostata bzw. weiblicher Adnexe zunehmend an Bedeutung. Häufig wird erst durch radikale en bloc Resektion eine R_0-Situation erzielt und damit die Prognose des Patienten entscheidend günstig beeinflußt. Daneben werden unangenehme Komplikationen (Fistelbildung, verzögerte Wundheilung), häufig begünstigt durch die gleichzeitige Bestrahlung, vermieden.

Das Ileumconduit, 1950 von Bricker als Verfahren zur permanenten supravesikalen Harnableitung eingeführt, stellt auch bei Karzinomen im kleinen Becken mit radikaler Operation eine sehr empfehlenswerte Form der definitiven Urinderivation dar. Das Prinzip des Eingriffs besteht darin, ein Segment aus dem terminalen Ileum auszuschalten, das aborale Ende in die Haut einzupflanzen und die Harnleiter mit dem distalen Ende zu anastomosieren.

Andere Harnableitungsformen wie das Kolonconduit, die Harnleiterimplantation im Sinne einer feuchten Kolostomie oder die direkte Harnleiterhautanastomose ohne Zwischenschaltung eines Darmsegmentes sollten entweder auf Grund ihrer bekannten Nachteile nicht verwendet oder können im Rahmen radikaler Dickdarmchirurgie nicht zur Anwendung gebracht werden.

Eine spezielle Vorbereitung des Patienten für die Harnableitung entfällt, da er bereits für den Darmeingriff entsprechend präpariert ist. Der Patient sollte jedoch präoperativ über die Notwendigkeit einer Harnableitung aufgeklärt werden. Gemeinsam mit der Stomatherapeutin soll die günstigste Position des Urostomas vor der Operation in sitzender und liegender Position festgelegt werden, um postoperative Stomaprobleme wegen schlechten Sitzes möglichst zu vermeiden.

Die Entfernung der Harnblase erfolgt meist en bloc mit dem Tumor, so daß auf eine Darstellung der Blasenhinterwand und Samenblasen verzichtet werden kann. Von lateral werden die oberen und mittleren Blasenpfeiler dargestellt und versorgt. Damit wird eine weitgehende Mobilisation der Blase erreicht. Ein entscheidender Schritt ist die Inzision der seitlichen Beckenfaszie und Durchtrennung der Ligamenta puboprostiatica. Dadurch lassen sich die Seitenflächen der Prostata und die venösen Verbindungen zwischen Plexus prostaticus, Blase und Vena profunda penis gut darstellen; der Zugang zur Vena profunda penis hinter der Symphyse wird erleichtert. Oberflächlicher und tiefer Ast der Vena dorsalis penis werden getrennt ligiert und durchtrennt, wodurch sich der Blutverlust beim Absetzen der Prostata von der Urethra wesentlich vermindert. Der Harnröhrenstumpf wird mit Durchstechungsnähten versorgt. In der Tiefe werden abschließend die letzten Blasenpfeiler zwischen Klemmen durchtrennt.

Bei der Frau wird durch zirkuläre Umschneidung des Meatus urethrae externus im Vaginalbereich die Harnröhre komplett mitentfernt.

Die Ureteren werden vor der Blaseneinmündung abgesetzt und in kranialer Richtung bis über die Gefäßkreuzung mobilisiert. Zur Harndrainage werden retrograd multiperforierte Splinte (Durchmesser 6 oder 8 Char.) über die Harnleiter bis ins Nierenbecken vorgeschoben.

Die Länge des auszuschaltenden terminalen Ileumsegmentes beträgt in der Regel ca. 20 cm (abhängig von der Bauchwanddicke), die Gefäßversorgung muß genau beachtet werden, die Arkade aus der Arteria ileocolica wird geschont.

Bei der Ausschaltung des Ileumsegmentes aus der Kontinuität wird die aborale Inzision weiter an die Wurzel geführt, um das Ende mobiler zu gestalten und leichter an die Haut zu bringen; oralwärts genügt eine kurze Mesenterialinzision. Die Kontinuitätswiederherstellung des Dünndarms erfolgt durch End-zu-End-Anastomose mit seromuskulären Einzelknopfnähten unter Verwendung resorbierbaren Nahtmaterials der Stärke 3-0, ebenso der Verschluß des Mesenterialschlitzes. Das orale Ende des Segmentes wird zweischichtig einstülpend versorgt. Die End-zu-Seit-Anastomosen zwischen den längs spatulierten Harnleitern und den auf entsprechender Länge inzidierten Ileumconduit erfolgt einschichtig mittels durchgreifender Einzelknopfnähte mit nicht resorbierbarem Fadenmaterial der Stärke 4-0. Die Anastomose wird mittels der vorher eingebrachten Harnleitersplinte geschient; eine Fixation der Splinte an der Darmschleimhaut mit Catgut der Stärke 3-0 soll ein Herabrutschen verhindern. Falls möglich, wird das orale Conduitende samt Ureter-Darm-Anastomose retroperitonealisiert. Die Ausleitung des aboralen Conduitendes erfolgt an der vorher festgelegten Stelle nach zirkulärer Exzision von Haut und Subkutis sowie Inzision der Rektusscheide und des Peritoneums. Das Ende des Ileum wird pilzartig umgestülpt und mittels Einzelknopfnähten aus resorbierbarem Nahtmaterial der Stärke 3-0 an der Haut und Fassen von Subkutis, Serosa und Darmschleimhaut adaptiert. Das Conduit selbst wird zusätzlich mit einem Foleykatheter der Stärke 20 Char. trainiert; Harnleitersplinte und Conduitkatheter werden an der Haut mit nicht resorbierbarem Faden fixiert. Abschließend erfolgt die Versorgung des Stomas mit Basisplatte und Urinablaufbeutel, wobei zunächst die Harnleitersplinte gesondert ausgeleitet werden. Dadurch ist eine seitengetrennte Überwachung der Urinausscheidung möglich; Abflußstörungen können so rechtzeitig erkannt und entsprechende Maßnahmen (Anspülen) eingeleitet werden. Die Entfernung der Splinte und des Conduitkatheter erfolgt zwischen dem 12. und 14. postoperativen Tag.

Die Patienten kommen bei entsprechend guter Positionierung des Ileostomas durch präoperative Festlegung sehr gut mit der Versorgung zurecht. Die nippelartige Bildung des Urostomas verhindert zu starken Urinkontakt mit der Haut und damit verbundene Probleme. Die prä- und postoperative Betreuung durch entsprechend geschulte Stromatherapeuten wird vom Patienten sehr positiv aufgenommen. Trotz seines Tumorleidens sowie der notwendigen Stuhl- und Harnableitung gewinnt der Patient dadurch wieder rasch an Lebensqualität; dies ermöglicht eine baldige Wiedereingliederung in das normale Leben.

Die bisherigen Verläufe zeigen, daß das Ileumconduit im Rahmen der TPE eine geeignete Form der Harnableitung darstellt. Auf Grund der reichhaltigen Erfahrung mit dieser Harnableitungsform bei der radikalen Zystektomie wegen Harnblasenkarzinom stellt sie ein schnell durchzuführendes und mit wenigen Komplikationen behaftetes Verfahren dar.

Bei prognostisch besonders günstig zu beurteilenden Fällen kann im Einzelfall zukünftig sogar der primäre Versuch der kontinenten Harnableitung überlegt werden.

Zusammenfassung

Somit läßt sich feststellen, daß die urologisch-chirurgische Kooperation selten für Primäreingriffe beim kolorektalen Karzinom erforderlich ist. Von zunehmender Bedeutung sind Reeingriffe bei lokoregionalen Rezidiven des kolorektalen Karzinoms. Hier könnte die urologisch-chirurgische Zusammenarbeit im Rahmen der TPE kombiniert mit der intraoperativen Bestrahlung eine neue Dimension erlangen. Die Grundvoraussetzung zur Planung aller Eingriffe beim kolorektalen Karzinom ist die exakte präoperative Diagnostik. Der Operateur sollte die Lagebeziehung des Tumors zum Urogenitalsystem realisieren. Unter diesem Aspekt ist bei standardisierter Operationstechnik eine akzidentelle Läsion des Urogenitalsystems sehr selten. Das Ziel jedes Eingriffes beim kolorektalen Primärkarzinom wie auch beim lokoregionalen Rezidiv sollte in einer R_0-Resektion bestehen, da dadurch die Prognose der Erkrankung ganz entscheidend beeinflußt wird.

Literatur

1. Hölscher AH, Stadler J (1989) Intraoperative Sonographie zum Nachweis occulter Lebermetastasen beim kolorektalen Karzinom. Langenbecks Arch Chir 374:363–369
2. Phillips R, Hittinger R, Saunders V, Blesovsky L, Stuart-Brown S, Fielding P (1983) Preoperative urography in large bowel cancer: A useless investigation? Br J Surg 70:425–427
3. Tartter PI, Steinberg BM (1986) The role of preoperative intravenous pyelogram in operations performed for carcinoma of the colon and rectum. Surg Gynecol Obstet 163:65–69
4. Wanebo HJ, Gaker DL, Whitehill R, Morgan RF, Constable WC (1987) Pelvic recurrence of rectal cancer. Ann Surg 205:482–495

Harnleiterverletzungen in der Kolonchirurgie

J. D. Roder, J. Adolf und J. R. Siewert

Iatrogene Verletzungen des Harnleiters ereignen sich trotz höchster Bemühungen erfahrener Operateure. Obwohl Standardoperationstechniken zur Prävention dieser Läsion entwickelt wurden, werden bei 0,9% aller Routine-Hysterektomien Ureterverletzungen beschrieben [1]. Diese Inzidenz ist seit der ersten Dekade dieses Jahrhunderts praktisch unverändert.

70% aller Harnleiterverletzungen entstehen bei gynäkologischen Eingriffen. Urologen, Gefäßchirurgen bzw. Neurochirurgen sind mit je 5% vertreten, während der Abdominalchirurgie 15% zuzurechnen sind (Abb. 1).

Grundsätzlich ist der Ureter auf seinem gesamten Verlauf verletzbar. Bei der Kolon- und Rektumchirurgie sind der iliakale und pelvine Abschnitt vor allem des linken Ureters häufig unfreiwilliges Zielorgan des Operateurs.

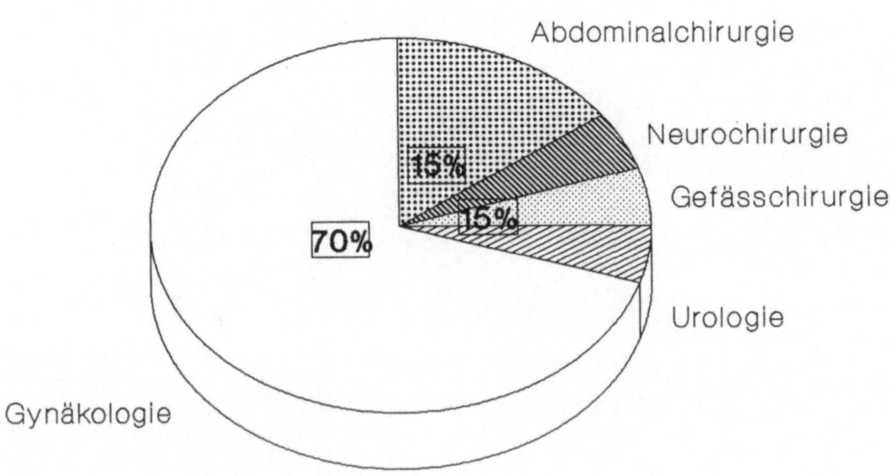

Abb. 1. Prozentuale Häufigkeit iatrogener Ureterverletzungen nach Spezialdisziplinen (nach Zingg [3])

Chirurgische Klinik und Poliklinik, Technische Universität München, Klinikum rechts der Isar, Ismaninger Str. 22, D-8000 München 80.

Tabelle 1. Kolorektale Resektionen der Chirurgischen Klinik der Technischen Universität München von 1982–1989 (n = 692)

	n
Karzinome	
Hemikolektomie rechts (ggf. erw.)	142
Hemikolektomie links (ggf. erw.)	46
Radikale Sigmaresektion	94
Anteriore Resektion	88
Abdominoperineale Rektumexstirpation	102
Rezidiveingriffe (Karzinome)	117
Benigne Erkrankungen	
Ileozökalresektion	41
Hemikolektomie rechts	8
Sigmaresektion	167
Gesamt	805

Eigene Ergebnisse

1982–1989 wurden an der Chirurgischen Klinik der Technischen Universität München 805 kolorektale Resektionen vorgenommen (Tabelle 1). Bei 216 Patienten lag eine benigne Erkrankung (überwiegend Sigmadivertikulitiden) vor, bei 589 Patienten war ein Karzinom die Indikation zur Operation. Im Nachbeobachtungszeitraum war es bei 4 Patienten (0,49%) zu einer intraoperativen iatrogenen Verletzung des linken Harnleiters gekommen. Bei den betroffenen Patienten (2 Männer, 2 Frauen) war eine radikale Sigmaresektion (n = 1) bzw. eine anteriore Resektion (n = 3) durchgeführt worden. Pathologisch-anatomisch lag in allen Fällen ein ausgedehntes Karzinom vor, das entweder einem T3- (n = 1) bzw. T4-Tumor (n = 3) entsprach. Bei keinem dieser Patienten war präoperativ eine Ureterenschienung durchgeführt worden. Die Diagnose der Harnleiterverletzungen erfolgte in allen Fällen sofort intraoperativ. Nach entsprechender Schienung wurde die Läsion über einem Ureterenkatheter versorgt.

Der postoperative Verlauf war bei allen Patienten komplikationslos, kein Patient verstarb. Bei 3 Patienten wurde im Rahmen von Routinekontrollen 7–11 Monate postoperativ ein Ausscheidungsurogramm durchgeführt. Hierbei konnte bei keinem der Patienten eine Striktur nachgewiesen werden.

Diskussion

Die Inzidenz iatrogener Ureterläsionen anläßlich kolorektaler Chirurgie wird in der Literatur unterschiedlich angegeben. Sie variiert zwischen 0,3 und 6% in der Rektumchirurgie (Tabelle 2). Bezogen auf die eigenen 190 Rektumeingriffe ergibt sich für unser Krankengut eine Verletzungsrate von 1,6%. Die

Tabelle 2. Häufigkeit iatrogener Ureterverletzung in der Rektumchirurgie (Mod. nach Zingg [3])

Autoren	Rektumresektion/ Rektumamputation	Verletzungen	
		n	%
Bandler u. Roen (1948)	100	2	2,0
Baumrucker u. Shaw (1953)	105	6	5,7
Graham u. Golligher (1954)	1605	15	0,9
Colcock u. Jarpa (1958)	300	1	0,3
Sankey u. Heller (1967)	63	2	3,1
Schaad (1969)	170	2	1,2
Mouchet (1972)	406	3	0,7
Ward (1972)	150	1	0,6
Tank (1972)	150	8	5,3
Levin (1972)	137	2	2,2
Aurousseau (1979)	48	2	4,2
Chir. Klinik Aarau (1982)	596	6	1,0
Eig. Ergebnisse (1990)	190	3	1,6

Läsion des Harnleiters stellt somit in der kolorektalen Chirurgie im Hinblick auf unser Gesamtkrankengut eine seltene intraoperative Komplikation mit einer Inzidenz von 0,49% dar. Diese günstigen Ergebnisse sind erzielbar, wenn die folgenden Grundsätze Beachtung finden:

1. Der Zustand von Niere, Harnleiter und Blase sollte präoperativ dokumentiert werden (Ultraschall, CT, ggf. Ausscheidungsurogramm). Der Operateur muß präoperativ die Beziehung des Tumors zu diesen Strukturen realisieren.
2. Beide Ureteren sollten obligat *und* frühzeitig, d.h. *vor* allen resektiven Maßnahmen intraoperativ dargestellt und angeschlungen werden (Abb. 2).
3. Bei zu erwartenden ausgedehnten entzündlichen Veränderungen bzw. großen Tumoren (Abb. 3) mit enger Beziehung zum Harnleiter sollte der Ureter präoperativ transuretral geschient werden. Diese Maßnahme sollte nicht in falscher Sicherheit wiegen, sondern in entsprechenden Fällen zeitsparend die Präparation erleichtern.

Die Prophylaxe iatrogener Ureterläsionen, die Vermeidung der Verletzung muß somit im Zentrum der Bemühungen stehen.

Auf einen zentralen Punkt sei abschließend noch hingewiesen:

Nur 20–30% der iatrogenen Ureterläsionen werden noch intraoperativ erkannt; die anderen Fälle kommen erst postoperativ zur Abklärung. So weisen z.B. nur 20% der Patientinnen mit gynäkologischen Fisteln eine Frühfistel nach offensichtlicher Harnleiterdurchtrennung auf [3]. Aufgrund der teilweise fatalen Komplikationen einer übersehenen Ureterverletzung sei auf den Satz von C. Higgins [2] hingewiesen, der die Verletzung des Ureters als verzeihbare, das Nichterkennen dieser Komplikation aber als tödliche Sünde bezeichnete.

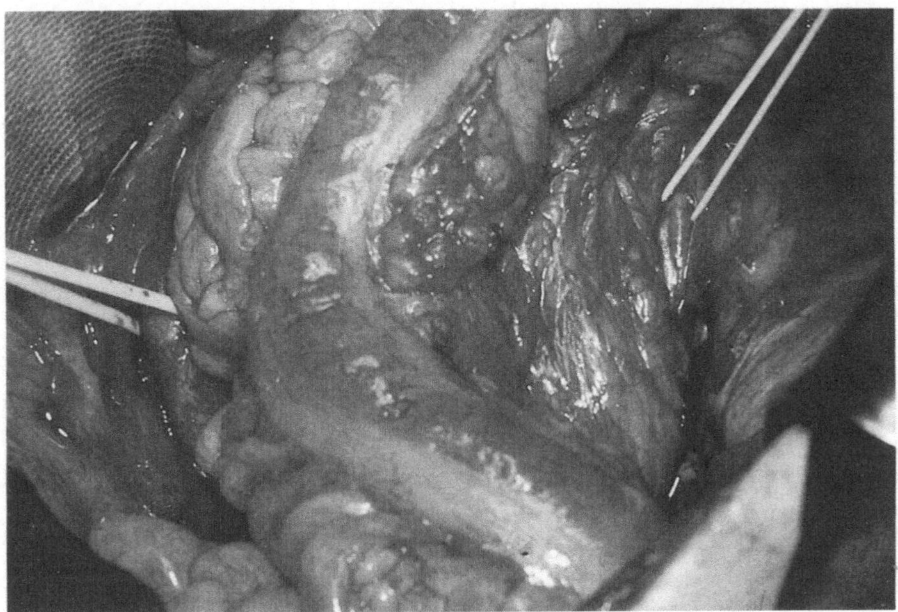

Abb. 2. Intraoperativer Situs vor Sigmaresektion mit beidseits angeschlungenen Harnleitern

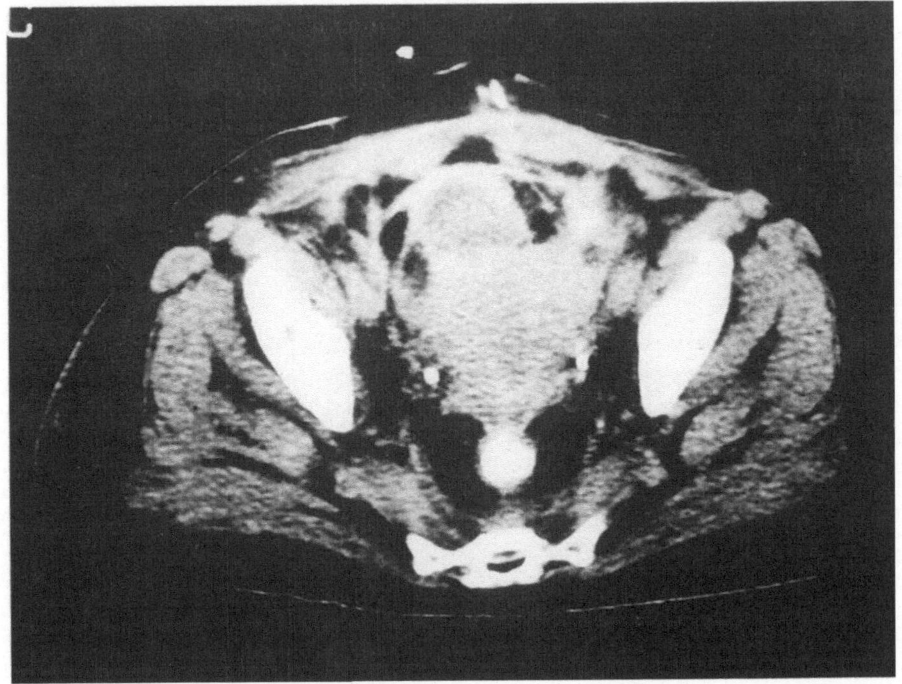

Abb. 3. Ausgedehnte Sigmadivertikulitis mit enger Beziehung zu beiden Ureteren

Somit muß neben der Prophylaxe derartiger Läsionen ein besonderes Augenmerk auf die Erkennung dieser Verletzung, vor allem auch im Rahmen komplizierter postoperativer Verläufe, gelegt werden.

Literatur

1. Guerrero WG (1989) Ureteral injury. Urologic Clinics of North America, 16(2):237–248
2. Higgins CC (1967) Ureterals injuries during surgery. JAMA 199(2):118–124
3. Zingg EJ (1984) Der Harnleiter in der Becken- und Abdominalchirurgie. Verletzungsmöglichkeiten und ihre Vermeidung. Therapiewoche 34, 6543–6550

Eingriffe am Urogenitaltrakt bei chirurgischen Grunderkrankungen

K. Binder[1], W. Kropp[1], R. Hartung[1] und M. Hoelscher[2]

Die interdisziplinäre urologisch-chirurgische Zusammenarbeit berührt verschiedene Themenbereiche.

Im vorliegenden Bericht sollen urologische Begleiteingriffe bei entzündlichen Grunderkrankungen sowie in der Tumorchirurgie vorgestellt und diskutiert werden.

Material und Methoden

Im Zeitraum von Juni 1986 bis Juni 1990 wurden in Zusammenarbeit der Chirurgischen Klinik und der Urologischen Klinik der TU München 25 Patienten mit Beteiligung des Urogenitaltraktes bei primär chirurgischen Grunderkrankungen operiert.

Erfaßt wurden 13 Frauen und 12 Männer im Alter von 41 bis 70 Jahren (Mittel: 53 Jahre). Bei 4 Patienten lagen dem Eingriff entzündliche Prozesse zugrunde. 21 Patienten wurden im Rahmen der Tumorchirurgie versorgt; in 12 Fällen Patienten mit Primärtumoren sowie 9 Patienten mit Rezidivtumoren.

Die den Eingriffen zugrundeliegenden Erkrankungen sind in Tabelle 1 aufgeführt.

Ergebnisse

Entzündliche Grunderkrankungen (Tabelle 2)

Im eigenen Krankengut können wir 4 Patienten mit entzündlichen Grunderkrankungen vorstellen:

Bei 2 Patienten hatten sich im Zuge einer Sigmadivertikulitis Blasen-Darm-Fisteln entwickelt. Die Therapie der Wahl aus urologischer Sicht bestand in einer Blasenteilresektion.

[1] Urologische Klinik und Poliklinik, Technische Universität München, Klinikum rechts der Isar, Ismaninger Str. 22, D-8000 München 80.

[2] Chirurgische Klinik und Poliklinik, Technische Universität München, Klinikum rechts der Isar, Ismaninger Str. 22, D-8000 München 80.

Tabelle 1. Chirurgische Grunderkrankungen

Tumor	Primärtumor	Rezidivtumor	Gesamt
Rektumkarzinom	6	2	8
Sigmakarzinom	2	2	4
Urachuskarzinom		1	1
Ovarialkarzinom	2	2	4
Lelomyosarkom		1	1
Hamartom	1		1
Mesenchymier Tumor	2		2
Entzündliche Grunderkrankung			4
	12	8	25

Tabelle 2. Entzündliche Grunderkrankungen

Primärerkrankung	Operationsverfahren	Komplikationen/ Rezidiv
Sigmadivertikulitis Sigma-Blasen-Fistel n = 2	Blasenteilresektion	keine
Ureterstenose n = 1	HL-Neueinpflanzung	keine
Pankreasabszeß Hydronephrose n = 1	Nephrektomie	keine

Bei einem Patienten hatte ein entzündlicher Konglomerattumor – ebenfalls ausgehend von einer Sigmadivertikulitis – zur alleinigen Ureterstenose geführt. Da die Funktion der zugehörigen Niere noch im unteren Normbereich lag, wurde hier eine Ureterresektion mit anschließender Ureter-End-zu-End-Anastomose durchgeführt.

Bei dem 4. Patienten war es durch einen ausgedehnten retroperitonealen Abszeß (Ursprung: Pankreas) zur Ureterstenose – hier allerdings bereits mit Entwicklung einer Hydronephrose – gekommen. Therapeutisches Vorgehen nach chirurgischer Abszeßsanierung war die Nephroureterektomie.

Grunderkrankung Primärtumor (Tabellen 3, 4)

Bei den Patienten mit Primärtumoren des kleinen Beckens lag in 8 Fällen eine Infiltration der Blase vor. Bei 4 Patienten wurde eine vordere und hintere Beckenexenteration durchgeführt; die Harnableitung erfolgte über Ileumconduit. Bei den übrigen 4 Patienten genügte eine Blasenteilresektion.

Tabelle 3. Grunderkrankung Primärtumor

Organbeteiligung	Operationsverfahren		Harnableitung
Blase n = 7	Beckenexenteration Blasenteilresektion Zystopexie	2 4	Ileumconduit
Blase + Ureter n = 2	Beckenexenteration Blasenteilresektion	1 1	Ileumconduit HL-Reimplantat
Ureter n = 1	Ureterresektion	1	End-zu-End-Anastomose

Tabelle 4. Komplikationen Primärtumor

Nach Blasenteilresektion		Therapie:
Früh:	1 Blasenleck (2 Monate)	HL-Verschluß + Nephrostoma
Spät:	1 Tumorrezidiv (2 Jahre)	TUR Blase
Nach Beckenexenteration		
Früh:	1 Hydronephrose	Nephroureterektomie

Bei einer Patientin drohte nach Entfernung eines Beckenbodenhamartoms ein Blasenprolaps. Hier wurde eine Zystopexie durchgeführt.

Bei 2 Patienten waren Blase und Ureter von Tumoren infiltriert. Ein Patient wurde unter Anlage eines Ileumconduits komplett exenteriert. Bei dem zweiten Patienten wurde der distale Ureter sowie eine Blasenmanschette reseziert und der Defekt mit einer Blasenplastik nach Boari überbrückt.

Bei einem Patienten betraf die Tumorinfiltration nur den Ureter. Hier wurde das betreffende Segment reseziert und anschließend End-zu-End anastomosiert.

Urologische Komplikationen traten bei 3 Patienten auf. Einer der Patienten mit Beckenexenteration entwickelte innerhalb von 3 Monaten aufgrund einer Ureterstenose im Conduit eine Hydronephrose; der Patient wurde nephroureterektomiert.

Bei dem Patienten mit der Boari-Plastik kam es nach 2 Monaten zu einem Blasenleck. Die endgültige Versorgung bestand im Harnleiterverschluß und der Anlage eines endständigen Nephrostomas.

Ein Patient entwickelte ein Jahr nach Blasenteilresektion Tumorrezidiv in der Blase. Der Tumor wurde durch eine transurethrale Resektion entfernt.

Grunderkrankung Rezidivtumor (Tabellen 5, 6)

Insgesamt wurden 8 Patienten mit Rezidivtumoren im kleinen Becken operativ behandelt. In 3 Fällen war die Blase infiltriert, es wurden bei allen Patienten

Tabelle 5. Grunderkrankung Rezidivtumor

Organbeteiligung	Operationsverfahren		Harnableitung
Blase n = 3	Beckenexenteration	3	Ileumconduit
Blase + Ureter n = 4	Beckenexenteration Blasenteilresektion Blasenteilresektion	1 2	TUUC HL-Reimplantat TUU
Ureter n = 1	Ureterresektion	1	End-zu-End-Anastomose

Tabelle 6. Komplikation Rezidivtumor

nach TUUC		Therapie
Früh:	1 Tumorrezidiv (2 Monate)	Doppel-J, Chemotherapie
nach TUU		
Spät:	1 Tumorrezidiv (1 Jahr)	Blasenteilresektion
nach Ureterresektion		
Früh:	1 Ureter-Darm-Haut-Fistel (1 Monat)	Nephrostoma

komplette Beckenexenterationen mit Ileumconduit als Harnableitung durchgeführt.

Bei 4 Patienten betraf die Infiltration Blase und Ureter. Die urologisch operative Therapie bestand bei einem Patienten in der Beckenexenteration. Die Harnableitung erfolgte – nach ausgedehnter Darmresektion – als Transureterureterokutaneostomie (TUUC).

Bei einem Patienten wurden die Blase und das distale Ureterende teilreseziert, anschließend der Harnleiter neu implantiert.

Schließlich erhielt ein Patient eine Blasen- und Ureterteilresektion. Der verbliebene proximale Ureteranteil wurde mit dem gegenseitigen Ureter als Transureterureterostomie (TUU) End-zu-Seit-anastomosiert.

Bei einem Patienten war nur das mittlere Harnleiterdrittel betroffen. Das Segment wurde nach der Resektion End-zu-End anastomosiert.

Auch hier die Frage nach den urologischen Komplikationen: Der Patient mit der TUUC entwickelte bereits nach einem Monat ein Tumorrezidiv im Urostoma. Als Ultima Ratio verblieb die Einlage eines Nephrostomiekatheters sowie der Versuch einer systemischen Chemotherapie. Der Patient verstarb innerhalb eines Monats.

Ein nach einem Jahr aufgetretenes Tumorrezidiv in der Blase bei dem Patienten mit der TUU wurde durch eine erneute Blasenteilresektion behandelt.

Bei dem Patienten mit der Uretersegmentresektion kam es nach einem Monat aufgrund einer Nahtinsuffizienz der Harnleiteranastomose zu einer Ureter-Darm-Haut-Fistel. Die endgültige Therapie bestand in der Ureterektomie und der Anlage eines endständigen Nephrostomas.

Diskussion

Die Beteiligung des Urogenitaltraktes an entzündlichen Prozessen des Abdomens, speziell der Sigmadivertikulitis ist in der Literatur häufig erwähnt. Vor allem sind es Blasen-Darm-Fisteln, deren Sanierung den Urologen erfordert. Dagegen beschränkt sich die Beschreibung der alleinigen Ureterobstruktion auf Einzelfälle [1, 2, 5].

Während über die Behandlung der Blasen-Darm-Fisteln Einmütigkeit über die operative Sanierung des Prozesses besteht, divergieren die Aussagen zur Therapie der Ureterobstruktionen. Ruggiero et al. raten in der Behandlung der Obstruktion im Gefolge der akuten Sigmadivertikulitis zur konservativen Therapie, in den Fallberichten von Kubota und Bissada über Patienten mit längerer Anamnese bzw. unklarer Dignität wird die operative Therapie favorisiert.

Da bei dem Patienten in unserem Kollektiv eben diese diagnostische Unsicherheit hinsichtlich der Dignität des Unterbauchtumors bestand, d.h. die operative Exploration erforderlich war und schließlich die histologische Aufarbeitung eine entzündliche Infiltration und beginnende Fibrosierung des Harnleiters zeigte, ist unser Vorgehen mit der Segmentresektion und End-zu-End-Anastomose, auch auf die Gefahr einer späteren periureteralen Fibrose, durchaus gerechtfertigt.

In der Zusammenstellung der Ergebnisse in der Behandlung maligner Neoplasien haben wir bewußt unterteilt in die Therapie des Primär- und des Rezidivtumors.

Die R_0-Resektion gilt als oberstes Behandlungsgebot in der Therapie auch ausgedehnter Primärkarzinome, um die Prognose der Patienten entscheidend zu beeinflussen. Neben einer sorgfältigen, gewebeangepaßten Operationstechnik spielen heute in zunehmendem Maße die intraoperative Bestrahlung sowie adjuvante oder neoadjuvante Chemotherapieprotokolle eine bedeutende Rolle vor allem bei T4-Tumoren. Für diese Patientengruppe gilt auf Grund der engen räumlichen Beziehung zum Urogenitaltrakt das interdisziplinäre Vorgehen als allgemein anerkannter Standard [4, 6, 7].

Eine exakte präoperative Planung muß jedem Eingriff vorausgehen, um für jeden Patienten das individuell optimalste urologisch-chirurgische Vorgehen festzulegen.

Wir haben an unserer Klinik versucht, die präoperative Abklärung zu vereinheitlichen. Besteht bei Patienten, die wir als Risikogruppe Blase bezeichnen, auf Grund von Sonographie-, CT- und Kolonoskopieergebnissen der Verdacht auf eine Blaseninfiltration, wird eine Ausscheidungsurographie durchgeführt. Anschließend erfolgt, mindestens 2 Tage präoperativ, das urologische Konsil zur Diagnosesicherung und zur Besprechung der Operationsstrategie. Ähnlich bei Patienten, die zur Risikogruppe Harnleiter zählen: Fällt in der Oberbauchsonographie eine Hydronephrose auf, zeigen CT oder Kolonoskopie ausgedehnte Tumoren, erfolgt ebenfalls das AUG und das urologische Konsil.

Wir erhoffen uns von diesem Diagnoseschema einen Fortschritt bereits in der präoperativen Phase, um so unsere Ergebnisse zu verbessern.

In der Behandlung des Rezidivtumors müssen Abstriche hinsichtlich der Radikalität der Tumorchirurgie gemacht werden. Häufig steht hier die Frage der Morbidität des Patienten im Vordergrund. Trotzdem ist auch hier durch verbesserte Operationstechniken, speziell bei der Harnableitung, die Prognose des Patienten positiv zu beeinflussen und die Lebensqualität sinnvoll zu verbessern. Auch hier kann kein standardisiertes Vorgehen empfohlen werden, die Behandlung wird sich an individuellen Gesichtspunkten orientieren.

Zusammenfassend noch einmal die Ergebnisse an unserer Klinik (Tabelle 7):

Tabelle 7. Eingriffe am Urogenitaltrakt

Eingriffe insgesamt	25 (100%)
Urologische Komplikationen	2/25 (8%)
Urologische Rezidiveingriffe	4/25 (16%)

Die niedrige Komplikationsrate und die geringe Zahl der Rezidiveingriffe unterstreichen die Forderung nach einer optimalen, gewebeadaptierten Operationstechnik sowie einer größtmöglichen Radikalität in der Tumorchirurgie.

Literatur

1. Bissada NK, Redman JF (1974) Ureteral complications in divertikulitis of the colon. J Urol 112:454–456
2. Kubota Y, Kawamura S, Ishii N, Onmuray Y, Irisawa C (1988) Ureteral obstruction secondary to sigmoid divertikulitis. Urol Int 43(6):359–361
3. Meyer J, Yatsuhashi M, Green T (1980) Palliative urinary diversion in patients with advanced pelvic malignacy. Cancer 45:2698–2701
4. Petrelli NJ, Velez A, Herrera L, Walsh D, Mittelman A (1985) Ileal conduit for recurrent unresectable colorectal adenocarzinoma. Am J Surg 150(2):239–242
5. Ruggiero R, Nealon TF (1982) Ureteral obstruction to acute sigmoid divertikulitis. Urology 19:63–65
6. Takagi H, Morimoto T, Yasue M, Kato K, Yamada E, Suzuki R (1985) Total pelvic exenteration for advanced carcinoma of the lower colon. J Surg Oncol 28(1):59–62
7. Zeichner O, Nürnberger N, Schiessel R (1983) Die urologische Problematik in der Behandlung des Lokalrezidivs nach kolorektalem Karzinom. Wien klin Wochenschr 95:286–291

Eingriffe an Blase und Harnleiter im Rahmen der Behandlung fortgeschrittener Dickdarmtumoren

D. Kröpfl [1], M. K. Walz [2], R. Röntgen [1], F.-W. Eigler [2] und H. Rübben [1]

Einleitung

Die interdisziplinäre Behandlung der Dickdarmtumoren, insbesondere des Rektumkarzinoms, schließt neben der Zusammenarbeit des Chirurgen mit dem Strahlen- und Chemotherapeuten auch die Mitarbeit des Urologen ein. Bei ca. 6–12% der Patienten mit einem fortgeschrittenen kolorektalen Tumor wird ein Befall benachbarter Organe, im Bereich der Blase und Harnleiter festgestellt. Das zwingt bei angestrebter Radikalität zu Ureter- und Blasenteilresektion sowie ggfs. zur Zystektomie mit Harnableitung.

Im Rahmen der operativen Vorbereitung sollte das Ausmaß der Operationen geplant und der Patient aufgeklärt sein. Das hat insbesondere bei einer Harnableitung eine herausragende Bedeutung, da solche Eingriffe im Rahmen elektiver Operationen ohne Aufklärung schwer zu vertreten sind.

Ziel der vorgestellten Untersuchung ist es, die Ergebnisse eines solchen Vorgehens im Rahmen urologisch-chirurgischer Kooperation vorzustellen.

Material und Methode

Zwischen 1980 und 1990 wurden bei 16 Männern und 11 Frauen im Alter von 31–75 Jahren (Median/58 Jahre) im Rahmen der operativen Therapie eines fortgeschrittenen Rektosigmoidkarzinoms Eingriffe an den ableitenden Harnwegen notwendig. Eine primäre Operation wurde bei 10 und ein Rezidiveingriff bei 17 Patienten vorgenommen. Einer präoperativen Bestrahlung waren 7 Patienten unterzogen worden (s. Tabelle 1).

[1] Urologische Klinik und Poliklinik der Medizinischen Universität Essen, Hufelandstraße 55, D-4300 Essen 1.

[2] Chirurgische Klinik und Poliklinik der Medizinischen Universität Essen, Hufelandstraße 55, D-4300 Essen 1.

Tabelle 1. Krankengut

Alter:	31–75 Jahre (Median 58 Jahre)
Geschlecht:	16 Männer und 11 Frauen
Primäreingriff:	10
Rezidiveingriff:	17
Präoperativ bestrahlt:	7

Durchgeführte Operationen

Angestrebt wurde stets die en-bloc-Resektion des Tumorpaketes mit gleichzeitiger Resektion der beteiligten Organe. Unter dieser Prämisse wurden chirurgischerseits 12 kontinenzerhaltende Darmresektionen, 9 Diskontinuitätsresektionen und 6 lokale Rezidivresektionen ohne Dickdarmeingriff durchgeführt.

Das Ausmaß der gleichzeitig durchgeführten urologischen Operation zeigt die Tabelle 2.

Die End-zu-End-Ureteranastomose wurde in typischer Weise durchgeführt. Die Harnleiterneueinpflanzung wurde in der Regel mit dem Psoas Hitch-Verfahren und gleichzeitiger antirefluxiver Neueinpflanzung kombiniert. Alle Harnleiter wurden zwischen 10 und 21 Tage, abhängig von dem Zustand des Gewebes und Vorbestrahlung, geschient. Die Blasenwandteilresektion erfolgte nur bei sicherer Entfernung des Tumors im Gesunden, wobei gelegentlich Teile der Prostata und die ipsilaterale Samenblase mitentfernt wurden. 8mal wurde eine Harnleiterneueinpflanzung oder eine Transureteroureterostomie notwendig. Die Blase wurde mit 2 × 0 Vicryl zweireihig fortlaufend verschlossen und für 7–14 Tage mit einer suprapubischen Fistel abgeleitet.

Die Transureteroureterostomie wurde in typischer Weise durchgeführt, insbesondere wurde dabei auf die Vitalität des Harnleiters und eine sehr weite Anastomose geachtet, die in der Regel mittels einer 5 × 0 Vicryl oder Maxonnaht fortlaufend angelegt wurde. Die Schienung der beiden Harnleiter war obligat und die Harnleiterschienen wurden in der Regel transvesikal, transkutan neben der Wunde ausgeleitet und zwischen 10 und 21 Tagen belassen.

Im Falle einer Zystektomie war die Harnableitung der Wahl ein klassisches Ileumconduit, wobei gelegentlich und entsprechend dem Operationsverlauf

Tabelle 2. Ausmaß der urologischen Eingriffe

Blasenwandteilresektion	15
Zystektomie	9
Harnleiterneueinpflanzung	8
Transureteroureterostomie	2
Harnleiter-End-zu-End-Anastomose	1
Nephrektomie	1

auch höher gelegene Teile des Ileums zur Ableitung benutzt wurden. So erfolgte die Ausschaltung der Dünndarmschlinge entweder typisch oder entsprechend dem Operationsitus. Die Harnleiter wurden in der Regel für ca. 1–1,5 cm eingeschnitten und End-zu-Seit in den oralen Anteil des Conduits mittels einer 5 × 0 Vicryl oder Maxonnaht eingepflanzt. Die obligate Harnleiterschienung erfolgte in Abhängigkeit von dem Dünndarmzustand und eventuell vorausgegangener Bestrahlung für 14–21 Tage.

Die bei Bedarf durchgeführte Zystektomie oder Hysterektomie erfolgte en bloc mit dem Tumorpaket.

Bei 10 Primärtumoren war 8mal eine R_0-Resektion möglich, in zwei Fällen verblieb Resttumor. Auch beim ersten Tumorrezidiv war in 8 Fällen eine vollständige Tumorexstirpation durchführbar, 4mal verblieben Tumorreste. Beim zweiten oder dritten Lokalrezidiv (5 Fälle) waren trotz der Erweiterung des Eingriffes jeweils nur R_1- oder R_2-Resektionen möglich.

Ergebnisse

Postoperative Komplikationen waren trotz extensiver Eingriffe und dem häufig hohen Alter der Patienten selten (s. Tabelle 3).

Eine Patientin verstarb postoperativ im Rahmen eines protahierten septikäformen Multiorganversagens, ohne daß Hinweise für lokale, operativ bedingte Ursachen bestanden. Die notwendigen Reoperationen waren bei zwei Patienten mit postoperativem Bridenileus und bei den Patienten mit der Dünndarmfistel bzw. der Blasenfistel erfolgreich. Drei weitere Patienten wiesen postoperativ eine Störung der Viszeromotorik der Harnblase auf.

Histologisch waren von 24 Harnblasenteilresektionen oder -exstirpationen tatsächlich 14 karzinominfiltriert, bei den drei Patienten mit isoliertem Ureterbefall war mikroskopisch jeweils eine Tumorinfiltration nachweisbar.

Die kumulative 3-Jahres-Überlebenswahrscheinlichkeit lag bei 16 radikal operierten Patienten (sog. R_0-Resektionen) um 69% ± 41%. Nach einer mittleren Nachbeobachtungszeit von 3½ Jahren leben derzeit noch 8 Patienten tumorfrei, 8 weitere Patienten sind inzwischen an Fernmetastasen verstorben. Lokalrezidive der Dickdarmkarzinome traten in diesem Kollektiv 4mal auf;

Tabelle 3. Postoperative Komplikationen bei 27 Patienten mit erweiterten Darmresektionen wegen lokal fortgeschrittener Rektosigmoidkarzinome

Ileus	3
Beinvenenthrombose	3
Harnwegsinfekt	4
Lokale Mundinfekte	2
Exitus letalis	1
Blasenfistel	1
Dünndarmfistel	1

Tabelle 4. Verlauf der Erkrankung nach der Operation bei 16 Patienten mit R_0-Resektion

leben tumorfrei	8
verstorben an Fernmetastasen	8
lokales Rezidiv	4 [davon 2 Reoperationen]
mittlere Überlebenszeit	4 Jahre

bei 2 lokalen Reoperationen gelang erneut eine Tumorfreiheit für derzeit 1,5 Jahre zu erzielen (Tabelle 4).

Im Gegensatz dazu sind von den 11 nicht radikal operablen Patienten innerhalb von 3 Jahren 10 verstorben, ein Patient derzeit noch mit einem lokalen Tumorrezidiv. Die mittlere Überlebenszeit lag in diesem Kollektiv bei 1,4 Jahren (Tabelle 5).

Von den derzeit noch 9 überlebenden Patienten (8 R_0-reseziert, 1 R_1-reseziert) haben 2 langfristig überlebt und wiesen 80 bzw. 85 Monate nach der Operation kein Tumorrezidiv auf. Wesentlich ist, daß auch bei diesen beiden Patienten histologisch eine Harnblaseninfiltration durch das Dickdarmkarzinom nachweisbar war.

Tabelle 5. Verlauf der Erkrankung nach der Operation mit R_1-R_2-Resektion

am Tumor verstorben	10
leben mit Lokalrezidiv	1
Rezidiv-Operationen	7
mittlere Überlebenszeit	1,4 Jahre

Diskussion

Die Operationen an Blase und Harnleiter sind potentiell mit einer Reihe möglicher Komplikationen verbunden, was insbesondere für die vorbestrahlten Patienten gilt [1, 5, 9]. Werden solche Operationen in Zusammenhang mit elektiven größeren operativen Eingriffen am Darm durchgeführt, so dürfen die Komplikationen der Harnableitung den gewünschten Erfolg des darmchirurgischen Eingriffes nicht gefährden [1, 5, 9]. Dieses würde vor allem den Patienten direkt nach der Operation einer Gefahr aussetzen und – was insbesondere wichtig ist, die Indikationen für solche vermutlich sinnvoll erweiternden Eingriffe von vornherein einschränken.

Die Ergebnisse aus der Literatur [2, 3, 5, 8] weisen darauf hin, daß die Prognose der Patienten, die einem solchen erweiterten Eingriff unterzogen werden, auch von der operativen Technik und von der operativen Strategie abhängig ist. So ist die Prognose dann deutlich besser, wenn das Dickdarmkarzinom in toto mit den vermeintlich infiltrierten, adhärenten Nachbarorganen exstirpiert wird, als wenn es intraoperativ zur Eröffnung des Tumors kommt. Eine solche en-bloc-Resektion ist deshalb unbedingt anzustreben, obwohl nur etwa 50–60% der dabei mitresezierten Organe mikroskopisch tatsächlich karzinominfiltriert sind [2, 3, 5]. Denn intraoperativ ist makroskopisch oft nicht entscheidbar, ob eine tatsächliche Karzinominfiltration oder nur eine entzündliche Adhäsion vorliegt.

Leider erbringt auch die präoperative Diagnostik einschließlich aller bildgebender endoskopischer Verfahren keine zuverlässigen Angaben hinsichtlich der lokalen Tumorausweitung gerade bei fortgeschrittenem Karzinom des Rektosigmoids. Dies gilt insbesondere für die Infiltration der Harnblase, die präoperativ anhand des Computertomogramms in den meisten Fällen allenfalls vermutet werden kann; auch die Zystoskopie beweist nur ausnahmsweise eine Harnblasenwandbeteiligung. In solchen Fällen ist einerseits eine exakte Aufklärung der Patienten hinsichtlich der unter Umständen gegebenen Notwendigkeit der erweiterten Resektion und der Möglichkeiten der Rekonstruktion der Harnableitung z. B. durch ein Ileumconduit notwendig, andererseits ist eine gemeinsame operative Planung von seiten des Chirurgen und Urologen unabdingbar.

Die kumulative 3-Jahres-Überlebenswahrscheinlichkeit war im hier vorgestellten Krankengut bei 16 radikal operierten Patienten um 70%. Dies stimmt mit den Ergebnissen aus der Literatur überein [2, 5, 8]. Von diesen 16 Patienten wiesen 2 mit histologisch nachgewiesener Harnblaseninfiltration durch das Dickdarmkarzinom 80 bzw. 85 Monate nach der Operation kein Tumorrezidiv auf, so daß hier von einer endgültigen Heilung gesprochen werden darf.

So ist es zwingend notwendig von chirurgischer Seite, Patienten mit ausgedehnten Dickdarmtumoren und insbesondere bei Rezidivoperationen die Aufklärung über die Möglichkeit einer rekonstruktiven oder erweiterten Operation an der Blase und dem Harnleiter zu erwähnen.

Die Inzidenz der postoperativen urologischen Komplikationen war niedrig, was auch mit den Ergebnissen aus der neuerlichen Literatur übereinstimmt [8, 9]. Dies ist sicherlich zurückzuführen auf die Verbesserung der operativen Technik, das Verwenden von besserem Nahtmaterial und nach unserer Meinung durch konsequente Harnableitung bei Patienten, die vorbestrahlt oder voroperiert waren. Dadurch verliefen auch bei vorbestrahlten oder multiplen voroperierten Patienten rekonstruktive Eingriffe wie Transureteroureterostomie oder Ileumconduit bei den hier vorgestellten Patienten komplikationslos. Die vorgestellten Daten und guten Ergebnisse der beschriebenen extensiven Operation mit einer sehr vertretbaren Morbidität und Mortalität weisen darauf hin, daß ein solches Vorgehen von der chirurgisch onkologischen Seite indiziert ist und in Zentren, wo eine optimale Zusammenarbeit zwischen dem Chirurgen und Urologen vorhanden ist, praktiziert werden kann. Es muß noch einmal betont werden, daß durch die eingeschränkte Möglichkeit der präoperativen Sicherung der Tumorausdehnung der Patient präoperativ über alle möglich notwendigen Maßnahmen unterrichtet werden muß, um die notwendige Radikalität des Eingriffes durchführen zu können [3, 5, 7].

Literatur

1. Bonfanti G, Bozetti F, Doci R, Baticci F, Marolda R, Bignami P, Gennari L (1982) Results of extended surgery for cancer of the rectum and sigmoid. Br J Surg 69:305–307
2. Gall FP, Tonak J, Altendorf A (1987) Multivisceral resection in colorectal cancer. Dis Colon Rectum 30:337–341

3. Heslov SF, Frost DB (1988) Extended resection for primary colorectal carcinoma involving adjacent organs or structures. Cancer 62:1637–1640
4. Moriya Y, Hojo K, Sawada T (1988) En bloc excision of lower ureter and internal iliac vessels for locally advanced upper rectal and rectosigmoid cancer. Use of ileal segment for ureteral repair. Dis Colon Rectum 31:872–878
5. Orkin BA, Dozois RR, Beart RW, Patterson DE, Gunderson LL, Ilstrup DM (1989) Extended resection for locally advanced primary adenocarcinoma of the rectum. Dis Colon Rectum 32:286–292
6. Petrelli NJ, Martinez H, Herrera L, Mittelman A (1987) Preoperative cystoskopic findings in resectable rectal adenocarcinoma. Arch Surg 122:929–930
7. Reiner G, Teleky B, Wunderlich M, Schiessel R (1987) Die Organerweiterung bei der Resektion colorectaler Carcinome. Langenbecks Arch Chir 371:281–290
8. Williams LF, Huddleston CB, Sawyers JL, Potts JR, Kenneth WS, McDougal SW (1988) Is total pelvic exenteration reasonable primary treatment for rectal carcinoma? Ann Surg 207:670–678
9. Zechner O, Nürnberger N, Schiessel R (1983) Die urologische Problematik in der Behandlung des Lokalrezidivs nach kolorektalem Karzinom. Wien Klin Wochenschr 9:286–290

Gynäkologisch-urologische Eingriffe

Gynäkologisch-urologische Eingriffe aus der Sicht des Gynäkologen

M. SAKS, W. KUHN, M. KOLBEN, F. FISCHBACH und H. GRAEFF

Die engen anatomischen Beziehungen zwischen den inneren weiblichen Genitalorganen und den ableitenden Harnwegen verdeutlichen, daß häufig eine enge Kooperation zwischen Urologe und Gynäkologe sinnvoll und erforderlich ist. Nur so können alle erforderlichen diagnostischen und therapeutischen Möglichkeiten ausgeschöpft werden. Im folgenden sollen einige Aspekte dieses Zusammenwirkens behandelt werden.

Abdominale und vaginale gynäkologische Eingriffe führen in 0,5 bis 2,5% der Fälle zu Verletzungen von Ureter, Blase und Urethra. In den meisten Fällen werden diese Läsionen intraoperativ erkannt und versorgt, fast immer ist die Heilung dann komplikationslos. In 0,1–1,7% der Fälle, insbesondere nach Kombination von Operation und Strahlentherapie, kann es allerdings nach unterschiedlich langen zeitlichen Intervallen zur Ausbildung von Urogenitalfisteln kommen (Tabelle 1).

Beim vaginalen operativen Vorgehen ergeben sich Verletzungsmöglichkeiten insbesondere durch die Dislokation von Blase und Ureter beim Zug an der

Tabelle 1. Inzidenz von Verletzungen des Harntraktes bei Operationen in der Frauenheilkunde (mod. nach Petri [6])

Eingriff	Blasenläsion		Ureterläsion		Fistel	
	n =	%	n =	%	n =	%
Vaginale Hysterektomie n = 4407	40	0,9	3	0,1	3	0,1
Vaginale Hysterektomie und Plastik n = 5635	34	0,6	7	0,1	10	0,2
Abdominale Hysterektomie und Adnexektomie n = 4484	33	0,7	13	0,3	15	0,3
Erweiterte Radikal-operation n = 1092	18	1,6	4	0,4	19	1,7
Sectio caesarea n = 4630	21	0,5	1	0,02	2	0,04

Frauenklinik und Poliklinik der Technischen Universität München, Klinikum rechts der Isar, Ismaninger Str. 22, D-8000 München 80.

Zervix nach unten. Wird der Schnitt zur Durchtrennung des Septum supravaginale, mit dem die Abpräparation der Blase von der Uterus- bzw. Zervixvorderwand begonnen wird, zu hoch angesetzt, ist eine Eröffnung des Blasenbodens möglich. Bei ungenügender Mobilisation der Blase nach kranial kann der knieförmig verlaufende distale Ureter beim Setzen der parametranen Klemmen und bei der Versorgung des Vaginalstumpfes mitgefaßt werden.
Bei abdominalen Operationen ergeben sich aus den anatomisch-topografischen Verhältnissen 3 Prädilektionsstellen für Verletzungen des Ureters: 1. Die proximale Läsion an der Kreuzungsstelle des Ureters mit der Arteria und Vena iliaca communis, 2. weiter distal an der Eintrittsstelle des Ureters in den parametranen Bereich und 3. am ureterovesikalen Übergang. Geschlossene Ureterläsionen gehen immer mit einer sonographisch nachweisbaren Stauung des oberen Harntraktes einher. Bei offenen Läsionen werden Hydroureter und Hydronephrose durch die urinombedingte Kompression des Harnleiters oder die periureterale Narbenbildung als Spätfolge erklärt. Die ultraschallgesteuerte perkutane Nephrostomie führt zur raschen Entlastung der gestauten Niere und verhindert somit eine dauerhafte Schädigung des Organs. Lediglich im Falle der kompletten Ureterdurchtrennung mit Austritt von Urin in die freie Bauchhöhle kann die Stauung als Leitsymptom fehlen.

Neben den zahlenmäßig im Vordergrund stehenden Miktionsstörungen und Verletzungen des Ureters und der Harnblase stellen urogenitale Fisteln die schwerwiegendste Komplikation nach gynäkologisch-geburtshilflichen Operationen dar (Tabelle 2). Ätiologisch spielen auch Drucknekrosen bei Pessaren, schwere Verletzungen und geburtsmechanische Traumata eine Rolle. Häufigste Urogenitalfisteln sind die vesikovaginalen Fisteln (42%), gefolgt von ureterovaginalen (34%) und urethrovaginalen Fisteln (11%). Kombinierte Fisteln treten deutlich seltener auf, sie entstehen fast ausschließlich durch Strahlenschäden nach Karzinomtherapie. Man findet vesikoureterovaginale, vesikoureterouterine und vesikovaginorektale Kommunikationen. Die Diagnostik wird vom klinischen Bild und dem Befund einer Harnleiter- oder Nierenbeckenerweiterung in der Sonographie bestimmt. Weitere Klärung bringen dann endoskopische Eingriffe und radiologische Untersuchungen. Ureterfisteln werden früh und immer von abdominal korrigiert. Bei Blasenfisteln ist es erforderlich, individuell vorzugehen, oftmals kann frühzeitig ein Verschluß erfolgen, in Einzelfällen ist es erforderlich, zunächst das Abklingen entzündlicher Veränderungen oder aktinisch-nekrotisierender Prozesse abzuwarten. Die Entscheidung, ob der Verschluß einer Blasenfistel von vaginal oder abdominal erfolgen soll, ist an der individuellen Lage der Fistel und der Erfahrung des Operateurs mit dem jeweiligen Eingriff zu orientieren.

Tabelle 2. Urogenitalfisteln

Einfache Fisteln	87%	Gemischte Fisteln 13%
vesikovaginal	42%	vesikoureterovaginal
ureterovaginal	34%	vesikoureterouterin
urethrovaginal	11%	vesikovaginorektal

Urologische Komplikationen bei gynäkologischen Eingriffen können durch eine Reihe prä-, intra- und perioperativer Maßnahmen in der Häufigkeit ihres Auftretens vermindert werden. Zur präoperativen Routine gehören neben Serumwert- und Urinbestimmungen der Ausschluß eines floriden Harnwegsinfektes und der sonographische Ausschluß einer präexistenten Hydronephrose, der das Ausscheidungsurogramm in vielen Fällen ersetzt hat. Beim vaginalen operativen Vorgehen gilt es, die Dislokation der Harnblase und der Ureteren zu bedenken und gegebenenfalls die Blasenausdehnung nach kaudal mit Hilfe eines Metallkatheters zu prüfen. Bei abdominalen Eingriffen ist die Darstellung des Ureters oberhalb der Ebene des nächsten geplanten operativen Schritts die beste Prophylaxe. Ist der Verlauf des Ureters weder inspektorisch noch palpatorisch eindeutig erkennbar, so erscheint die Freilegung des Ureters unbedingt angezeigt. Tabelle 3 gibt die Bemühung um eine Qualitätskontrolle an unserer Klinik wieder. Dargestellt sind eine Auswahl von Komplikationen und prophylaktischen Maßnahmen bei großen Eingriffen der Jahre 1984 bis einschließlich 1989. Gerade die postoperative Bakteriurie kann durch eine Reihe von perioperativen Maßnahmen (Tabelle 4) günstig beeinflußt werden, diese sind das rasche Entfernen des Dauerkatheters, das Anlegen einer suprapubischen Blasenfistel bei länger erforderlicher Harnableitung und die perioperative Antibiotikaprophylaxe.

Die eher günstigen Zahlen der Verletzungen von Ureter und Harnblase (Tabelle 3) sind insofern kritisch zu betrachten, als postoperative Ureterstrikturen, z.B. nach Wertheim-Radikaloperation, oftmals in der perioperativen

Tabelle 3. Komplikationen und prophylaktische Maßnahmen (Auswahl) bei großen Eingriffen an der Frauenklinik der TUM 1984–89

Eingriffe und Komplikationen	1984	1985	1986	1987	1988	1989
Anzahl der Eingriffe	837	810	954	1060	1111	1080
Anzahl und Anteil (%) der Eingriffe ohne Komplikationen	546 (65,2)	503 (62,1)	586 (61,4)	747 (70,5)	786 (70,7)	781 (72,3)
Temperatur > 38,5 °C über 2 Tage	17 (2,0)	21 (2,6)	40 (4,2)	32 (3,0)	39 (3,5)	23 (2,1)
Wundheilungsstörung	45 (5,4)	42 (5,2)	45 (4,7)	45 (4,2)	50 (4,5)	62 (5,7)
Bakteriurie	120 (14,3)	155 (19,1)	175 (18,3)	118 (11,1)	119 (10,7)	105 (9,7)
Antibiotikaprophylaxe	102 (29)	149 (38)	179 (38)	210 (46)	352 (57)	422 (69)
Antibiotikatherapie	233 (67)	177 (46)	199 (43)	180 (39)	138 (23)	106 (17)
Tiefe Venenthrombose/LE	4 (0,5)	3 (0,3)	4 (0,4)	6 (0,6)	0 (0,0)	5 (0,5)
Thromboseprophylaxe	542 (64,3)	605 (74,7)	749 (78,5)	802 (75,7)	801 (72,1)	826 (76,5)

Tabelle 4. Perioperative Maßnahmen zur Senkung der postoperativen Komplikationsrate

Perioperative Versorgung
- kurze präoperative Liegezeiten
- Verzicht auf routinemäßiges AUG durch Einsatz der Sonographie
- präoperative Atemgymnastik und evtl. Infusionstherapie bei Risikopatientinnen
- Thromboseprophylaxe
- Antibiotikaprophylaxe
- orthograde Darmspülung (Golytely-Lösung) bei gegebener Indikation
- kontinuierliche Infusionsbehandlung (i. A. ohne Zusätze, keine hyperosmolalen Lösungen peripher)
- postoperativ regelmäßige Analgetikagabe unter Berücksichtigung der entsprechenden HWZ (Spiegel) zur leichteren Mobilisierung und Minderung der Streßreaktion
- konsequente Atemgymnastik (Giebelrohr, forcierte Inspiration)
- Entfernung des Dauerkatheters normalerweise am 1. p.o. Tag
- Legen einer suprasymphysären Blasenpunktionsfistel bei längerfristiger Harnableitung

Statistik nicht erfaßt werden, da sie erst zu einem späteren Zeitpunkt klinisch manifest werden. Die Inzidenz von Verletzungen des Ureters und der Harnblase wird von Wertheim selbst mit 2,2 bzw. 4,4% angegeben und konnte bis zum heutigen Tag nicht entscheidend gesenkt werden [7]. Auch wir beobachten in den letzten Jahren mit zunehmender operativer Radikalität vermehrt Fälle dieser Art, möglicherweise spielen hier Verletzungen der adventitiellen Gefäße eine wesentliche Rolle. Die Erhaltung der ureteralen Adventitia und – falls möglich – des „Mesureters" wirken sich günstig auf die Inzidenz von Ureterverletzungen, -fisteln und -stenosen aus.

Eine besonders enge Kooperation zwischen Urologe und Gynäkologe ist in Fällen von Urosepsis in der Schwangerschaft gefordert. Eine gewisse Ektasie des Nierenhohlsystems ist in der Schwangerschaft als physiologisch anzusehen. Die Ätiologie dieser Dilatation ist noch nicht endgültig geklärt, sowohl hormonelle (erhöhter Progesteronspiegel) als auch mechanische Faktoren (Kompression des distalen Harnleiters durch den Uterus) werden diskutiert. Diese physiologischen Veränderungen haben per se keine Bedeutung, prädisponieren allerdings zur Entwicklung einiger typischer Komplikationen, wie zum Beispiel der Pyelitis gravidarum und der Urosepsis. Falls die alleinige Antibiotikatherapie nicht zu einer raschen Besserung des Krankheitsbildes führt, muß eine Ableitung des Urins erfolgen. Hier kann die perkutane Nephrostomie mit der Entlastung des betroffenen Nierenbeckens die Alternative zur vorzeitigen Entbindung darstellen. Die Risiken der Frühgeborenenmorbidität und -mortalität können umgangen werden, die rasche Herdsanierung ist für die Behandlung des septischen Schocks der Mutter von grundlegender Bedeutung.

Mit dem routinemäßigen Einsatz des Ultraschalls in der Geburtshilfe wird die Diagnose einer fetalen Hydronephrose häufiger und früher in der Schwangerschaft gestellt (s. Abb. 1). Durch die zunehmend bessere Auflösung und Erarbeitung sonographischer Kriterien können die meisten Fehlbildungen der ableitenden Harnwege an entsprechend ausgerichteten Zentren diagnostiziert

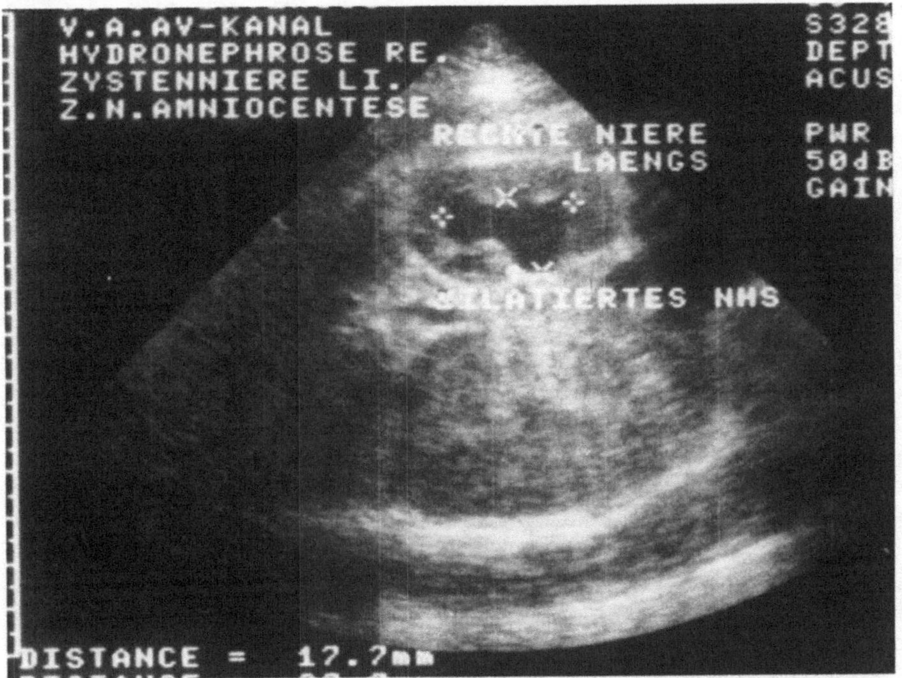

Abb. 1. Ultraschalluntersuchung in der 31. Schwangerschaftswoche: Längsschnitt durch den Feten paravertebral rechts. Dilatiertes NHS rechts. Situs inversus, double-outlet right ventricle mit Pulmonalstenose. Elektive Sectio caesarea in der 39. SSW, Fehlbildungen postpartal bestätigt

werden. In ausgesuchten Fällen kann die frühzeitige Entlastung einer obstruktiven Uropathie durch Plazieren eines Shunts in utero eine dauerhafte Schädigung der Nieren verhindern. So ergibt sich in der Behandlung des ungeborenen Kindes ein weiterer Ansatzpunkt zur interdisziplinären Kooperation zwischen Urologen und Gynäkologen.

Das Krankheitsbild der puerperalen Ovarialvenenthrombophlebitis (POVT) ist eine seltene Wochenbettkomplikation, deren Inzidenz in der Literatur mit 1 Fall auf 600 Geburten angegeben wird, nach Berechnungen von Loos et al. sogar mindestens 10mal seltener auftritt [3]. Die initialen Symptome mit Fieber, übelriechenden Lochien, Uteruskantenschmerz und Leukozytose lassen zunächst die Diagnose einer puerperalen Endomyometritis stellen. Zusätzliche klinische Befunde wie ein auf der betroffenen Seite deutlich auslösbarer Flankenschmerz, ein bei der Palpation des Abdomens häufig tastbarer, walzenförmiger Tumor und zunehmende Hinweise auf ein septisches Geschehen gelten als typische Symptome der Erkrankung. Um den klinischen Verdacht zu erhärten, werden die Computertomographie und die Sonographie herangezogen, wodurch die thrombosierte Vena ovarica dargestellt werden kann. Bei nach kranial fortschreitender Thrombosierung ist eine Ureterkompression mit konsekutiver Stauung des proximalen NHS zu erwarten. Das Krankheitsbild wird überwiegend rechtsseitig beobachtet, ein Zusammenhang mit der hauptsächlich über die rechte Vena ovarica erfolgende venöse Drainage des puerperalen Uterus ist wahrscheinlich. Spricht das Krankheitsbild auf konservative Maßnahmen (Antibiotika und Heparinisierung in therapeutischer Dosis) nicht an, so ist die Resektion der veränderten Ovarialvene, in einzelnen Fällen bis zu ihrer Mündungsstelle in die Vena cava caudalis rechts bzw. in die Vena renalis links indiziert. Gemeinsam mit der Göttinger Universitätsfrauenklinik konnten Loos et al. 9 Fälle zusammenstellen, 7mal waren operative Eingriffe mit Resektion der betroffenen Ovarialvenen erforderlich.

Laut Statistik klagen bis 20% der Patientinnen einer gynäkologischen Abteilung bei der Anamneseerhebung im Rahmen der stationären Aufnahme über unwillkürlichen Urinabgang [2]. Bei einem großen Anteil der Frauen mit Streßinkontinenz ist diese mit einem Descensus genitalis verbunden. Die Aufgabe der Chirurgie besteht also zunächst darin, den insuffizienten Beckenboden durch ein wiederherstellendes Verfahren zu festigen. In diesem Zusammenhang soll auf den Standardeingriff bei Streßharninkontinenz, die vaginale Hysterektomie mit vorderer Diaphragmaplastik und hinterer Kolpoperineoplastik nur kurz eingegangen werden. Dieser ist dann indiziert, wenn Senkungserscheinungen des Uterus, begleitet von Zystozele und Rektozele deutlicher ausgeprägt sind und wenn lediglich Belastungsinkontinenzerscheinungen Grad I nach Ingelman-Sundberg bzw. Miktionsstörungen bei ausgeprägteren Prolapszuständen vorliegen. Die Diaphragmaplastik, auch unzulänglich als Colporraphia anterior bezeichnet, führt bei wenig ausgeprägten Belastungsinkontinenzen und entsprechenden anatomischen Veränderungen zu einer guten Elevation des urethrovesikalen Übergangs und einer Wiederherstellung des für einen suffizienten Verschlußmechanismus erforderlichen zystourethralen Winkels. Begleitet wird der vaginale Eingriff von einer prärektalen Vereinigung der Levatorenschenkel, damit befindet sich der Gynäkologe im Bereich des „posterior repair" der chirurgischen Nomenklatur. Das plastische Resultat wird durch die Entfernung der Gebärmutter in jedem Fall begünstigt. Erwähnenswert ist noch, daß in etwa 5% der Fälle Prolapszustände des Uterus mit beidseitigen Hydronephrosen infolge einer Kompression der prävesikalen Ureteren vergesellschaftet sind. Bei niedrigem Blasenverschlußdruck, Fehlen einer nennenswerten Relaxation des Beckenbodens, fehlender Deszendierbarkeit des Uterus und ungenügendem vaginalen Zugang sowie Rezidiveingriffen ist eine abdominale Inkontinenzoperation indiziert. Ein kombiniertes Vorgehen kann bei Vorliegen einer ausgeprägten Zystozele erforderlich sein. Bezüglich der verschiedenen retropubischen Kolposuspensionsplastiken wird auf den Beitrag Eisenberger „Urologisch-gynäkologische Eingriffe aus der Sicht des Urologen" verwiesen.

Durch die zunehmende Konzentration von onkologischen Patientinnen an Zentren der Maximalversorgung ergibt sich als einer der wesentlichen Schwerpunkte der gynäkologisch-urologischen Kooperation die Versorgung von Patientinnen mit fortgeschrittenen Karzinomen des Uterus und der Ovarien. Bei lokal fortgeschrittenem und noch nicht metastasiertem Zervixkarzinom kön-

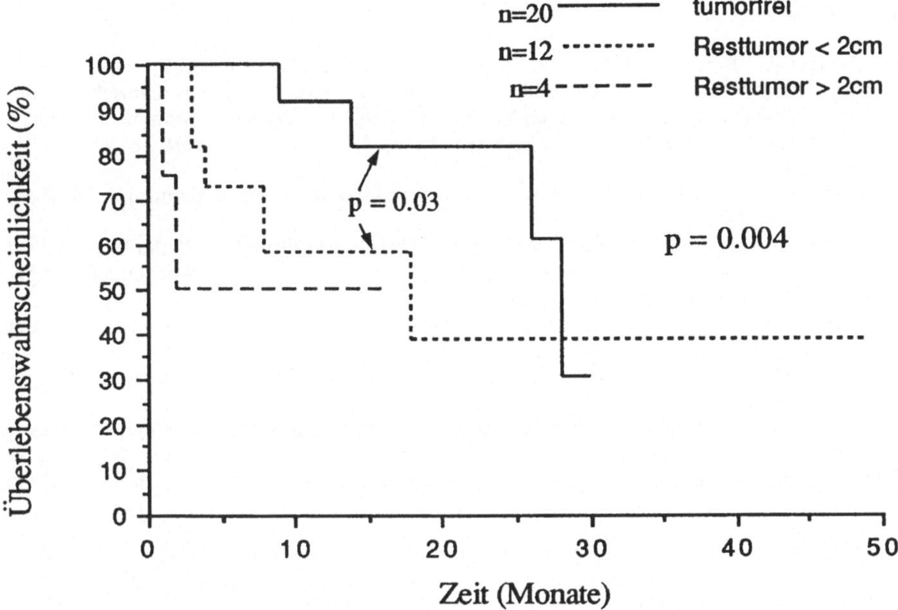

Abb. 2. Überlebenswahrscheinlichkeiten (Methode nach Kaplan-Meier) nach „sekundärem Tumor-Debulking" bei 36 Patientinnen mit Rezidiv eines Ovarialkarzinoms. Die Unterschiede in den Überlebenswahrscheinlichkeiten „tumorfrei" gegen „Resttumor < 2 cm" und „tumorfrei" gegen „Resttumor > 2 cm" sind mit p = 0,03 bzw. p = 0,004 statistisch signifikant (eigene Beobachtungen)

nen hier primär, bei zentralem Rezidiv sekundär, Eingriffe im Sinne einer vorderen Exenteration und gegebener Notwendigkeit zur Harnableitung mit den modernen Methoden der Pouch-Technik erforderlich werden. Vereinzelt sind auch totale Beckenexenterationen notwendig. Die interdisziplinäre Zusammenarbeit zwischen Chirurg, Urologe und Gynäkologe war in den letzten Jahren an unserem Klinikum bei Frauen mit Rezidiveingriffen bei metastasiertem Ovarialkarzinom in besonderem Maße notwendig geworden. War durch den in Einzelfällen erheblichen operativen Einsatz eine postoperative makroskopische Tumorfreiheit erreicht worden, dann entsprach das Überleben bei diesen sekundär operierten Patientinnen den Überlebenschancen bei der Primäroperation des Ovarialkarzinoms (s. Abb. 2; eigene Beobachtungen).

Die genannten Beispiele aus der Gynäkologie und Geburtshilfe verdeutlichen den Stellenwert der Zusammenarbeit zwischen den beiden Fachdisziplinen Urologie und Gynäkologie. Die Rate urologischer Komplikationen kann unter Beachtung prä-, intra- und postoperativer Kautelen gesenkt werden. Bei richtiger Behandlung können Folgeschäden vermieden werden. Vor allem im Bereich der gynäkologischen Onkologie ist eine optimale operative Behandlung der Patientinnen ohne interdisziplinäre Kooperation oftmals nicht möglich.

Literatur

1. Atzinger A, Breit A, Gfirtner H, Graeff H, Thieme AH, Tulusan F, Willgeroth F, Zilch HG (1989) Tumoren des weiblichen Genitale. In: Heuck F (Hrsg) Klinische Radiologie – Diagnostik mit bildgebenden Verfahren. Weibliches Genitale – Mamma – Geburtshilfe (Hrsg Willgeroth F, Breit A). Springer, Berlin Heidelberg New York Tokyo, S. 139–232
2. Käser O, Iklé FA, Hirsch HA (1983) Atlas der gynäkologischen Operationen, 4. Aufl. Thieme, Stuttgart New York
3. Loos W, von Hugo R, Rath W, Muck BR, Albrecht M, Graeff H, Kuhn W, Zander J (1988) Die puerperale Ovarialvenenthrombose (POVT) – eine seltene Wochenbettkomplikation. Geburtsh u Frauenheilk 7:483–488
4. Peter S (1990) Behandlung obstruktiver Erkrankungen der harnableitenden Wege in der Schwangerschaft. Gynäkologe 23; 2:87–90
5. Petri E (Hrsg) (1983) Gynäkologische Urologie – Aspekte der interdisziplinären Diagnostik und Therapie. Thieme, Stuttgart New York
6. Petri E (1989) Urologische Komplikationen – Diagnostik und Behandlung von Therapiekomplikationen. Gynäkologe 22:39–45
7. Wertheim E (1912) The extended abdominal operation for carcinoma of the cervix. Am J Obstet Gynecol 66:169

Urologisch-gynäkologische Eingriffe aus der Sicht des Urologen

F. Eisenberger und P. Bub

Die engen *anatomischen* Beziehungen der Beckenorgane haben seit jeher zu einer intensiven Kooperation, aber auch interdisziplinären Diskussion, der an der Beckenchirurgie beteiligten Fachrichtungen geführt. Dies gilt sowohl für die resezierende Karzinomchirurgie als auch für die rekonstruierenden Eingriffe, insbesondere aber für die *funktionellen* Aspekte dieses Grenzgebiets.

Soll die Forderung einer interdisziplinären Arbeit nicht bloße Leerformel bleiben, muß jede Fachrichtung zwar selbstbewußt ihre Leistungen und Ergebnisse darstellen und vertreten, jedoch gleichzeitig auch offen bleiben für differente oder sogar konträre Ansichten der anderen Disziplin.

Für die *totale, partielle* vordere und hintere Exenteration unter Belassen des Rektums bzw. der Blase bestehen heute bei sinkender operativer Letalität von 12% auf 3% unter *kurativer* Zielsetzung klare fachbezogene Indikationen. Hier gilt es im jeweiligen klinischen Umfeld die Teilhabe der einzelnen Disziplinen mit möglichst exakter praeoperativer Erfassung der *Tumorausbreitung* und intraoperativer Beurteilung der *Resezierbarkeit* zu bestimmen.

Bedeutsam und ohne *interdisziplinäre* Problematik sind hier bei Malignomen der Beckenorgane und bei Strahlenfolgen mit Kloakenbildung vor allem Operationstechnik und Operationstaktik.

Im Vordergrund stehen die im klinischen Alltag häufigeren und aufgrund der Erkenntnisse der letzten Jahre bedeutsameren *rekonstruktiven* Verfahren, wobei die *funktionelle* Rekonstruktion im Rahmen der Kontinenzoperationen und die *anatomisch-rekonstruktiven* Eingriffe im Rahmen der urologischen Fistelchirurgie von Interesse sind.

Aufgrund der fundamentalen Arbeiten von Hodgkinson und Enhörning liegt eine Harnkontinenz dann vor, wenn der Urethraldruck in jeder Situation – ausgenommen bei der Miktion natürlich – den intravesikalen Druck überschreitet. Hauptfaktor dieser Kontinenzleistung ist die ungestörte intraperitoneale Drucktransmission auf den Blasenhals und auf die proximale Urethra.

Dies darf nicht darüber hinwegtäuschen, daß eine ganze Reihe anderer Faktoren zur Kontinenz beitragen und diese letztlich nur als ein Zusammenspiel dieser Einzelfaktoren erreicht werden kann. Neben den pubourethralen Bändern sowie den bei Streßsituation reflektorisch kontrahierenden medialen

Urologische Klinik, Katharinenhospital, Kriegsbergstraße 60, D-7000 Stuttgart 1.

Tabelle 1. Streßinkontinenz – operative Techniken

Vordere Scheidenplastik (Diaphragma, Koporrhaphie anterior)	Kelly (1913)
Retropubische Kolposuspension	Marshall-Marchetti (1949), Burch (1961)
Transvaginale Blasenhalssuspension	Pereyra (1959), Stamey (1973), Raz (1981)
Schlingenoperation	Goebel, Stoeckel, Zoedler (1961); Raz (1985)
Artifizieller Sphinkter	Scott (1972)

Tabelle 2. Streßinkontinenz – operative Ergebnisse

Kolposuspension	McGuire	(1983)	90%
Retropubische Kolposuspension	Pereyra	(1959)	90%
	Cobb	(1978)	95%
	Stamey	(1980)	91%
	Raz	(1983)	94%
Schlingenplastik	McGuire	(1978)	95%

Anteilen der pubourethralen Schlinge des Levator Ani sind hier vor allen Dingen auch intrinsische, urethrale Faktoren zu nennen, die für die *Kontinenz* und für den *Mißerfolg* vieler Inkontinenzoperationen eine wesentliche Rolle spielen. Dies betrifft vor allem Patienten mit multiplen Voroperationen und dadurch bedingter narbiger und verschlußunfähiger Urethra (Tabelle 1).

Rückblickend auf nahezu 1 Jahrhundert Inkontinenzchirurgie mit über 200 Operationsmethoden und Modifikationen lassen sich nun 5 Strategien herauskristallisieren (Tabelle 2).

Es steht außer Zweifel, fordert man reproduzierbar gute Ergebnisse, daß eine fallbezogene Auswahl und die Beschränkung auf einige ausgewählte Techniken zu erfolgen hat.

Die vordere Scheidenplastik ist heute aus urologischer Sicht zur Inkontinenzkorrektur ungeeignet und allenfalls für I.-gradige Inkontinenzformen bei ausgeprägtem Deszensus der vorderen Vaginalwand zu empfehlen. Schlingenoperationen sollten lediglich bei intrinsischer Inkontinenzkomponente zur Anwendung kommen. Neben den *retropubischen Kolposuspensionsplastiken* stehen vor allen Dingen die *transvaginalen Blasenhalssuspensionsoperationen* wegen ihrer technischen Einfachheit und der Berücksichtigung von Anatomie und Funktion der Kontinenz im Mittelpunkt. Der artifizielle Sphinkter ist komplikationsträchtig und streng indiziert wenigen urologischen Zentren vorbehalten.

Betrachtet man die Ergebnisse von 3 Operationsstrategien verschiedener Autoren, kann man generell eine verdächtig hohe Früherfolgsrate von 90–95%, bei teilweise kurzen Nachbeobachtungszeiten zwischen 6 Monaten und 3 Jahren, beobachten. Diese Zahlen reflektieren natürlich *nicht* die zugrunde-

Tabelle 3. Streßinkontinenz – Klassifikation

Klinisch	Pathologisch-anatomisch
Ingelmann-Sundberg (1952) bzw. Stamey (1980)	Green (1968), McGuire (1976) sowie Blaivas (1979)
Grad I Inkontinenz bei Streß	Typ 0 Anamnestische Inkontinenz
Grad II Inkontinenz bei leichter Aktivität	Typ II A/B Inkontinenz mit Deszensus des urethrischen Verschlußorgans
Grad III Ständige Inkontinenz	Typ III Urethrale (intrinsische) Inkontinenz

liegenden Auswahlkriterien für die einzelnen Methoden, eine differenzierte Wertung der operativen Techniken in Abhängigkeit von der Inkontinenzform ist angezeigt (Tabelle 3).

Bei den Klassifikationsschemata der Streßinkontinenz fällt auf, daß gänzlich verschiedene, nämlich *klinische* und *pathologisch-anatomische* Bewertungskriterien zugrunde gelegt werden. Die Autoren der pathologisch-anatomischen Klassifikation – linke Rubrik der Tabelle 3 – berücksichtigen auch Fälle mit *nicht* descensus-bedingter Inkontinenz. Stameys klinische Klassifikation deckt *nicht* die ganze Ursachenpalette der Streßinkontinenz ab. In jedem Fall ist eine eingehende anamnestische, klinische und urodynamische Untersuchung unabdingbar für die fallbezogene und richtige Wahl des Operationsverfahrens (Tabelle 4).

Das von Webster formulierte Ziel der Chirurgie der Streßinkontinenz: „The goal of surgery in genuine incontinence is to restore normal anatomy" drückt die Bestrebungen aus, eine Inkontinenz unter pathologisch anatomischen Gesichtspunkten zu beheben. Ziel der operativen Behandlung ist letztlich die Reposition des Blasenhalses in die ursprüngliche retropubische Lage mit Verbesserung der Drucktransmission auf die hintere Harnröhre, der Wiederherstellung der Beziehung der Harnröhre zum Musculus pubococcygeus sowie die Wiederherstellung der normalen geometrischen Verhältnisse am Blasenhals.

Tabelle 4. Streßinkontinenz – Kontinenzmechanismen

Extrinsische Faktoren

- Geometrie der Beckenorgane (Drucktransmission)
- Aufhängeapparat (pubourethrale Ligamente)
- Beckenboden (M. pubococcygeus)

Urethrale (intrinsische) Faktoren

- Urethralänge, -druck
- Innervation
- Durchblutung

Voraussetzung jeder operativen Behandlung ist eine ausreichende Mobilisierung von Urethra, Blasenhals und Vagina sowie eine sichere Verankerung der elevierten Strukturen. In jedem Falle muß eine Obstruktion der proximalen Harnröhre vermieden werden, es sei denn, diese ist erklärtes Ziel der Inkontinenzchirurgie, z. B. im Falle einer unzureichenden intrinsischen Aktivität der urethralen Verschlußmechanismen. Raz hat festgestellt, daß 95% der frühen Therapieversager auf eine Nicht-Beachtung der dargestellten Grundprinzipien zurückzuführen sind.

Somit sind mehr als 90% der Inkontinenzen mit unzureichender Drucktransmission durch die verschiedenen Methoden der Urethropexie zu heilen, während die Erfolge dieser Verfahren bei urethraler Inkompetenz deutlich geringer sind und im weiteren Verlauf häufig obstruktive Probleme sowie eine Detrusorinstabilität nach sich ziehen.

Eine Wertung aus urologischer Sicht erscheint mir bei oberflächlicher Betrachtung schwierig. Die traditionellen Kolposuspensionsplastiken haben wir wegen des beträchtlichen operativen Traumas sowie nicht unerheblicher Nebenwirkungen verlassen (Tabelle 5).

Tabelle 5. Streßinkontinenz – vaginale Blasenhalssuspensionsplastik

	Vorteile	Nachteile
Pereyra, Stamey, Raz	Geringes operatives Trauma Kurze Operationszeit Verkürzung des stationären Aufenthaltes Überkorrektur reparabel (Fadenentfernung)	Verschlechterung Koexist. Zystozele

Im Gegensatz hierzu bieten die vaginalen Blasenhalssuspensionsplastiken die Vorteile eines deutlich geringeren operativen Traumas mit Verkürzung des stationären Aufenthaltes bei identischen operativen Ergebnissen (Tabelle 6).

Tabelle 6. Vaginale Blasenhalssuspensionsplastik nach Stamey

Vorteile	Nachteile
Geringes operatives Trauma Erfolgsrate 70–90%	Fremdmaterial Erhöhtes Infektrisiko Unzureichende Mobilisierung der Urethra Obstruktion der Urethra (Paraurethrale Verankerung der Elevationsnähte)

Anfangs der 80er Jahre wurde die Stamey-Operation enthusiastisch aufgenommen, inzwischen muß jedoch die Bedeutung dieses Eingriffes relativiert werden. Neben dem Fremdkörperreiz durch die Dacronpatchs ist es vor allen Dingen die unzureichende Mobilisation der Harnröhre, welche immer wieder

Tabelle 7. Suspensionsplastik nach Stamey – Beurteilung

Erfolgsrate	70–80%
Komplikationen	46%
Infektionsrate	16%
Entfernung des Patches	9%
Mißerfolge, alle bei voroperierten Patienten	
(Jones et al. 1989; Waljanto et al. 1989)	

eine suffiziente Elevation des Blasenhalses verhindert und sicher auch verantwortlich für die gegenüber der Originalpublikation deutlich erniedrigte Erfolgsrate ist (Tabelle 7).

Betrachtet man die Ergebnisse dieser Methode, so sind Mißerfolge und Komplikationen vor allem bei voroperierten Patienten zu beobachten (Abb. 1).

Raz hat 1981 eine Modifikation der Blasenhalssuspension angegeben, bei welcher endopelvine Faszie und Vaginalwand mit der Elevationsnaht gefaßt werden. Außerdem eröffnet er – im Gegensatz zu Stamey – den retropubischen Raum und erreicht eine verbesserte Mobilisation der Harnröhre. Die Methode ist leicht erlernbar, universell einzusetzen und ist meiner Meinung nach als Standardmethode für alle Fälle leichter und mittlerer Inkontinenz mit Deszensus des Blasenhalses einzusetzen (Tabelle 8).

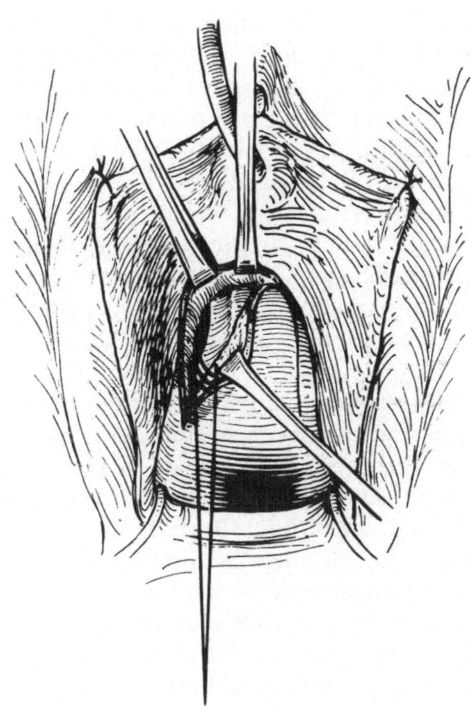

Abb. 1. (OP nach RAZ)

Tabelle 8. Streßinkontinenz – Differentialindikation (Mod. nach Stanton 1985)

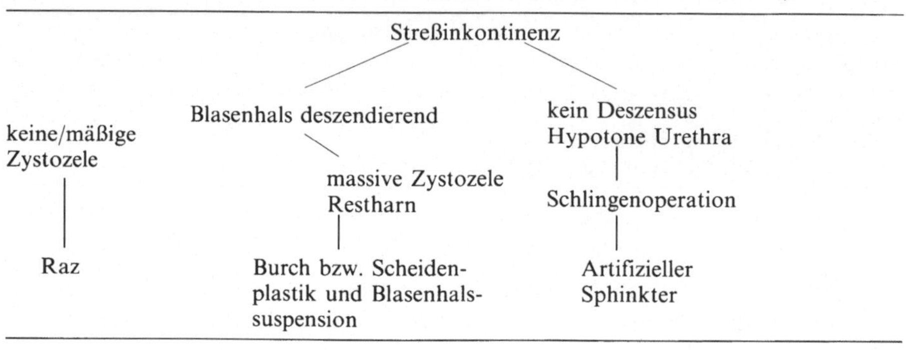

Die klassischen Schlingenoperationen mit ihren z. T. gravierenden Nebenwirkungen, wie subvesikaler Obstruktion und postoperativer Detrusorinstabilität, können als Routinemethode für unkomplizierte Fälle von Streßinkontinenz sicher nicht empfohlen werden. Insbesondere das 1985 von Raz beschriebene Verfahren des suburethralen Faszienpatches ist jedoch bei III.-gradigen Inkontinenzfällen und bei Kombination einer Streßinkontinenz mit neurogener Blasenentleerungsstörung eine Technik, um eine gleichmäßige urethrale Widerstandserhöhung zu erzielen.

Somit ist in allen Fällen I.- und II.-gradiger Inkontinenz ohne erheblichen Deszensus der Genitalorgane die Blasenhalssupensionsplastik in Modifikation nach Raz als Operation der Wahl zu bezeichnen. Bei massiver Zystozele und Restharnbildung ist zur Vermeidung eines Quetschhahnphänomens mit Verschlechterung der subvesikalen Obstruktion eine Kolposuspensionsplastik nach Burch bzw. eine kombinierte Versorgung anzustreben. Bei inkompetenter urethraler Verschlußfunktion ist auch heute noch die Schlingenplastik indiziert, beim Versagen dieses Vorgehens bleibt die Implantation eines artifiziellen Sphinkters.

Die Therapie der ätiologisch meist iatrogenen urogenitalen Fisteln ist lokalisationsabhängig. Von den offenen Fragen zur Fistelchirurgie wird in den letzten Jahren neben der Operationsmethode insbesondere die Frage des geeigneten Operationszeitpunktes am heftigsten diskutiert.

Bei urogenitaler Fistelbildung ist die temporäre Harnableitung, unter Berücksichtigung der psychischen Verfassung der Patientinnen, aber auch unter Berücksichtigung einer möglichen Spontanheilung kleiner Fisteln, bedeutsam. Die Verbesserung der lokalen Gewebssituation ist ein erwünschter „Sideeffect“. Double-J-Katheter und ultraschallgesteuerte perkutane Nephrostomie, ambulant durchführbare Eingriffe gehören zur endourologischen Therapiepalette vor allem bei ureterovaginaler Fistelbildung.

Entscheidungskriterien für die richtige Wahl des Operationszeitpunktes sind neben der Fistelgröße und der Gewebssituation vor allen Dingen die Ursache der Fistelbildung mit dem Ausmaß der sie begleitenden Gewebstraumatisierung. Eine Vorbestrahlung des Wundgebietes sowie eine maligne Grunderkrankung sind wichtige Vorhersagekriterien für den Behandlungserfolg, dürfen heute jedoch nicht mehr als Kontraindikation für einen frühzeitigen Fistelverschluß in jedem Falle gesehen werden.

Der Trend zum frühzeitigen, d.h. sofortigen Verschluß ist heute eindeutig. Eine rigide Einstellung mit einer grundsätzlichen Wartezeit von 3 Monaten ist nicht mehr am Platze. Dies gilt vor allen Dingen auch dann, wenn durch die Fistellokalisation eine suffiziente Harnableitung nicht möglich ist.

Nach wie vor gelten die bekannten Leitlinien der urologischen Fistelchirurgie, wobei jedoch bei suffizienter Deckungsmöglichkeit eine Komplettexzision der Fistel, wie sie früher gehandhabt wurde, nicht mehr notwendig erscheint. Ein wichtiger Fortschritt ist die Einführung resorbierbaren, monophilen Fadenmaterials wie PDS oder Maxon, welches bei gleicher Zugfestigkeit eine deutlich geringere Fremdkörperreaktion hervorruft.

Es erscheint wichtig, bei den therapeutischen Entscheidungshilfen für die Fisteloperation vor allen Dingen die Erfahrung des Operateurs zu betonen, da nur ein fundiertes methodisches Vorgehen reproduzierbare Operationsergebnisse garantieren kann.

Somit gilt letztlich im Hinblick auf die erwähnten therapeutischen Entscheidungshilfen und die annähernd gleichen Primärverschlußraten für die *vaginalen Operationsverfahren* ein eingeschränktes Indikationsspektrum, während die *abdominalen Methoden* bei *allen Fisteln,* vor allem aber bei komplizierten und Rezidivfisteln mit Anwendung von Interponaten wie Peritoneum und Omentum, durchführbar sind.

Die Problematik der iatrogenen Ureterläsion mit ureterovaginaler Fistelbildung bei einer Prävalenz nach vaginalen oder abdominalen Hysterektomien um 1% liegt nicht in ihrer Häufigkeit, sondern in der adäquaten Versorgung.

Ob Durchtrennung des Ureters, Massenligatur oder Spätnekrose nach Ischämie – die therapeutische Palette reicht bei essentieller *Früherkennung* durch den gynäkologischen Kollegen von der Ureterschienung über die temporäre Nephrostomie, der End-zu-End-Ureteranastomose bis hin zur Ureterreimplantation – alles rein urologische Operationen, die nicht mehr fachüberschreitend, sondern vom Urologen operiert werden.

Literatur

Awad SA, Flood HD, Acker KL (1988) The significance of prior anti-incontinence surgery in women who present with urinary incontinence. J Urol 140(3): 514–517

Beck RP, McCormick S, Nordstrom L (1988) The fascia lata sling procedure for treating recurrent genuine stress incontinence of urine. Obstet Gynecol 72(5): 699–703

Bhatia NN, Bergman A, Karram M (1989) Changes in urethral resistance after surgery for stress urinary incontinence. Urology 34(4): 200–204

Blaivas JG (1987) A modest proposal for the diagnosis and treatment of urinary incontinence in women (editorial). J Urol 138(3): 597–598

Blaivas JG, Olsson CA (1988) Stress incontinence: classification and surgical approach. J Urol 139(4): 727–731

Byrne DJ, Stewart PA, Gray BK (1987) The role of urodynamics in female urinary stress incontinence. Br J Urol 59(3): 228–229

Cox R, Worth PH (1987) Ileal loop diversion in women with incurable stress incontinence. Br J Urol 59(5):420–422

English PJ, Fowler JW (1988) Videourodynamic assessment of the Stamey procedure for stress incontinence. Br J Urol 62(6):550–552

Gittes RF, Loughlin KR (1987) No-incision pubovaginal suspension for stress incontinence. J Urol 138(3):568–570

Hilton P (1989) A clinical and urodynamic study comparing the Stamey bladder neck suspension and suburethral sling procedures in the treatment of genuine stress incontinence. Br J Obstet Gynecol 96(2):213–220

Leach GE, Yip CM, Donovan BJ (1987) Mechanism of continence after modified Pereyra bladder neck suspension. Prospective urodynamic study. J Urol 29(3):328–331

Lindner A, Golomb J, Kroczak D (1989) Endoscopic control during colposuspension procedure for the treatment of stress urinary incontinence. Eur Urol 16(5):372–373

Morales A, Vancott GF (1988) The Gittes procedure as an improved simplification of current techniques for vesical neck suspensions. Surg Gynecol Obstet 167(3):243–245

Park GS, Miller EJ Jr (1988) Surgical treatment of stress urinary incontinence: a comparison of the Kelly plication, Marshall-Marchetti-Krantz and Pereyra procedures. Obstet Gynecol 71(4):575–579

Sand PK, Bowen LW, Ostergard DR, Nakanishi AM (1988) Hysterectomy and prior incontinence surgery as risk factors for failed retropubic cystourethropexy. J Reprod Med 33(2):171–174

Spencer JR, O'Connor VJ Jr, Schaeffer AJ (1987) A comparison of endoscopic suspension of the vesical neck with suprapubic vesicourethropexy for treatment of stress urinary incontinence. J Urol 137(3):411–415

Wujanto R, O'Reilly PH (1989) Stamey needle suspension for stress urinary incontinence. A prospective study of 40 patients. Br J Urol 63(2):162–164

Zimmern PE, Hadley HR, Leach GE, Raz S (1987) Female urethral obstruction after Marshall-Marchetti-Krantz operation. U Urol 138(3):517–520

Urologische Komplikationen nach kurativer Strahlentherapie gynäkologischer Karzinome

U. MAIER, J. HOFBAUER und M. EISENMENGER

Einleitung

Das Ziel jeder kurativen Strahlenbehandlung besteht in der Zerstörung von Tumorzellen, ohne gesundes Gewebe zu schädigen. Die aktinischen Nebenwirkungen können einerseits zu einer ausgeprägten Beeinträchtigung der Lebensqualität führen, andererseits weitere – z. T. operative Therapien – mit entsprechenden Komplikationen nach sich ziehen. In vielen Fällen ist dabei der Harntrakt betroffen. In Publikationen mit repräsentativen Fallzahlen [1, 2, 3] wird die urologische Komplikationsrate bei kurativen Bestrahlungen des kleinen Beckens mit 2–3% angegeben. Bei Auftreten eines Tumorrezidivs steigt dieser Wert um das 10fache.

In der vorliegenden retrospektiven Analyse wurden nur jene Patientinnen berücksichtigt, die von 1962–1989 wegen urologischer Komplikationen nach Strahlentherapie gynäkologischer Karzinome in stationärer Behandlung der Klinik standen und zum Zeitpunkt der stationären Aufnahme rezidivfrei waren. Schon bei der Planung der Studie wurden wir mit der Problematik der resultierenden klinischen Aussage vertraut. Es beginnt mit der Patientenauswahl und der nicht immer eindeutig nachzuweisenden Rezidivfreiheit. Die lange Beobachtungszeit und die in diesem Zeitraum unterschiedlich verwendeten Strahlendosierungen, -lokalisierungen und Strahlenarten sind ebenso wie die verschiedenen Operateure und unterschiedlichen Nachkontrollen verantwortlich für die große Heterogenität des Krankengutes. Zusätzlich traten oft Mehrfachkomplikationen auf.

Patienten und Methodik

Nach Durchsicht von über 1500 Krankengeschichten mit den Diagnoseschlüsseln: Hydronephrose, Fistelbildung oder Strahlenblase, wurden jene Patientinnen nach Strahlentherapie (mit oder ohne Voroperation) gynäkologischer Karzinome herausgesucht, welche zum Zeitpunkt ihrer stationären Aufnahme nach dem jeweiligen Stand der diagnostischen Möglichkeiten

Urologische Universitätsklinik Wien, Alser Str. 4, A-1090 Wien.

rezidivfrei waren und deren weitere Beobachtung keinen Hinweis auf ein Rezidiv erbrachte.

Von den 104 Patientinnen, welche diese Kriterien erfüllten, hatten 100 ein Karzinom des Gebärmutterhalses (n = 75) oder des Korpus (n = 25), 2 ein Vaginal- und 2 ein Ovarialkarzinom. Nahezu die Hälfte (n = 43) wurde vor der Bestrahlung noch nach Latzko oder nach Wertheim operiert bzw. ovarektomiert (n = 2). Die Strahlendosis betrug meist 60–70 Gray. 2 Patientinnen erhielten wegen eines Tumorrezidivs eine nochmalige Strahlentherapie mit insgesamt 100 Gray. Eine dieser beiden Patientinnen ist an Kloakenbildung, nachdem sie noch 2 Darmoperationen wegen eines Rektumkarzinoms überstanden hatte, nach 13 Jahren im Wasserbett – gynäkologisch rezidivfrei – an Autolyse aller lebenswichtiger Organe (Herz, Leber, Niere) verstorben.

Ergebnisse

Die Strahlenfolgen traten nach durchschnittlich 4,8 Jahren (0,5–27 Jahre) auf, wobei 1/3 (n = 33) der Patientinnen zumindest eine Kombination von 2 Komplikationen aufwies. Es werden daher nur jene besprochen, welche im Vordergrund der klinischen Symptomatik standen. Nahezu die Hälfte der Patientinnen hatten eine Strahlenblase (n = 48), wobei in etwa gleichviel Fistelbildungen (n = 27) bzw. Ureterstenosen (n = 29) nachgewiesen wurden (Tabelle 1).

Therapie der Strahlenblase (Tabelle 1)

Die intramurale Orgoteininfiltration war die Therapie der Wahl bei Strahlenblasen, zweimal wurde ein Strahlenulcus mit Erfolg transurethral reseziert. Von den Maßnahmen zur Blutstillung war lediglich die radiologische Okklusion der Arteria iliaca interna erfolgreich. Die konservative Therapie mit Hämostyptika, Solcoseryl usw. war immer erfolgreich, da bei diesen Patientinnen nur leichte Strahlenfolgen nachgewiesen wurden.

Mit der Superoxyddysmutase (Tabelle 2) wurde bereits nach durchschnittlich 2 Infiltrationen in über 80% eine subjektive Besserung erzielt, während in nahezu 3/4 der Patientinnen schon nach der ersten Infiltration eine endoskopische Befundverbesserung erhoben werden konnte. Zu erwähnen ist ein ausge-

Tabelle 1. Therapie der Strahlenblase (n = 48)

Orgotein	32
TUR (Ulkus)	2
Laser	2
Formalin	2
Arterielle Okklusion	3
Konservativ	7

Tabelle 2. Therapieergebnisse mit Orgotein (n = 32)

– Subjektive Besserung (nach 2 Infiltrationen)	84%
– Objektive Besserung (nach einer Infiltration)	72%

prägter anaphylaktischer Schock (nach der 5. Infiltration!), weshalb seither alle Patientinnen, die für diesen Eingriff vorgesehen sind, stationär aufgenommen werden. Diese Ergebnisse wurden mit geringerer Fallzahl bereits publiziert [4].

Therapie der Fistelbildung (Tabelle 3)

In der Therapie der Fistelbildung zeigt der primäre Verschluß kein befriedigendes Resultat, da nur 4 von 13 Patienten geheilt werden konnten. Bei der supravesikalen Harnableitung kam eine Patientin nach der Operation eines Ileumconduits wegen Anastomosendehiszenz ad Exitum. Sonst wurden durchwegs befriedigende Ergebnisse erzielt. Eine Boariplastik endete mit einer Schrumpfniere, 2 Patientinnen verweigerten primär jede Therapie.

Tabelle 3. Therapie der Fistelbildung (n = 27)

	n	+	–
Primärer Verschluß	13	4	9
Harnableitung (n = 11)			
Ileumconduit	7	6	1
Transversum Conduit	1	1	0
Coffey	1	1	0
Ureteroneostomie	1	1	0
perkutane Nephrostomie	1	1	0
Boari	1	0	1
Keine Therapie	2		

\+ = gutes Resultat
– = schlechtes Resultat

Therapie der Ureterstenose (Tabelle 4)

Die Behandlung der Ureterstenose bestand in den 60er und anfangs der 70er Jahre noch recht häufig in einer Durchzugsnephrostomie bzw. Nephrektomie. 1 Patientin verstarb nach Anlage dieser Durchzugsnephrostomie an Urosepsis

Tabelle 4. Therapie der Ureterstenose (n = 29)

	n	+	–
Durchzugsnephrostomie	9	7	2
Nephrektomie	6	6	0
Ureterozystoneostomie	4	4	0
Davis-Intubation	1	1	0
U-Intraperitonealisierung	1	0	1
U-Ureterokutaneostomie	2	2	0
Keine Therapie	6	6	0

+ = gutes Resultat
– = schlechtes Resultat

und eine 7 Jahre später an Urämie (bei Einzelniere). Alle Ureterozystoneostomien waren erfolgreich, ebenso wie eine Davis-Intubation. Wegen retroperitonealer Fibrose wurde bei einer Patientin eine beidseitige Intraperitonealisierung der Harnleiter durchgeführt, wobei eine folgende Ureternekrose zur Peritonitis mit letalem Ausgang führte.

Todesfälle nach Therapie (Tabelle 5)

Insgesamt verstarben also 7,7% der Patientinnen an der Therapie ihrer urologischen Komplikation bzw. an der Strahlenfolge. 5 Patientinnen perioperativ, wobei 3 schon im Rahmen der Therapie besprochen wurden. Bei 2 Formalininstillationen kam es zum Exitus wegen Leberversagens (wahrscheinlich aufgrund der systemischen Resorption) bzw. wegen Pyelonephritis. 2 Patienten verstarben lange nach der Behandlung an Urämie (nach 7 Jahren) bzw. an Autolyse sämtlicher Organe (13 Jahre nach einer hochdosierten Bestrahlung von 100 Gray).

Tabelle 5. Todesfälle nach Therapie (8/104 = 7,7%)

* Perioperativ
- + Anastomosendehiszenz nach Ileumconduit
- + Harnleck nach Intraperitonealisierung
- + Pyelonephritis nach Formalininstillation
- + Leberversagen nach Formalininstillation
- + Urosepsis nach Durchzugsnephrostomie

* Postoperativ
- + Urämie nach Durchzugsnephrostomie
- + Autolyse nach 100 Gy Bestrahlung

Tabelle 6. Andere Karzinome im Bestrahlungsbereich (10/104 = 9,6%)

Blase	5
Rektum	5

Andere Karzinome im Bestrahlungsbereich (Tabelle 6)

Bei nahezu 10% der Patientinnen kam es nach 6–27 Jahren zum Auftreten eines Zweitkarzinoms im bestrahlten Bereich. 5 Patientinnen hatten einen Blasentumor – viermal oberflächlich, einmal infiltrierend (erst bei Obduktion entdeckt) und 5 ein Rektumkarzinom. In allen Fällen konnten sie durch Operationen geheilt werden.

Schlußfolgerung

Bei der Besprechung der Ergebnisse muß nochmals auf den großen Beobachtungszeitraum (bis zu 27 Jahren) und damit auf die Heterogenität des Krankengutes verwiesen werden. Ein Drittel der Patientinnen zeigte die Kombination von zumindest 2 Komplikationen. Eine erfolgversprechende Therapie scheint mit der Orgoteininfiltration der Strahlenblase, der supravesikalen Harnableitung bei Fistelbildung sowie mit allen therapeutischen Möglichkeiten bei der Ureterstenose gegeben, während die Formalininstillationen und der primäre Fistelverschluß als obsolet bzw. äußerst problematisch angesehen werden müssen. Insgesamt sind 8 der 104 Patientinnen an ihren Komplikationen verstorben. Zusammen mit dem doch prozentuell hohen Auftreten anderer Karzinome im bestrahlten Bereich (9,6%) soll keine destruktive Kritik an der in vielen Fällen erfolgreichen Strahlentherapie gynäkologischer Karzinome geübt werden, sondern nur ein Denkanstoß gegeben werden, ob nicht eine primäre urologisch-gynäkologisch-chirurgische Intervention den Patientinnen mehr helfen könnte.

Literatur

1. Cushing RM, Towell HMM, Liegner LM (1988) Major urologic complications following radium and x-ray therapy for carcinoma of the cervix. Am J Abstract Gynaecol 101:750
2. Dean RJ, Lytton B (1978) Urologic complications of pelvic irradiation. J Urol 119:64–67
3. Kottmeier HL (1984) Complications following radiation therapy in carcinoma of the cervix and their treatment. Am J Abstract Gynaecol 88:854
4. Maier U, Zechner O (1988) Therapie der Strahlenblase mit Orgotein (Peroxinorm®). Z Urol Nephrol 61:305–308

Endourologische Maßnahmen

Tumorbedingte Harnstauungsniere – Prognose nach endourologischer Ableitung

W. Hübner[1], U. Jurecka[2] und P. Porpaczy[2]

Einleitung

Die in der endourologischen Steintherapie gewonnenen Erfahrungen haben dazu geführt, daß heute eine tumorbedingte Harnstauungsniere praktisch in allen Fällen durch minimal invasive Methoden wie innere Harnleiterschienung oder perkutane Nephrostomie abgeleitet werden können. Die Indikation zu einem derartigen Vorgehen stellt jedoch wegen der durch die Grunderkrankung bedingten a quo ad vitam schlechten Prognose immer wieder eine Streitfrage dar. In der vorliegenden Arbeit wird die Frage der Sinnhaftigkeit einer endourologischen Harnableitung bei malignombedingter Harnstauungsniere in Bezug auf Belastung des Patienten, Komplikationen, Lebensverlängerung und weiterführende Therapie des Grundleidens analysiert.

Material und Methode

In der Zeit von April 1986 bis April 1989 wurden bei 52 Patienten (31 Frauen, 21 Männer) 64 renoureterale Einheiten wegen einer tumorbedingten Obstruktion behandelt. Die Grunderkrankungen waren: Kolonkarzinom 15mal, Blasenkarzinom 13mal, Uteruskarzinom 9mal, Ovarialkarzinom 6mal, Prostatakarzinom 4mal, andere Tumore 5mal. Das Durchschnittsalter zum Zeitpunkt des Eingriffs betrug 67,5 Jahre. Bei unkomplizierter Harnstauung wurde als Erstmaßnahme eine retrograde Harnleiterschienung mittels Doppel-J-Katheter vorgenommen. Bei Leukozytose, reduzierter Nierenfunktion oder Fieber erfolgte primär eine perkutane Harnableitung. In Fällen mit Fistelbildungen im unteren Harntrakt oder massiven Miktionsbeschwerden auf Grund von Tumorinfiltration der Blase mit Einschränkung der Kapazität wurde eine perkutane Ureterokklusion zur Ruhigstellung der Blase vorgenommen. Alle Eingriffe konnten in Lokalanästhesie oder parenteraler Sedierung mit Analgesie durchgeführt werden. Das Ergebnis wurde als positiv eingestuft, wenn ein

[1] Urologische Klinik und Poliklinik der TU-München, Klinikum rechts der Isar, Ismaninger Str. 22, D-8000 München 80.
[2] Urologische Abteilung, Allgemeine Poliklinik Wien, Mariannengasse 10, A-1090 Wien.

Patient für zumindest 6 Wochen ohne regelmäßige Schmerztherapie in häusliche Pflege entlassen werden konnte.

Ergebnisse

Von den 64 renoureteralen Einheiten konnten 30 primär durch einen Doppel-J-Katheter erfolgreich abgeleitet werden. 34mal mußte eine perkutane Nephrostomie als Ersteingriff durchgeführt werden. 11 dieser Nephrostomien konnten sekundär in andere Ableitungsformen übergeführt werden (antegrade Harnleiterschienung mit konsekutiver Auflassung der Nephrostomie: 9mal, Ileum conduit: 2mal). Bei 5 Patienten mit Inkontinenz wegen Fistelbildungen im unteren Harntrakt und 2 Patienten mit schwerer Dysurie wegen Tumorinfiltration der Blase wurde der untere Harntrakt durch perkutane Harnleiterokklusion ruhiggestellt. Diese Maßnahme erfolgte bei 2 Patienten beidseits, eine kontralaterale Niere wurde embolisiert. In den übrigen 4 Fällen war die kontralaterale Niere funktionslos.

Die Beobachtungszeit war 11,8 Monate für die noch lebenden Patienten und 6,1 Monate für die inzwischen verstorbenen Patienten. Bei 15 der 52 Patienten konnte nach der Harnableitung eine zusätzliche Therapie des Grundleidens durchgeführt werden (Chemotherapie 11mal, Bestrahlung einmal, palliative Tumorchirurgie 3mal).

42 der 52 behandelten Patienten konnten bei zufriedenstellender Lebensqualität für zumindest 6 Wochen in häusliche Pflege entlassen werden und wurden daher als positives Ergebnis eingestuft (81%). Tabelle 1 gibt die Ergebnisse in Bezug auf die Grunderkrankungen wieder. Es zeigt sich, daß die Prognose der endourologischen Harnableitung, besonders bei Blasen-, Kolon- und Uterustumoren mit 85–100% positiven Ergebnissen sehr günstig ist.

Tabelle 1. Bewertung der endourologischen Harnableitung in Bezug zur Primärerkrankung

Tumor	n	+	–
Kolon	15	12	3
Blase	13	11	2
Uterus	9	9	0
Ovar	6	4	2
Prostata	4	2	2
Sonstige	5	4	1
	52	42	10

Komplikationen

Bei den 23 Patienten, die eine perkutane Nephrostomie als Dauerharnableitung erhielten, kam es zu durchschnittlich 0,03 (0–0,53) Fisteldislokationen pro Monat. Eine Dislokation von Double-J-stents wurde in diesem Krankenkreis nicht registriert. Bei einem durchschnittlichen Beobachtungszeitraum von 16,6 Monaten kam es bei den 7 Patienten mit perkutaner Ureterokklusion zu insgesamt 4 Dislokationen des Okklusats. In diesen Fällen wurde komplikationslos eine neuerliche Harnleiterokklusion vorgenommen.

Fallbeispiel

Eine 78jährige Patientin wurde von einer auswärtigen gynäkologischen Abteilung mit der Diagnose inoperables Neocolli Uteri des Stadiums IV entsprechend der FIGO-Einteilung wegen Anurie zugewiesen. Bei der Aufnahme war die Patientin nicht ansprechbar. Befunde: Serumkreatinin 17,5 mg %, BUN. 121 mg %, sonographisch mäßiggradige Hydronephrose bds. Kreislauf kompensiert.

Als Primärtherapie wurde die Patientin beidseitig perkutan nephrostomiert. 2 Stunden nach dem Eingriff kam die Diurese in Gang, die täglichen Harnmengen betrugen in der Folge bis zu 6 l. Unter Volums- und Elektrolytsubstitution normalisierten sich die Befunde innerhalb von nur 7 Tagen (Serumkreatinin 0,9 mg %, BUN. 21 mg %). Als Ursache der beidseitigen Hydronephrose fanden sich beidseits tumorbedingte Harnleiterstenosen (Abb. 1). 11 Tage nach der beidseits durchgeführten Nephrostomie gelang es, links retrograd (zystoskopisch) und rechts antegrad (über die perkutane

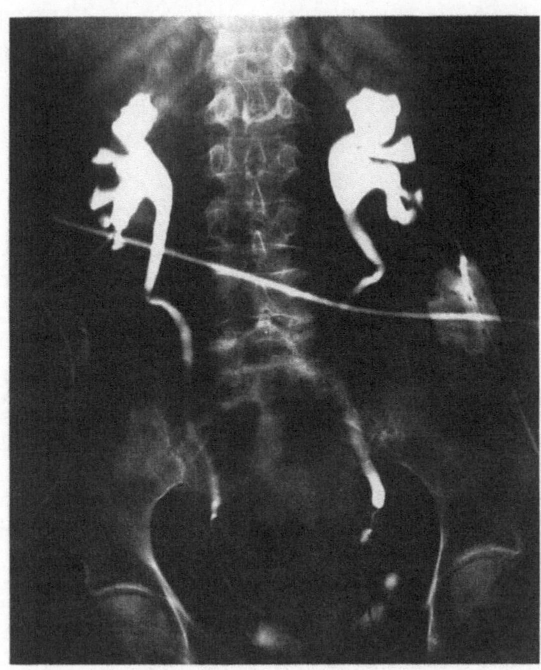

Abb. 1. Tumorbedingte Harnleiterobstruktion beidseits – Darstellung durch Kontrastmittelfüllung über beidseitige Nephrostomien

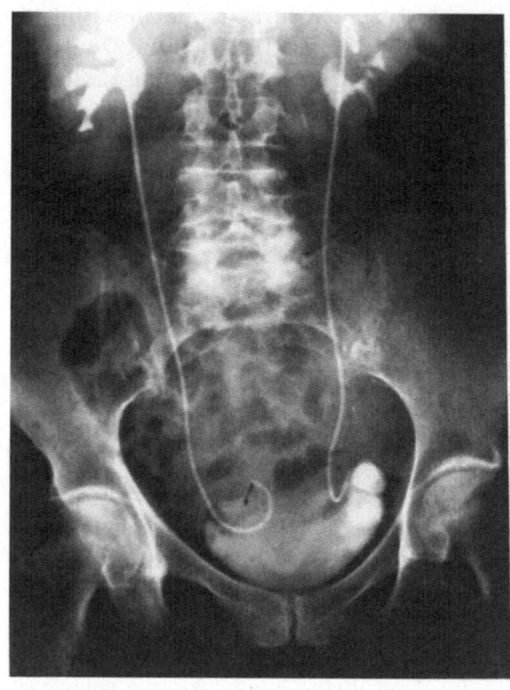

Abb. 2. AUG: Double-J-Stents beidseits, oberer Harntrakt ungestaut

Nephrostomie) innere Harnleiterschienungen einzulegen. 14 Tage nach der Aufnahme an unserer Abteilung ergab eine i.v.-Urographie bei korrekter Lage der stents gute Funktion und normale Abflußverhältnisse aus beiden Nieren (Abb. 2). In der Folge wurde die Patientin einer Strahlentherapie des Grundleidens zugeführt.

Diskussion

Der derzeitige Stand der endourologischen Techniken erlaubt die Behandlung tumorbedingter Nierenstauungen bei minimaler Invasivität. Unserer Meinung nach sollte bei drohender Urospepsis oder eingeschränkter Nierenfunktion in der Akutphase wegen der besseren Drainage und Kontrollmöglichkeiten der Nephrostomie der Vorzug gegeben werden. In der Folge ist es jedoch zumeist möglich, vom Nephrostoma auf eine innere Schienung überzugehen. Dafür kann in schwierigen Ausnahmefällen die Verfügbarkeit des gesamten endourologischen Instrumentariums nötig sein. Die Nephrostomiedislokation, die durch die Einführung neuer Ballonnephrostomiekatheter immer seltener auftritt, ist besonders bei Patienten mit Langzeitnephrostomien eine leicht zu beherrschende Komplikation [4]. Da wir bei Tumorpatienten zur inneren Harnleiterschienung bevorzugt starklumige „stents“ mit starker Eigenspannung verwenden, wurde in diesem Krankengut keine Dislokation gesehen. Tumorpatienten mit Fistelbildungen im Bereich des unteren Harntrakts kann mit der gering invasiven perkutanen Nephrostomie und Ureterokklusion geholfen werden. Wir verwenden dazu derzeit das Ureterokklusionsset nach Harzmann (Abb. 3).

Die chirurgische supravesikale Harnableitung (Ileumconduit, Ureteropyelonephrostomie, Ureterokutaneostomie etc.) ist bei Tumorpatienten mit einer Operationsletalität von 1–3% und einer Komplikationsrate von 7–14% belastet [3, 6, 7], die Erfolgsrate nach rekonstruktiven Eingriffen bei Destruktion des unteren Harntrakts (Fistelbildung) beträgt bedingt durch Rezidivtumore oder Strahlenschäden maximal 50% [5]. Daher sollte unserer Meinung nach bei tumorbedingter Harnstauungsniere den endourologischen Maßnahmen primär der Vorzug gegeben werden, zumal durch diese Methoden ein späterer chirurgischer Eingriff nicht negativ beeinflußt wird. Nach unseren Ergebnissen sollte eine tumorbedingte Harnstauung heute nur in Ausnahmefällen ein le-

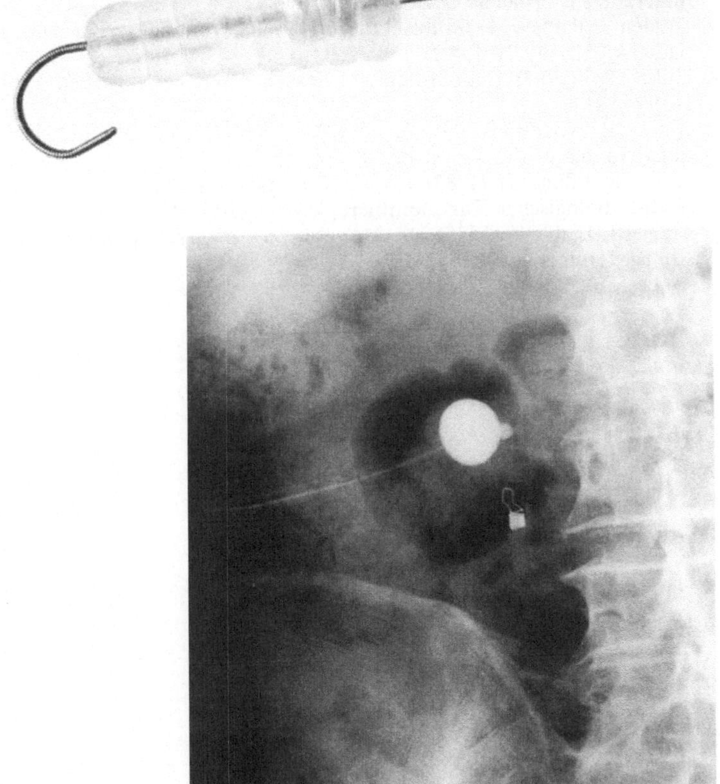

Abb. 3a, b. a Harnleiterokklusionsset (Angiomed). **b** Okklusionsolive in situ, Nephrostomie

benslimitierender Faktor sein, da selbst bei Patienten mit primär schlechter Prognose häufig nach der Harnableitung eine Therapie des Grundleidens vorgenommen werden kann. Besonders die innere Harnleiterschiene gewährleistet dabei auch eine gute Lebensqualität [1, 2].

Nach unserer Erfahrung ist allerdings die Prognose von Patienten mit fortgeschrittenem Ovarialtumor oder metastasiertem Prostatakarzinom ungünstig. Diese Patienten erwartet auch nach palliativer Harnableitung keine wesentliche Verbesserung der Lebensqualität, besonders wenn sie schon hormonell und chemotherapeutisch ausbehandelt sind. In dieser Patientengruppe sollte selbst die Indikation zur gering invasiven endourologischen Harnableitung bei tumorbedingter Harnstauungsniere streng gestellt werden.

Literatur

1. Finney RP (1978) Experience with new double J ureteral catheter stent. J Urol 120:678–681
2. Gibbons RP, Correa RJ jr, Cummings KB, Mason JT (1976) Experience with indwelling ureteral stent catheters. J Urol 115:22
3. Holden S, PcPhee M, Grabstald H (1979) The rationale of urinary diversion in cancer patients. J Urol 121:19–21
4. Hübner W (1987) Endourologie – Erleichterung bei täglichen Problemen. Akt Urol 18:99–101
5. Jones CR, Woddhouse CRJ, Hendry WF (1984) Urological problems following treatment of carcinoma of the cervix. Brit J Urol 56:609–613
6. Köller A, Pflüger H (1983) Urologische Spätkomplikationen nach kurativer gynäkologisch-radiologischer Karzinomtherapie. Akt Urol 14:27–29
7. Marx FJ, Laible V (1985) Die Ureterotransversopyelostomie mit unilateraler Nephrostomie. Urologe A 24:334–339

Endoskopische Behandlung tumorbedingter Obstruktionen des oberen Harntraktes

R. MAYER, R. GUMPINGER und H. J. SCHOLZ

Einleitung

Der lange, über weite Strecken ungeschützte Verlauf und die engen topographischen Beziehungen des Harnleiters zu den Nachbarorganen wie Uterus, Ovar, Sigma und Rektum und zu den Lymphsystemen entlang der großen Gefäße sind die wichtigsten Erklärungen für die häufigen Obstruktionen des oberen Harntraktes als mittelbare oder unmittelbare Folgen des Tumorwachstums an den genannten Organsystemen. Die deutliche Unterrepräsentation primär urologischer Tumoren in diesem Krankengut ist daraus erklärbar (Abb. 1).

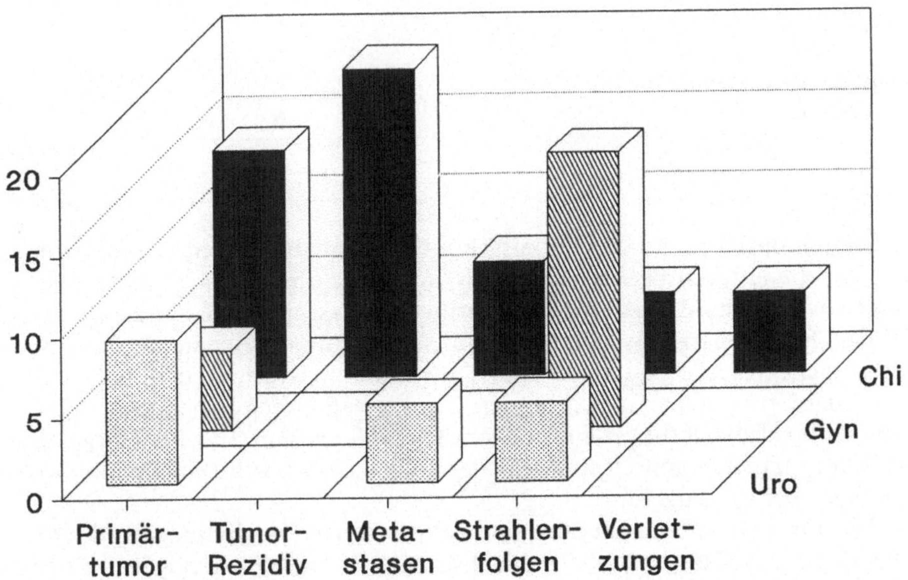

Abb. 1. Obstruktionsursache aufgeschlüsselt nach Fachgebieten. Auffallend sind die hohe Anzahl colorektaler Tumorrezidive und die Strahlenfolgen nach gynäkologischen Tumoren

Urologische Abteilung des Krankenhauszweckverbandes Kempten-Oberallgäu, Memminger Str. 52, D-8960 Kempten/Allg.

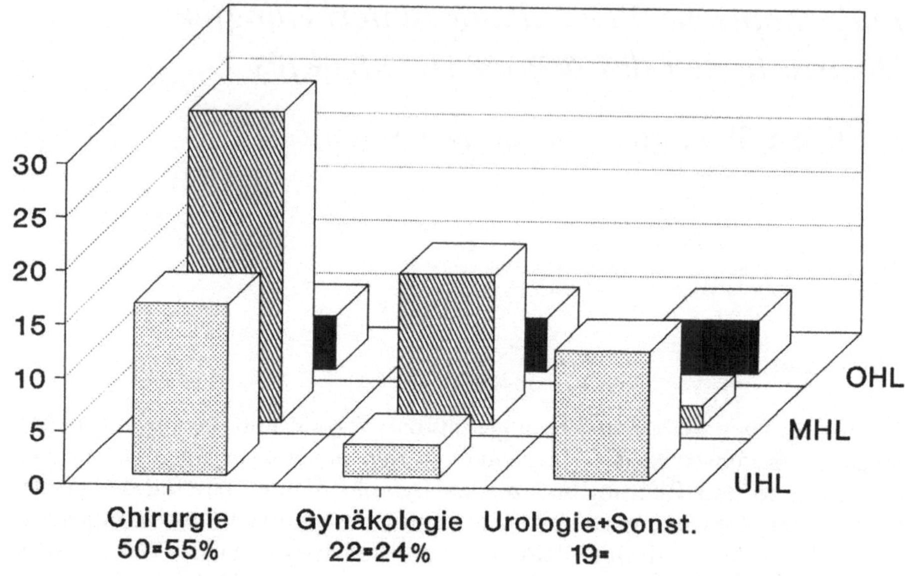

Abb. 2. Endourologie – Tumorobstruktion

Tabelle 1. Endourologie – Tumorobstruktion, Komplikationen (n = 91)

Blutung	1
Stent-Dislokation	5
Harnleiterperforation	4
Pyonephrose	6

Die Endourologie scheint als kurative, vor allem aber palliative Maßnahme zur Behebung tumorbedingter Obstruktionen des oberen Harntraktes wegen ihrer minimalen Invasivität, ihrer geringen Belastung und ihres kalkulierbaren Operationsrisikos vor allem für schwer tumorgeschädigte Patienten wesentliche Vorteile gegenüber anderen Behandlungsverfahren zu haben.

An der Urologischen Abteilung des Krankenhauszweckverbandes Kempten wurden im Beobachtungszeitraum vom 1.1.1989 bis zum 31.3.1990 insgesamt 91 Tumorpatienten mit Obstruktion des oberen Harntraktes einer endourologischen Therapie zugeführt.

Wie aus Tabelle 1 hervorgeht, sind primäre oder Rezidivtumoren des Gastrointestinaltraktes und die Strahlenfibrose als Folge der radiogenen Therapie gynäkologischer Tumoren gegenüber den Metastasen – oder iatrogener Operationsfolgen – überrepräsentiert.

Die Lokalisation orientiert sich natürlich an dem primären Ausbreitungsgebiet der Tumoren, so daß kolorektale Karzinome häufig zu einer Obstruktion des mittleren und distalen Harnleiters führen, während Tumorkompressionen

Tabelle 2. Endourologie – Tumorobstruktion, Ergebnisse (n = 91)

Ohne instrumentelle Ableitung	19 = 21 %
Double-J-Dauerableitung	29 = 32 %
Supravesicale Harnableitung	19 = 21 %
Nephrektomie	12 = 13 %
Tod	12 = 13 %

als Folge gynäkologischer Tumoren vor allem im mittleren Harnleiter zu beobachten sind (Tabelle 2).

Behandlungsmethoden

Für die endourologische Therapie bieten sich verschiedene Verfahren an:

1. Die retrograde oder antegrade Sondierung mit röntgenkontrollierter „blinder" Überwindung der Stenose.
2. Die transluminale Dilatation der Stenose.
3. Die Unter-Sicht-Sondierung der Stenose mittels Ureterorenoskopie.
4. Die endoskopisch kontrollierte Schlitzung der Stenose.
5. Die kombinierte retro- und antegrade Unter-Sicht-Darstellung und Sondierung der Stenose.

Die retrograde instrumentelle Sondierung ist vor allem für kurzstreckige Stenosen im distalen Harnleitersegment geeignet und dient als eine erste Entlastung des gestauten oberen Harntraktes. Mit kurativer Zielsetzung muß sie häufig mit einer der genannten ureterorenoskopischen Verfahren kombiniert werden (Abb. 3).

Die transluminale Dilatation ist den wenigen Fällen vorbehalten, wo es gelingt, die Stenose mit einem Führungsdraht zu überwinden und anschließend die Stenose mit Dilatationskathetern, die teleskopartig übereinander geschoben werden, zu bougieren (Abb. 4).

Nach unseren Erfahrungen ist aber in zahlreichen Fällen eine ureterorenoskopische Darstellung der Stenose und eine Unter-Sicht-Plazierung des Führungsdrahtes mit nachfolgender instrumenteller Dilatation unvermeidlich (Abb. 5).

Die Unter-Sicht-Schlitzung ist eines der sichersten Verfahren, um eine dauerhafte Sprengung der Stenose zu erreichen und die häufig nach reiner Dilatation zu beobachtende Restrikturierung zu vermeiden (Abb. 6–8). Als Schlitzungsinstrumente stehen das ein- oder doppelseitig geschliffene Messer und das Scherchen zur Verfügung, das über den Arbeitskanal eingeführt und unter Sicht plaziert werden kann. Die vorangehende Sondierung der Stenose ist eine der unabdingbaren technischen Voraussetzungen, da sonst der Orientierungsverlust durch Blutung oder Tumoreinbruch ein unkalkulierbares Risiko dar-

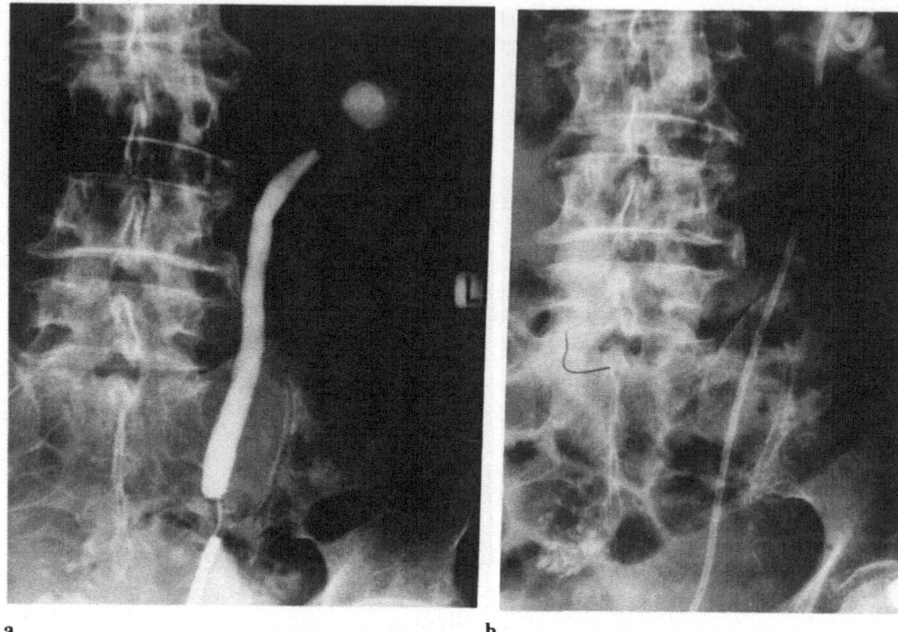

a b

Abb. 3a, b. a Unter-Sicht-Darstellung einer langstreckigen Striktur im distalen Harnleiter, **b** Plazierung eines Double-J-Katheters als Dauerlösung

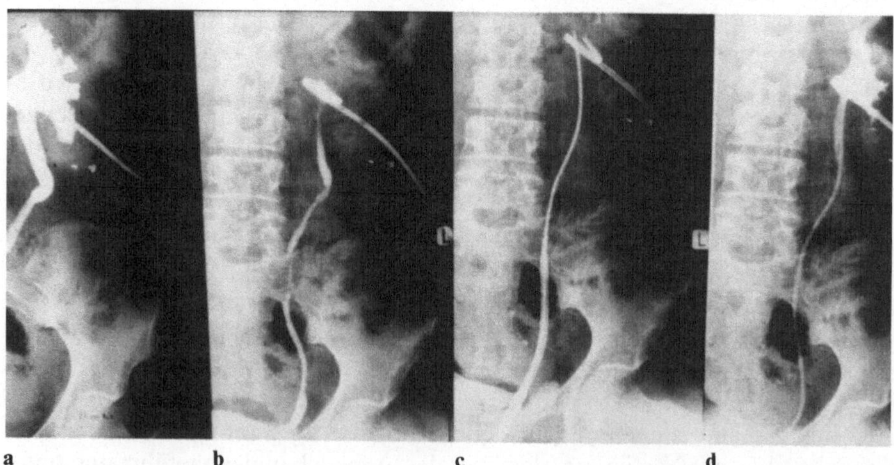

a b c d

Abb. 4a–d. Langstreckige Striktur im mittleren Harnleiter nach kolorektalem Tumorrezidiv mit transluminaler Dilatation und Dauerableitung durch Double-J-Katheter. Temporäre, perkutane Entlastungsnephrostomie

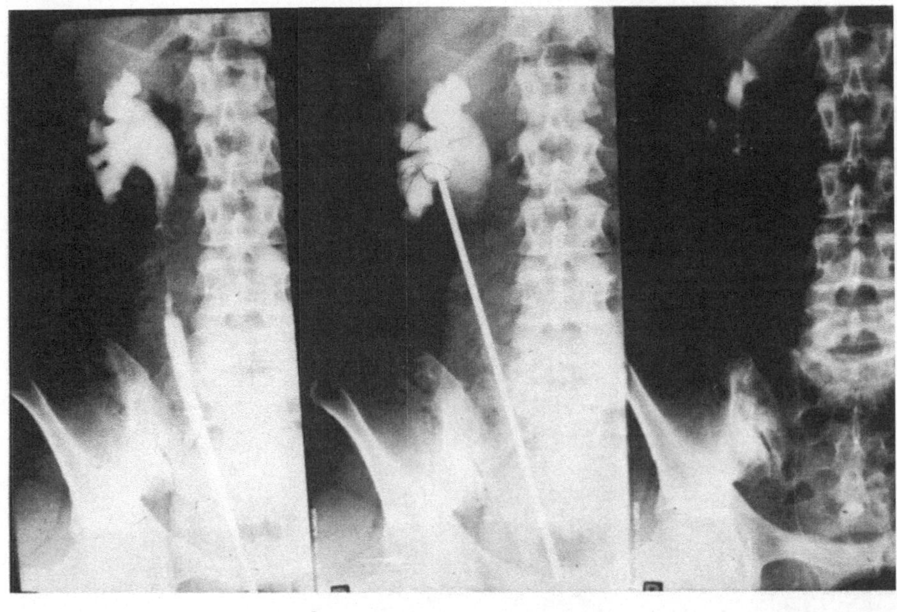

Abb. 5a–c. a Langstreckige, proximale, radiogene Harnleiterstriktur. **b** Endoskopische Darstellung und Unter-Sicht-Dilatation durch Ureterorenoskop. **c** Dauerplazierung eines Double-J-Katheters

stellt. Vor allem zur Überwindung langstreckiger Strikturen im proximalen Harnleiter hat sich uns die thermoelektrische Schlitzung mittels eines Drahthäkchens, wie es von der Ostiumschlitzung her bekannt ist, außerordentlich bewährt. Das Verfahren ist zeitsparend, hocheffektiv und relativ sicher (Abb. 9).

Die antegrade Ureterorenoskopie nach vorangegangener perkutaner Nephroskopie ist vor allem dann zu empfehlen, wenn auf retrogradem Weg die Stenose nicht dargestellt oder überwunden werden kann und zuvor zur Entlastung der Niere bereits eine perkutane Nephrostomie angelegt wurde. Die häufige prästenotische Dilatation des Harnleiters erleichtert das Vordringen des Ureterorenoskops ganz wesentlich, so daß in vielen Fällen eine Passage bis deutlich unterhalb der Gefäßkreuzung möglich ist (Abb. 10).

Der Intuition des Endoskopikers sind nur ganz weite Grenzen gesetzt. Die Kombination einer retro- und antegraden Ureterorenoskopie (Abb. 11) oder die Anwendung einer Durchzugsfistel durch antegrades Darstellen einer zuvor retrograd gelegten Sonde seien stellvertretend für die zahllosen Möglichkeiten endourologischen Managements erwähnt (Abb. 12). Auch primär hoffnungslos erscheinende Fälle können auf diese Weise zumindest palliativ beherrscht werden, wie die umfangreiche Extravasation nach iatrogener Perforation des Harnleiters oder gar die breite Fistelbildung zwischen dem terminalen Ileum und dem rechten Harnleiter in Folge Tumorinvasion beweisen (Abb. 13, 14).

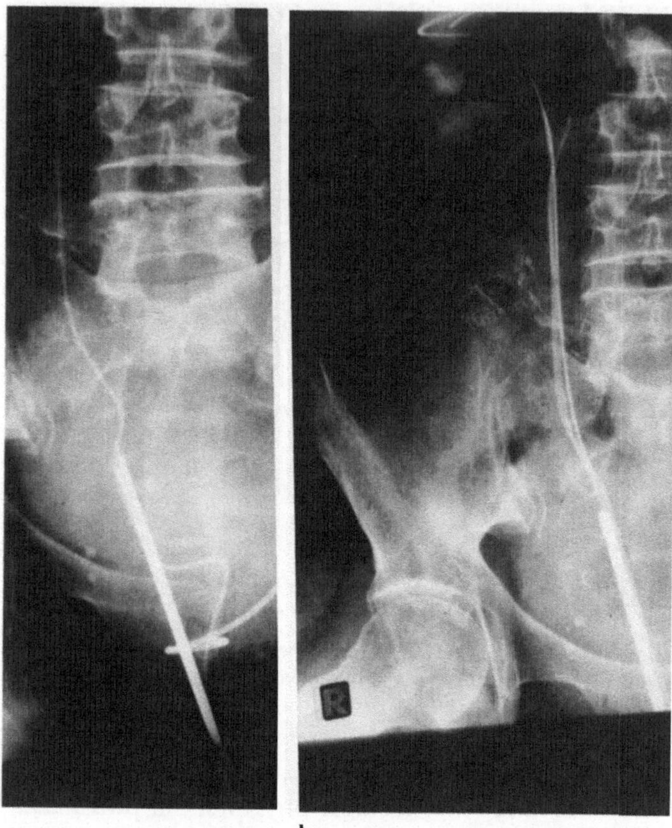

a b

Abb. 6 a, b. a Unter-Sicht-Schlitzung einer kurzstreckigen distalen Striktur bei Sigmatumorrezidiv. **b** Temporäre Schienung der geschlitzten Striktur durch zwei Stents

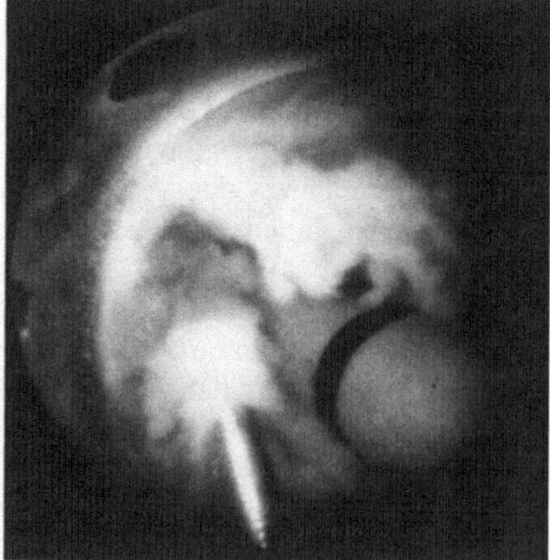

Abb. 7. Darstellung einer ausgedehnten Striktur des Harnleiters durch Tumorinvasion

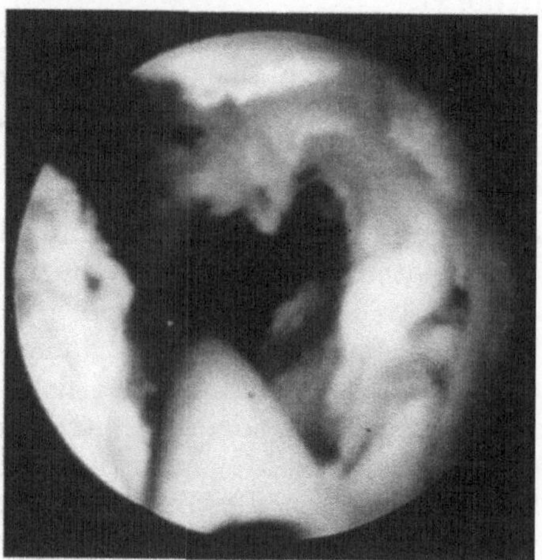

Abb. 8. Die geschlitzte Striktur mit plaziertem Stent

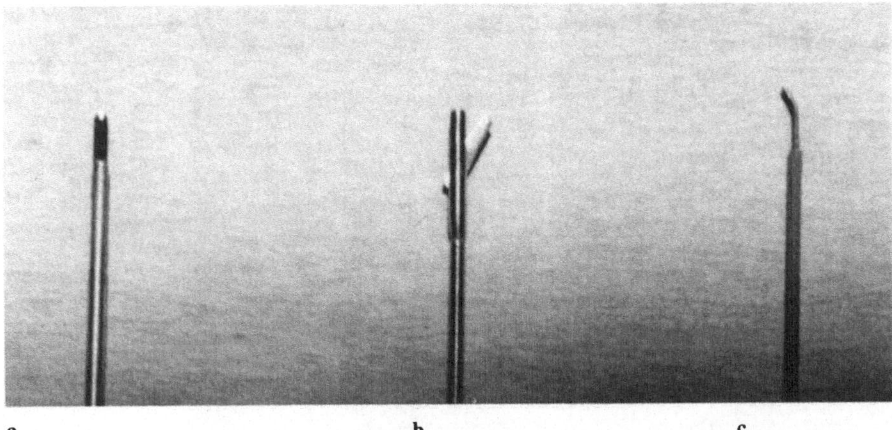

a b c

Abb. 9a–c. Instrumente zur Unter-Sicht-Schlitzung von Strikturen. **a** Ausfahrbares, zweischneidiges Messer. **b** Ausfahrbares Scherchen. **c** Thermokauter

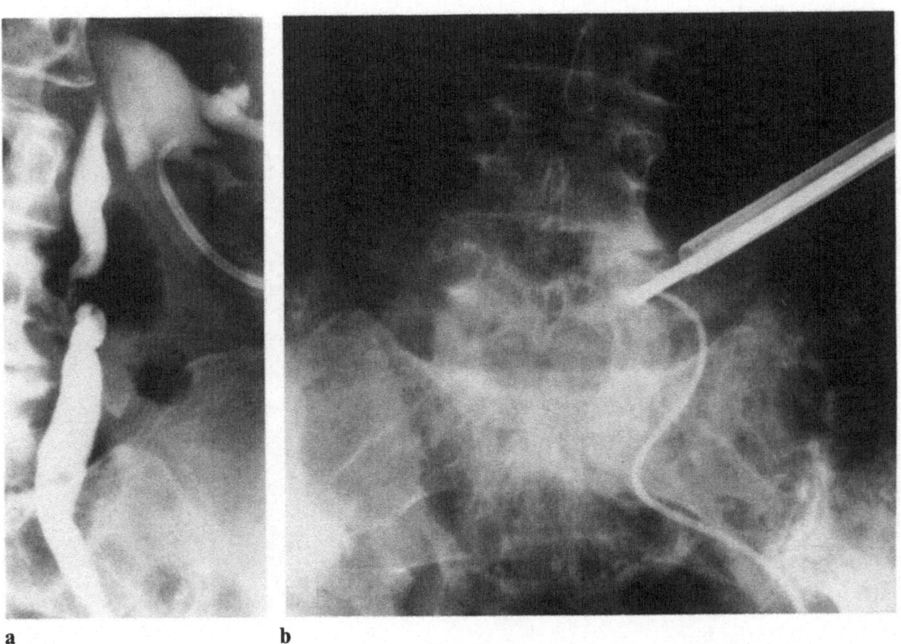

a b

Abb. 10a, b. Antegrade Ureterorenoskopie. **a** Bei langstreckiger Striktur; **b** kombinierte, antegrade Ureterorenoskopie nach Nephroskopie mit Durchzug eines zuvor retrograd gelegten Ureterenkatheters bis zur Stenose

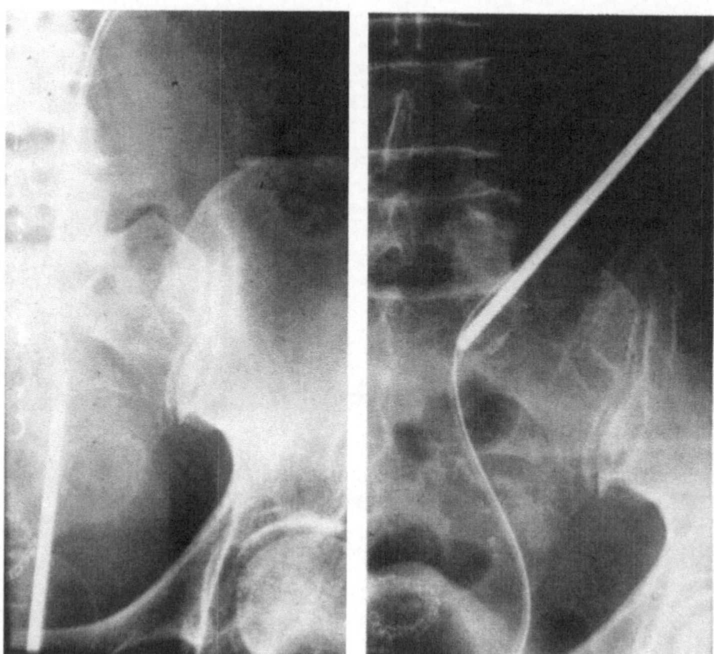

Abb. 11. Kombinierte retro- und antegrade Ureterorenoskopie zur Dilatation einer mittelstreckigen Striktur des Harnleiters nach kontinuitätserhaltender Rektumresektion

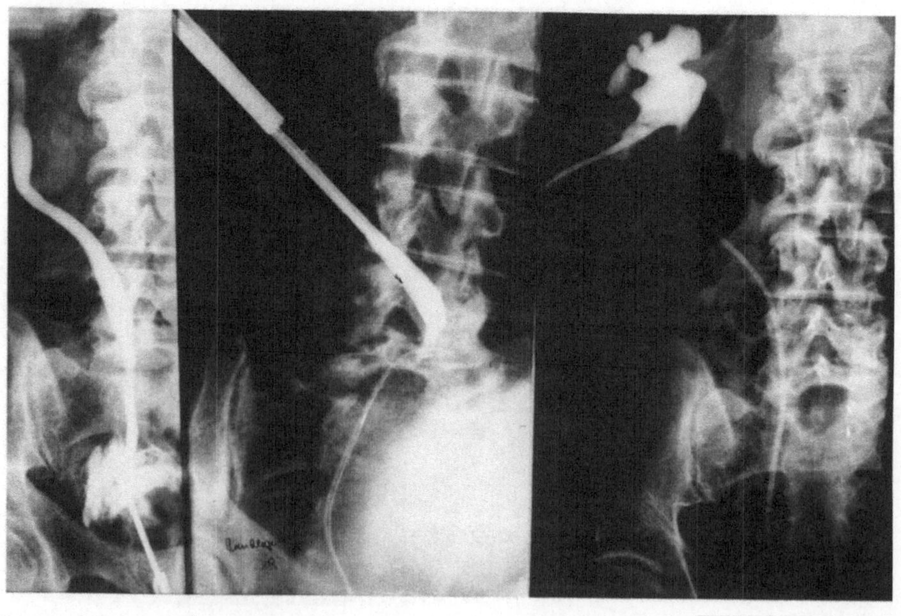

a b c

Abb. 12a–c. a Extravasation bei Tumoreinbruch in den Harnleiter. **b** Kombiniertes ante- und retrogrades Management zur Kontinuitätswiederherstellung. **c** Plazierung eines Stents und temporäre Entlastungsnephrostomie

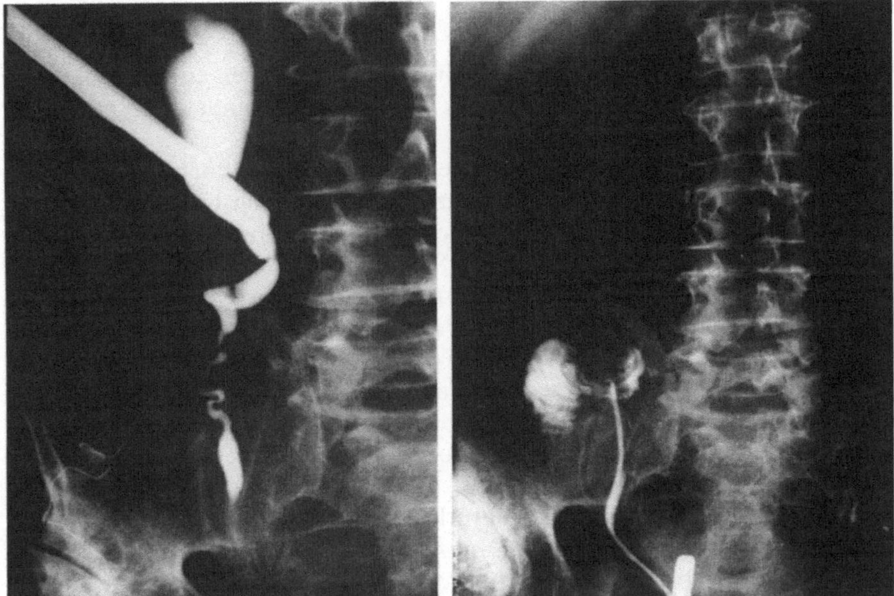

Abb. 13. Harnleiterdarmfistel bei Tumorinvasion mit kombinierter ante- und retrograder Kontinuitätswiederherstellung

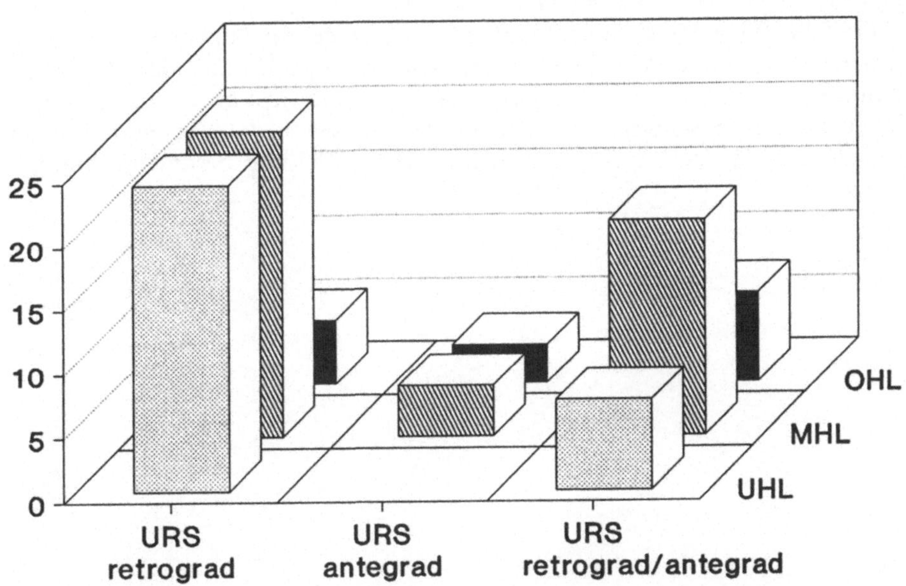

Abb. 14. Die unterschiedlichen endoskopischen Behandlungsverfahren je nach der Lokalisation der Obstruktion im oberen, mittleren oder unteren Harnleiterteil. Häufig ist auch eine kombinierte retro- und antegrade Ureterorenoskopie erforderlich

Ergebnisse

Insgesamt wurden im Beobachtungszeitraum bei 91 Patienten tumorbedingte Obstruktionen des oberen Harntraktes erfolgreich, zumindest mit palliativer Zielsetzung behandelt.

Die Anwendung der unterschiedlichen technischen Maßnahmen wie retro- und antegrade Sondierung, transluminale Dilatation und Unter-Sicht-Schlitzung orientierte sich an der Lokalisation im unteren bzw. oberen Harntrakt und an der Länge und Ausdehnung der Stenose. Berücksichtigt man die häufig technisch schwierigen Maßnahmen, die nicht selten unter ungünstigen äußeren Bedingungen durchzuführen waren, so nimmt sich die Zahl der Komplikationen (Tabelle 1), die sich in vielen Fällen durch adjuvante endoskopische Maßnahmen beherrschen ließen, relativ gering aus. Vor allem die iatrogenen Harnleiterverletzungen waren sämtlich endourologisch zu beherrschen, immerhin konnte die Hälfte der Pyohydronephrosen durch perkutane Nephrostomien organerhaltend behandelt werden.

Die Langzeitergebnisse werden natürlich ganz wesentlich von der schicksalhaften Entwicklung des primären Tumorleidens beeinträchtigt. So ist die relativ hohe Sterbequote und die hohe Rate der sekundären Nephrektomien in dem kurzen Beobachtungszeitraum ausschließlich auf eine Tumorprogression zurückzuführen.

Unter der Rubrik der sekundären supravesikalen Harnableitungen sind nicht nur definitive perkutane Nephrostomien, Harnleiterhautfisteln oder ähnliche palliative Maßnahmen subsumiert, sondern auch Exenterationen, Zystektomien mit pouch oder Ileumconduit.

(Tabelle 2) Die relativ hohe Quote interner Dauerableitungen ist zwar nach den Kriterien kurativer Zielsetzungen unbefriedigend, unter dem Gesichtspunkt einer ganz wesentlichen Lebensverbesserung wird aber von den durch ihr Tumorleiden schwerst beeinträchtigten Patienten die Vermeidung einer perkutanen, in der Regel inkontinenten Harnableitung besonders dankbar akzeptiert.

Alternative und adjuvante Therapie beim Harnblasenkarzinom

Die Bedeutung der Dosisintensität bei fortgeschrittenen Harnblasenkarzinomen

K. BURK [1], L. WEISSBACH [2], G. JAKSE [3] und U. K. WENDEROTH [4]

Es ist eine Tatsache, daß in vitro auf jeden Fall eine steile Dosis-/Wirkungsbeziehung zwischen den verschiedenen Substanzen sowie den verschiedenen Tumoren besteht, und daß selbst eine erworbene oder primär bestehende Resistenz von Tumorzellen durch Erhöhung der Dosis der jeweiligen Substanz überwunden werden kann.

Dies gilt, wie gesagt, in vitro [1].

Unter in vivo-Bedingungen dagegen sind wir durch die unterschiedliche Toxizität der einzelnen Substanzen auf den Gesamtorganismus limitiert. So ist die dosislimitierende Toxizität, für Cisplatin die Nephro- und Neurotoxizität, für Vincristin ebenfalls die Neurotoxizität, wohingegen für die meisten anderen Substanzen, wie Anthrazykline, die Hämatotoxizität dosislimitierend ist [12].

In Kombinationen werden die einzelnen Substanzen meist nicht entsprechend ihrer optimalen Dosis eingesetzt, sondern ihre Dosis der Toxizität der anderen Substanzen in der Kombination angepaßt. Weiterhin wird in den meisten Protokollen sowie von den meisten Ärzten entsprechend der Klinik die Dosis im Laufe der Behandlung nach unten korrigiert, um die Toxizität für den Patienten zu minimieren.

Um die Dosierungen von Einzelsubstanzen in unterschiedlichen Kombinationen und Kombinationen untereinander besser vergleichen zu können, wurde der Begriff Dosisintensität eingeführt und bedeutet mg-Substanz/m^2 Körperfläche/Zeiteinheit (meist Wochen) [5].

Vergleicht man die relative Dosisintensität der Einzelsubstanzen in Kombination mit ihrer optimalen Dosis als Einzelsubstanz, so fällt auf, daß in der Kombination die relative Dosisintensität in der Regel unter 50% der durchschnittlichen Dosis der Einzelsubstanz liegt.

In der Klinik bewegen wir uns, ohne es vollständig zu realisieren, somit im unteren Bereich der Dosis-/Wirkungsbeziehungskurve, die meist exponentiell verläuft [1, 4].

[1] Abteilung Medizin/Onkologie, Farmitalia Carlo Erba GmbH, Merzhauser Str. 112, D-7800 Freiburg.
[2] Urologische Abteilung, Krankenhaus am Urban, Dieffenbachstr. 1, D-1000 Berlin 61.
[3] Urologische Klinik, RWTH Aachen, Pauwelstr., D-5100 Aachen.
[4] Urologische Abteilung, Universitätsklinik Ulm, Prittwitzstr. 43, D-7900 Ulm.

Trotz dieser Tatsache ist oft das Ergebnis in der Kombinationschemotherapie besser als die Behandlung mit Monosubstanzen bei optimaler Dosierung dieser Substanzen. Der Grund hierfür liegt wahrscheinlich darin, daß durch die Kombination Resistenzen, zumindest vorübergehend, überwunden werden können. Andererseits liegt die Gefahr dieser Kombinationen auch in der Bildung von Resistenzen durch suboptimale Dosierung der Einzelsubstanzen [4].

Man muß sich die Frage stellen, ob die Dosierung der Einzelsubstanzen in den verschiedenen Kombinationsschemata, insbesondere bei denen mit 3 und mehr Substanzen, nicht unnötigerweise erniedrigt wird. Dafür spricht die Tatsache, daß Patienten, die nach einer Chemotherapie oder unter einer Chemotherapie progredient werden, bei Behandlung mit Einzelsubstanzen aus der vorher gewählten Kombination in nunmehr höherer Dosierung durchaus nochmals auf diese Substanz ansprechen können. Dies ist ein Hinweis dafür, daß die entsprechende Substanz in der vorher gewählten Kombination und Dosierung unterdosiert war [4].

Im Tierversuch führt eine Dosisreduktion von 20% zu einer Verminderung der Effektivität um 50%, eine Verlängerung des Intervalls um 1 Woche führt ebenfalls zu einer 20%igen Reduktion der Dosisintensität, was dann wiederum – wenn man den Ergebnissen der Tierversuche glauben darf – eine 50%ige Reduktion der Effektivität zur Folge hat [4].

Aus diesen Tatsachen hat de Vita den Schluß gezogen, daß man mit einer unnötigen Dosisreduktion, um dem Patienten eine an sich tolerable Toxizität zu ersparen, das Schlimmste tut, was ein Arzt einem Patienten antun kann, nämlich durch Reduktion der Dosisintensität die Heilungschancen des Patienten zu vermindern [1].

Die Bedeutung der Dosisintensität ist inzwischen unwidersprochen. Hryniuk [5] hat diese Beziehungen zwischen Dosisintensität und Effektivität für Ovarialkarzinome, Mammakarzinome und Endometriumkarzinome eindeutig nachgewiesen. Beispielsweise konnten beim Mammakarzinom in der konventionellen Behandlung mit FAC 20–30% komplette Remissionen erzielt werden sowie 30–40% partielle Remissionen. Wurde die gleiche Kombination hochdosiert mit nachfolgender Knochenmarkstransplantation, so konnte die Rate an kompletten Remissionen verdoppelt bis verdreifacht werden, sie lag dann nämlich bei 60%.

Gilt die Dosiswirkungsbeziehung, wie sie für Mammakarzinome, Ovarialkarzinome und Endometriumkarzinome bereits nachgewiesen ist, auch für fortgeschrittene Blasenkarzinome? Ich meine ja!

Die beiden wirksamsten Substanzen für urotheliale Karzinome sind Cisplatin und Methotrexat, wobei für Cisplatin keine Dosiswirkungsbeziehungen besteht, Methotrexat hingegen diese Dosiswirkungsbeziehung durchaus aufweist. Bei den gepoolten Daten von 236 Patienten mit allen Dosierungen ergab sich eine Responserate von insgesamt 29%, wohingegen bei 57 Patienten, die alleine Hochdosismethotrexat erhalten haben, die totale Ansprechrate bei 45% lag. Auch für Doxorubicin wird eine Dosiswirkungsbeziehung von O'Brian bei urothelialen Karzinomen angegeben [8].

In der Monotherapie mit Epirubicin 90 mg/m^2 bei Patienten, die auf die Kombination Cisplatin und Methotrexat versagt haben, konnte Frau Fossa in knapp 20% der Fälle eine Remission erzielen. Dies spricht für die Wirksamkeit von Epirubicin in der gewählten Dosierung [3].

Eine Substanz gilt als wirksam, wenn in der First-Line-Therapie in 20% eine Remission zu erzielen ist.

Das von Yagoda untersuchte Gallniumnitrat, das zunächst eine recht gute Ansprechrate von 27% erzielte, wurde vom Memorial Sloan Kettering Cancer Center inzwischen wegen nicht tolerabler Toxizität wieder verlassen. Carboplatin scheint bezüglich der Effektivität dem Cisplatin unterlegen zu sein, obwohl insbesondere die nicht mehr vorhandene Nephrotoxizität für einen Einsatz von Carboplatin bei der Behandlung fortgeschrittener Blasenkarzinome sprechen würde. Ob für Carboplatin eine Dosiswirkungsbeziehung bei Blasenkarzinomen besteht, ist zur Zeit unbekannt. Aus Phase-I-Studien mit GCSF bzw. GMCSF ist jedoch bekannt, daß die Dosiserhöhung von Carboplatin über 400 mg/m^2 zu einem sogenannten Wastingsyndrom führt, und daß dosislimitierend dann die Thrombozytopenie auftritt [11, 12].

Die gebräuchlichsten Kombinationsschemata sind derzeit MVAC und CMV sowie die Kombination Cisplatin und Methotrexat. Bei dem Schema CMV wird Platin mit 100 mg/m^2 am Tag 2 gegeben und Methotrexat 30 mg/m^2 Tag 1 und 8. Ausgehend von der Überlegung, daß für Cisplatin keine Dosiswirkungsbeziehung besteht, ist nicht ganz klar, warum diese Dosis gewählt wurde. Die Rolle von Vinblastin in dieser Kombination ist ebenfalls mit 4 mg/m^2 Tag 1 und 8 unbekannt. Das gleiche gilt übrigens auch für das MVAC-Schema, wo Vinblastin an den Tagen 2, 15 und 22, jeweils mit 3 mg/m^2 gegeben wird. Auch die Dosis von Doxorubicin ist in diesem Schema mit 30 mg/m^2 am Tag 2 unzureichend. Ausreichend dosiert scheint dagegen Platin mit 70 mg und relativ hoch dosiert Methotrexat mit 3 × 30 mg pro Zyklus.

Vergleicht man die Ergebnisse der Kombination CMV und MVAC miteinander, so stellt man fest, daß keine Unterschiede bezüglich der Effektivität gegeben sind, wenn in den einzelnen Schemata eine ausreichende und korrekte Dosierung der Einzelsubstanzen vorgenommen wird.

Auf der ASCO 1989 berichtete Splinter [9] von der EORTC über die Ergebnisse der Kombinationsbehandlung Platin-Methotrexat bei Patienten mit fortgeschrittenen Harnblasenkarzinomen. Platin wurde mit 70 mg/m^2 gegeben und Methotrexat mit 40 mg/m^2 Tag 8 und 15. 35 Patienten wurden zystektomiert. Eine klinisch komplette Remission erzielten 9 Patienten, wovon 7 auch pathologisch tumorfrei waren. Dies entspricht einer pathologisch verifizierten kompletten Remissionsrate von 27%. Weitere 20% hatten eine Verminderung der Tumorgröße.

Bei der neoadjuvanten Behandlung mit CMV in der Dosierung Platin 70 mg, Methotrexat 30 mg Tag 1 und 8 und Vinblastin 4 mg Tag 1 und 8, wurden 30% pathologisch nachgewiesene komplette Remissionen gefunden. Klinisch komplette Remissionen lagen bei 48%.

Sternberg [10] berichtet mit MVAC bei 21 Patienten, die neoadjuvant behandelt wurden, über 52% klinische komplette Remissionen und gibt weiterhin an, daß 12 von 17 klinischen kompletten Remissionen einen Relaps erlitten haben.

Bei metastasierten Patienten kommt es in 33% zu klinisch kompletten Remissionen, wobei hier der Organbefall eine wesentliche Rolle spielt. Bei Befall der Urethra treten komplette in 13% auf, bei Nierenbecken in 54%, bei der Blase in 35%, beim Ureter in 50%. Auffallenderweise wird von keinem der Untersucher eine komplette Remission beobachtet, wenn die Prostata mit befallen ist.

Bei neoadjuvantem Einsatz berichtet Meissner 1989 [7] auf dem ASCO ebenfalls über MVAC, 2 Kurse. 7 Patienten wurden zystektomiert. Von diesen 7 Patienten konnte in 2 Fällen eine pathologisch nachgewiesene komplette Remission gefunden werden.

Ebenfalls mit MVAC hat Dreicer [2] seine Patienten behandelt und berichtet bei 3 von 18 Patienten, entsprechend 17%, über eine pathologisch nachgewiesene komplette Remission. Nach Zystektomie sind jedoch 17 von 18 Patienten, entsprechend 82%, tumorfrei.

Aufgrund der Tatsache, daß das MVAC-Schema sowie das CISCA-Schema erhebliche logistische Schwierigkeiten aufweisen und in ihrer Toxizität schwer zu handhaben sind sowie weiterhin aufgrund der Tatsache, daß für Anthrazykline eine Dosis-/Wirkungsbeziehung besteht, wurden 2 Studien zur Behandlung des fortgeschrittenen Blasenkarzinoms mit der Kombination Platin 80 mg + Epirubicin 120 mg gestartet. Die relativ hohe Dosierung für Epirubicin beruht auf der Tatsache, daß diese Substanz im Gegensatz zu ihrer Muttersubstanz deutlich weniger toxisch ist, was jedoch auch in der Monotherapie zu geringer Einbuße der Effektivität führt. So muß Epirubicin ca. ⅓ höher dosiert werden wie Adriamycin, um äquieffektiv zu sein. Bei dieser Dosierung ist eine Äquitoxizität jedoch noch nicht gegeben. Diese wird erst bei ca. 150 mg/m^2 in der Monotherapie erreicht. Hieraus ist abzuleiten, daß mit einer Dosierung über 90 mg/m^2 ein deutlicher Gewinn an Effektivität zu verbuchen ist. In der neoadjuvanten Studie, die von Weissbach durchgeführt wird, werden die Patienten mit Platin 80 mg + EPI 120 mg/m^2 alle 3 Wochen behandelt. 3 Zyklen werden gegeben. Eine Tumorevaluation findet jeweils vor dem nächsten Zyklus statt, so daß bei Progress oder No Change entsprechend der Therapie abgebrochen werden und die Zystektomie durchgeführt werden kann. Als Einschlußkriterium für diese Studie galten Harnblasenkarzinome $>T_2$, wobei der Tumor nicht vollständig reseziert werden sollte. Der Lymphknotenstatus war unerheblich. Fernmetastasen waren ausgeschlossen. 7 Patienten sind bisher zystektomiert worden. In 5 Fällen konnte eine pathologisch komplette Remission nachgewiesen werden. In 2 Fällen, die vorher eindeutig unterschätzt waren, befand sich ein T_3 respektive ein T_4-Tumor bei Zystektomie. Bei diesen Patienten wurde nicht nachgemessen, ob der Tumor sich verkleinert hat, da die Überlebenszeiten für partielle Remissionen sich im wesentlichen nicht von den Patienten unterscheiden, die No Change oder sogar Progressive Disease aufwiesen.

Bezüglich der Toxizität ist zu vermerken, daß 1 Patient 3 Wochen nach dem 3. Zyklus verstorben ist. Dieser Patient war Alkoholiker und Diabetiker und wurde im Delir in die Klinik eingeliefert und verstarb dort nach 2 Stunden. Bei der Autopsie wurde eine nicht erkannte bakterielle Endokarditis festgestellt.

Die sonstige Toxizität zeigt, daß 100% der Patienten an nausea vomiting gelitten haben, ebenfalls eine 100%ige Alopezie Grad III. An Mukositis Grad III litten 2 von 9 Patienten, eine Blutbilddepression Grad III kam bei 3 von 9 Patienten vor und eine Throbozytopenie Grad III bei 1 Patienten.

Die Dosis wurde nach dem Todesfall reduziert auf 110 mg/m^2 Epirubicin und 60 mg/m^2 Cisplatin. Die durchschnittliche Dosis, die gegeben wurde, beträgt für EPI 323 mg/m^2. Das entspricht ca. 110 mg/m^2 pro Zyklus sowie 203 mg/m^2 Cisplatin, was in etwa einer Dosis von 70 mg/m^2 pro Zyklus entspricht. In keinem Fall war eine Verzögerung des Zyklus notwendig.

Die Daten der 11 Patienten, die in Ulm mit metastasiertem Blasenkarzinom nach dem gleichen Schema in nicht reduzierter Dosis behandelt wurden, zeigten komplette Remissionen bei 2 von 8 Patienten sowie partielle Remissionen in 4 von 8 der Fälle. Hierbei ist jedoch zu bemerken, daß es sich um lokale Rezidive bzw. um metastasierte Karzinome mit multiplen Metastasen handelte. Ca. $^1/_3$ der Patienten hatte Knochenmetastasen.

Diese vorgelegten Daten zeigen, wenn auch anhand einer kleinen Fallzahl, daß das Konzept der Reduzierung der Anzahl der Substanzen zugunsten einer optimalen Dosierung aufgeht. Die gezeigten 2er Kombinationen sind im Vergleich zur 3er und 4er Kombination zumindest äquieffektiv, wenn nicht sogar – bei neoadjuvantem Einsatz – überlegen, und sie sind insbesondere bezüglich der Toxizität deutlich besser steuerbar.

Weitere Möglichkeiten zur Verbesserung der Therapie ergeben sich durch den Einsatz von Colony Stimulating Factors (G oder GM), die eine Reduktion der Toxizität des gewählten Schemas ermöglichen und gleichzeitig eine Erhöhung der Dosisintensität, sei es durch Verkürzung des Applikationsintervalles oder sei es durch Erhöhung der Einzelsubstanzen.

Hinweise dafür ergeben sich aus den Daten von Logothetis mit high dose MVAC, wobei hier die Dosis des Doxorubicins verdoppelt wurde und die Dosis von Methotrexat um 50% gesteigert wurde [6].

Mit diesem high dose MVAC konnte nach Logothetis nochmals in 50% der Fälle nach Versagen einer vorhergegangenen Chemotherapie – entweder MVAC konventionelle Dosis oder CISCA konventionelle Dosis – ein Response erzielt werden [6].

Die von Hryniuk 1986 gestellte Frage „Is more better?", die er sich damals insofern beantwortete, als er sagte, daß die von ihm gewählten Beispiele, die eine Überlegenheit der Hochdosistherapie zeigten, sehr toxisch sind, und daß, falls die Toxizität ohne Effektivitätsminderung gesenkt werden kann, es in der Tat möglich sei, daß mehr besser ist. Er kommt 1988 in einem Editorial in der gleichen Zeitschrift zu dem Schluß, daß „Mehr tatsächlich besser ist,, als er nachgewiesen hatte, daß Patientinnen mit Mammakarzinomen, die höherere Dosisintensitäten erhalten haben, nicht nur eine höhere Ansprechrate erzielten, sondern daß auch ihr Überleben verlängert wurde [12].

Die Chemotherapie des fortgeschrittenen Harnblasenkarzinoms hat im Vergleich zur Chemotherapie des Mammakarzinoms eine recht kurze Geschichte.

Somit stehen uns bislang vergleichsweise nur wenige Daten zur Verfügung. Trotzdem scheint es, daß für das Harnblasenkarzinom eine Dosis-/Wirkungsbeziehung eindeutig anzunehmen ist, und daß in 2er Kombination mit optimaler Dosisintensität der Einzelsubstanzen hohe komplette Remissionsraten erzielt werden können, insbesondere bei neoadjuvantem Einsatz. Insgesamt scheint es, daß der neoadjuvante Einsatz die Hochdosistherapie und die Steigerung der Dosisintensität mehr rechtfertigt als der Einsatz von hohen Dosen im metastasierten Stadium, da hier trotz Erreichen von kompletten Remissionen in der Regel nur eine Palliation erzielt wird. Bei neoadjuvantem Einsatz, d. h. bei lokal fortgeschrittenem Tumor ohne Nachweis von Fernmetastasen, ist die Chance einer Heilung in der Kombination zwischen Chemotherapie und Zystektomie eindeutig zu erhöhen.

Literatur

1. De Vita VT (1986) Dose response is alive and well. J Clin Oncol 4(8): 1157–1159
2. Dreicer R et al. (1989) Pilot study of perioperative MVAC for bladder cancers: An ECOG study. ASCO Abstract Nr 523
3. Fossa D Persönliche Mitteilung
4. Hryniuk W (1988) More is better. J Clin Oncol 6(9): 1365–1367
5. Hryniuk W, Bush H (1984) The importance of dose intensity in chemotherapy of metastatic breast cancer. J Clin Oncol 2(11): 1281–1288
6. Logothetis C et al. (1989) Escalated MVAC with recombinant human granulocytes macrophage stimulating factor for patients with advanced and chemotherapy refractory urothelial tumors: A phase I study. ASCO Abstract Nr. 514
7. Meissner DJ et al. (1989) Neo-adjuvant MVAC chemotherapy for locally advanced transitional cell cancer of the bladder. ASCO Abstract Nr. 532
8. O'Brien RN et al. (1977) Dose response evaluation of Adriamycin in human neoplacia. Cancer 39: 1940–1948
9. Splinter T et al. (1989) EORTC-GU Group Study 30851: A phase II study of upfront chemotherapy in patients with invasive bladder cancer. ASCO Abstract Nr. 541
10. Sternberg CN et al. (1989) Patterns of response: survival and relapse in advanced urothelial cancer following MVAC therapy. ASCO Abstract Nr. 501
11. Yagoda A (1987) Chemotherapy of urothelial tract tumors. Cancer 60: 574
12. Yagoda A (1989) The role of cisplatin-based chemotherapy in advanced urothelial tract cancer. Seminars in Oncology 16(4) [Suppl. 6]: 98–104

Epirubicin intravesikal

K. BURK [1], K. KURTH [2] und W. MERKLE [3]

Es wird hier über die gepoolten Daten von ca. 1000 Patienten mit oberflächlichen Harnblasenkarzinomen berichtet, die Epirubicin intravesikal erhalten haben.

Epirubicin wurde zunächst 806 Patienten rezidivprophylaktisch verabreicht, weitere 207 Patienten erhielten Epirubicin zu therapeutischen Zwecken. Bei 23 Patienten wurden pharmakokinetische Untersuchungen durchgeführt. Die Dosis schwankte zwischen 30 mg (44 Patienten) und 80 mg (78 Patienten), jeweils aufgelöst in 50 ml Kochsalz. Die meisten Patienten erhielten 50 mg Epirubicin, aufgelöst in 50 oder 30 ml Kochsalz. Dies bedeutet, daß die Konzentration zwischen 0,6 und 1,6 mg/ml schwankte.

Präklinische Studien an Beagle-Hunden zeigten, daß Epirubicin, gelöst in 20 ml Kochsalz, systemisch praktisch nicht aufgenommen wurde. Die Gewebskonzentration war nach 6 Stunden in der Blasenmukosa mit 1216 > μg/g am höchsten und lag damit knapp 5mal höher als in der Muskulatur und 160mal höher als in den Lokallymphknoten.

Auch beim Menschen konnten keine relevanten Plasmaspiegel festgestellt werden. Die Konzentrationen lagen unterhalb der Nachweisgrenze von 0,3 ng/ml.

22 Patienten mit Carcinomata in situ wurden bislang behandelt. Diese Patienten erhielten 8 Instillationen Epirubicin in wöchentlichen Abständen; die Konzentration schwankte ebenfalls zwischen 0,6 und 1,6 mg/ml.

16 der 22 Patienten erzielten eine komplette Remission mit einer medianen Dauer von über 21 Monaten (3+ bis 43+). Bei einer Konzentration von 0,6 mg Epirubicin pro ml Kochsalz kam es bei 2 von 7 Patienten zu einer kompletten Remission. Die komplette Remissionsrate stieg bei einer Konzentration von 1:1 von 3 auf 5 an und erreichte schließlich bei 7 von 10 Patienten ihr Maximum bei einer Konzentration von 1,6:1.

[1] Abteilung Medizin/Onkologie, Farmitalia Carlo Erba GmbH, Merzhauser Str. 112, D-7800 Freiburg.

[2] Abteilung Urologie, G4, Academisch Medisch Centrum, Meibergdreef 9, NL-1105 AZ Amsterdam.

[3] Urologische Abteilung, St.-Josefs-Hospital, Kurfürstenstr. 69, D-4150 Krefeld 11

Ein Behandlungsversagen bei Patienten, die mit der niedrigen Konzentration behandelt wurden, konnte in eine komplette Remission umgewandelt werden, wenn die Konzentration erhöht wurde.

Diese Daten werden unterstützt durch Ergebnisse aus England. Es wurden Patienten mit Residualtumoren T_A und T_1 behandelt. Die Behandlungsdauer betrug ebenfalls 8 Wochen mit wöchentlichen Epirubicin-Instillationen, entweder 30 mg oder 50 mg. Die Remissionsrate betrug 67% bei 30 mg und einer Konzentration von 0,6:1 respektive 64% bei 50 mg, aufgelöst in 50 ml.

Eine weitere Studie zur Chemoresektion von T_A/T_1-Tumoren, durchgeführt von Bono, zeigte eine komplette Remissionsrate von 49%, wobei Primärtumoren in 65% der Fälle aufgrund der Behandlung verschwanden.

Rezidive bei Primärtumoren traten in 23% der Fälle auf, bei Patienten mit schon bekannten Rezidiven jedoch in 46% der Fälle. Zur Progression kam es nur bei Rezidivtumoren – hier in insgesamt 4% der Fälle.

Der rezidivprophylaktische Wert von Epirubicin wurde in einer deutschen Studie, durchgeführt von Herrn Merkle/Uerdingen, untersucht. Die Patienten erhielten entweder

- 6 Instillationen BCG connaught 120 mg pro Instillation im Abstand von 1 Woche oder
- 30 mg Epirubicin gelöst in 20 ml Kochsalz – 12 Instillationen oder
- Epirubicin 30 mg gelöst in 20 ml Kochsalz – 17 Instillationen über 1 Jahr.

In die Studie wurden nur sog. „high risk"-Patienten mit T_A/G_3-Tumoren, T_1-Tumoren oder Carcinomata in situ aufgenommen. Derzeit werden 91 Patienten beobachtet. Das mediane follow up beträgt 14 Monate.

Trotz Randomisation und Stratifikation nach T_A/T_1 und Carcinomata in situ kam es zu einem Ungleichgewicht bezüglich der T_1/G_3-Tumoren, die in der Gruppe C „Epirubicin 17 Instillationen" mit 26% fast 3mal so hoch vertreten sind wie in der Gruppe A mit BCG. Hier beträgt die Inzidenz nur 9%. Trotz dieses bias kam es bislang zu keinem signifikanten Unterschied in der Rezidivhäufigkeit. Die Rezidivrate beträgt für BCG 33%, für Epirubicin 12 Instillationen, 33%, und für Epirubicin 17 Instillationen, 45%, wohl beeinflußt durch die höhere Rate an T_1/G_3-Karzinomen. Ein Down-Staging im Rezidiv fand bei den meisten Fällen statt. Eine Progression konnte im BCG-Arm in 2 von 30 Fällen und in beiden Epirubicin-Armen in 4 von 60 Fällen nachgewiesen werden. Hierbei ist auffallend, daß die Progression nur im Arm C mit dem hohen Anteil von T_1/G_3-Tumoren nachweisbar war.

Bezüglich der Effektivität besteht somit kein Unterschied zwischen BCG und Epirubicin, wobei auch innerhalb der Epirubicin-Daten offensichtlich kein Unterschied zwischen 12 und 17 Instillationen nachzuweisen ist. Dies bedeutet, daß eine Behandlungsdauer von ½ Jahr offensichtlich ausreichend ist.

Bezüglich der Nebenwirkungen zeigen sich jedoch gravierende Unterschiede. Die Chemozystitis trat im BCG-Arm in 17% der Fälle auf, im Epirubicin-Arm jedoch nur in 9% der Fälle. Fieber über 39 °C hatten 30% der Patienten mit BCG, jedoch keiner der Patienten mit Epirubicin. Ein frühzeitiger

Abbruch der Therapie war im BCG-Arm in 22% der Fälle erforderlich, im Epirubicin-Arm jedoch nur in 7% der Fälle.

Zusammenfassend läßt sich sagen, daß

1. die Behandlung des oberflächlichen Harnblasenkarzinoms mit Epirubicin bezüglich der Therapie sowie in der Rezidivprophylaxe effektiv und deutlich weniger toxisch ist als BCG,
2. eine Dosis von 30 mg – aufgelöst in 20 ml Kochsalz – offenbar ausreichend ist und die Konzentration offensichtlich die entscheidende Rolle bei der Wirksamkeit spielt.
3. Man kann davon ausgehen daß 12 Instillationen äquieffektiv im Vergleich zu 17 Instillationen sind. Somit reicht eine Behandlungsdauer von $^1/_2$ Jahr offensichtlich aus.

Erfahrungen mit der integrierten Radiochemotherapie beim lokal fortgeschrittenen Harnblasenkarzinom

L. Rohrmoser [1], B. Ulshöfer [1], H. Kuhl [1], A. Peemöller [1] und H. Proske [2]

Bei der Behandlung des muskelinvasiven Harnblasenkarzinoms ist sicher die radikale Zystoprostatektomie die Methode der Wahl. Dieser Eingriff verliert aber beim wandüberschreitenden Tumorwachstum sowie beim Befall regionärer Lymphknoten seinen kurativen Anspruch, der Nutzen einer Zystektomie ist dann fragwürdig. Wir haben deshalb nach besseren Behandlungsmöglichkeiten beim lokal fortgeschrittenen Harnblasenkarzinom als Alternative oder Ergänzung zur Zystektomie gesucht, sei es wie erwähnt bei anzunehmender tumorbedingter Inoperabilität, sei es bei allgemein internistischer Inoperabilität der vorwiegend älteren Patienten. Gelegentlich wird auch der verstümmelnde Eingriff einer Zystektomie mit der Notwendigkeit der Harnableitung abgelehnt. Eine andere Problemgruppe bilden die jüngeren der klinisch inoperablen Patienten, bei denen man ein Downstaging erreichen will, um dann doch noch die Zystektomie durchführen zu können. Zum anderen ergibt sich nach einer in kurativer Absicht erfolgten Zystektomie gelegentlich die Notwendigkeit der Behandlung eines Residualtumors bzw. eines lokalen Rezidivs.

Bisher hatten wir in diesen oben erwähnten Fällen eine alleinige Strahlentherapie vorgenommen, waren jedoch, wie viele andere auch, mit den Ergebnissen unzufrieden. Nach entsprechenden Veröffentlichungen von Jakse [1] entschieden wir uns deshalb, anstelle einer Polychemotherapie (z. B. M-VAC-Schema [2]) in Erwartung geringerer Nebenwirkungen für die integrierte, hyperfraktionierte und akzelerierte Radiochemotherapie. Wir gaben 70 mg Cisplatin/m^2 Körperoberfläche in der 1. und 4. Woche. Gegenüber dem Originalschema wurde Adriamycin durch 4-Epirubicin ersetzt, bei gleichzeitiger Dosissteigerung von 10 auf 20 mg/m^2 KO in den Wochen 1–4. Synchron dazu erhielten die Patienten an 3 aufeinander folgenden Tagen eine Photonenbestrahlung von jeweils 2 Einzeldosen à 1,6 Gy im Abstand von 6 Stunden, entsprechend 40 Gy über 4 Wochen. In einem vierwöchigen Intervall fand ein Zwischenstaging mit bildgebenden Untersuchungen (CT, Ultraschall) und Quadrantenbiopsie statt. War ein Ansprechen des Tumors festzustellen, erfolgte die Weiterbehandlung

[1] Urologische Klinik und Poliklinik der Philipps-Universität, Baldinger Str., D-3550 Marburg/Lahn.

[2] Abteilung für Strahlentherapie am Klinikum der Philipps-Universität, D-3550 Marburg/Lahn.

Tabelle 1. Behandlungsschema

Woche 1, 4, 5	– Tag 1:	Cisplatin	70 mg/m^2 KO
Woche 1–6	– Tag 2:	Epirubicin	20 mg/m^2 KO,
Woche 1–6	– Tage 2–4:	Radiatio	2 × 1,6 Gy

Nach der 4. Woche folgt eine vierwöchige Behandlungspause mit Zwischenstaging. Bei Ansprechen der Therapie werden die Behandlungswochen 5 und 6 angeschlossen.

über 2 Wochen nach dem gleichen Schema mit Aufsättigung der Strahlendosis auf 60 Gy (Tabelle 1).

Voraussetzung, um einen Patienten diesem Schema zu unterziehen, war ein Karnofsky-Index über 50%. Neben den allgemein üblichen Bedingungen für eine Chemotherapie (u. a. normales Blutbild, keine dekompensierte Herzinsuffizienz) mußte die Kreatinin-Clearance mindestens 50 ml/min. betragen, außerdem sollte der Urin keimfrei sein. Eine eventuell vorliegende renale Abflußbehinderung wurde vorher beseitigt.

Wir behandelten auf diese Weise von 1987 bis 1989 insgesamt 16 Patienten, davon 11 palliativ anstatt einer Zystektomie. Dabei lag klinisch jeweils ein Stadium T_3 bzw. T_4 vor, bei 5 dieser Patienten waren Lymphknotenmetastasen gesichert oder anzunehmen. Das Durchschnittsalter betrug 69 Jahre. Im klinischen Stadium T_4 wurden 3 Patienten neoadjuvant vor der geplanten Zystektomie behandelt, 2 weitere Patienten erhielten die Therapie nach erfolgter Zystektomie, einmal im Stadium pT_{3b}, ein weiteres Mal nach Auftreten eines lokalen Tumorrezidivs.

Ergebnisse

Von den palliativ behandelten 11 Patienten leben zur Zeit 6 in kompletter Remission (CR) seit durchschnittlich 15,5 Monaten. Ein Patient ist an einem Zweittumor verstorben, die Obduktion zeigte eine tumorfreie Blase. Im Tumorprogreß verstarben 4 Patienten nach durchschnittlich 8,5 Monaten. Hier muß aber einschränkend gesagt werden, daß die Einstufung CR nach klinischen Parametern, bildgebenden Untersuchungsverfahren und der Urinzytologie wohl keine absolut sichere Aussage über eine tatsächliche Tumorfreiheit geben kann. Von den neoadjuvant behandelten 3 Patienten lebt einer tumorfrei (NED) seit 14 Monaten, 2 andere verstarben im Tumorprogreß nach 7 bzw. 13 Monaten. Bei Therapie nach Zystektomie lebt derjenige im Stadium pT_{3b} tumorfrei seit 23 Monaten. Eine Patientin mit lokalem Rezidiv verstarb im Tumorprogreß nach 8 Monaten.

An Nebenwirkungen trat bei allen 16 Patienten eine mehr oder weniger ausgeprägte Übelkeit nach der Gabe von Cisplatin auf. Trotz entsprechender antiemetischer Medikation mußte bei 2 Patienten die Gabe von Cisplatin nach einer Dosis ausgesetzt werden. Alle unsere Patienten entwickelten eine vorübergehende Alopezie. Bei 3 Patienten trat ein Lymphödem der Haut im Bestrahlungsgebiet auf. Zu den schwerwiegenderen Nebenwirkungen sind 4

Fälle von Strahlenproktitis zu zählen. Einer dieser Patienten entwickelte einen ausgedehnten periproktitischen Abszeß, der chirurgisch therapiert werden mußte und zum Behandlungsabbruch führte. Bei einem anderen Patienten kam es nach einem Intervall von einem Jahr zu einer Strahlenproktitis und -kolitis mit rezidivierenden transanalen Blutungen bis nahe an den Kreislaufschock. Auf Wunsch der Patienten ergaben sich in 3 weiteren Fällen außergewöhnliche Behandlungspausen. Abgesehen von dem genannten periproktitischen Abszeß traten keine septischen Komplikationen auf, ebenso keine wesentlichen zystitischen Beschwerden (Tabelle 2).

Tabelle 2. Nebenwirkungen der Radiochemotherapie (n = 16)

Obligat:	Übelkeit (2 × Absetzen von Cisplatin) Alopezie (reversibel)
3 × Lymphödem der Haut im Bestrahlungsgebiet	
4 × Strahlenproktitis (1 × Abszeß, 1 × mit Kolitis)	
3 × Behandlungspausen auf Wunsch der Patienten	
Keine septischen Komplikationen Keine wesentlichen zystitischen Beschwerden	

Schlußfolgerung

Bei Patienten, die nicht für eine Zystektomie infrage kommen ergibt sich in über 50% eine längerfristige Tumorremission, die in unserem Krankengut bisher 30 Monate erreicht. Bezüglich des neoadjuvanten Therapieansatzes oder der Behandlung nach Zystektomie lassen sich mit unseren Fällen noch keine Aussagen treffen, es erscheint aber nur in Einzelfällen möglich, ein Downstaging zu erreichen, das sich günstig auf die Gesamtprognose auswirkt. Die relativ lange Zeitspanne bis zur Zystektomie beinhaltet die Gefahr der zwischenzeitlichen Fernmetastasierung.

Nach unseren vorläufigen Erfahrungen mit 16 Patienten verbessert die Radiochemotherapie die Ergebnisse der alleinigen Radiatio, wobei die Nebenwirkungen geringer zu sein scheinen als bei der Polychemotherapie. Wegen des Risikos schwerer strahlenbedingter Nebenwirkungen auf den Darm empfehlen wir aber eine Reduzierung der Strahlendosis pro Sitzung von 1,6 auf 1,3 Gy bei entsprechender Verlängerung des Gesamtschemas.

Literatur

1. Jakse G, Rauschmeier H, Fritsch E, Frommhold H, Marberger H (1986) Die integrierte Radiotherapie des lokal fortgeschrittenen Harnblasenkarzinoms. Akt Urol 17:68–73
2. Sternberg CN, Yagoda A, Scher HI, Watson RC, Ahmed T, Weiselberg LR, Geller N, Hollander PS, Herr HW, Sogani PC, Morse MJ, Whitmore WF (1985) Preliminary results of M-VAC for transitional cell carcinoma of urothelium. J Urol 133:403–407

Therapieergebnisse der radikalen Zystektomie mit und ohne adjuvante oder induktive M-VAC-Behandlung

M. Stöckle, H. Riedmiller und R. Hohenfellner

Einleitung

Die Entfernung der Harnblase mit gleichzeitiger Anlage einer Harnableitung galt bis vor wenigen Jahren als eine der riskantesten Operationen. Die operative und postoperative Mortalität des Eingriffs lag auch in größeren Zentren vor 20 Jahren noch bei etwa 20%. Das hohe Operationsrisiko führte dazu, daß die Indikation zur Zystektomie in der Regel erst bei weit fortgeschrittenen Tumorstadien gestellt wurde. Dadurch wurden die Operationen technisch noch schwieriger und die Langzeitergebnisse in der Regel schlecht. Zudem führten die Spätkomplikationen der Harnableitung sowie die technischen Versorgungsprobleme häufig zu einer erheblichen Einschränkung der Lebensqualität bei den betroffenen Patienten. Aufgrund all dieser Faktoren erschien vielen das Verhältnis von Nutzen und Risiko der radikalen Zystektomie so ungünstig, daß sie auf der Suche nach therapeutischen Alternativen der Radiotherapie den Vorzug gaben.

Obwohl die Radiotherapie vielerorts noch Therapie der ersten Wahl bei der Behandlung des Blasenkarzinoms geblieben ist, kann als unbestritten gelten, daß die definitive Heilungschance bei der Zystektomie eindeutig besser ist. Die Verbesserungen der Operationstechnik, der postoperativen Nachbetreuung sowie die zunehmende Tendenz, diesen Eingriff an Zentren mit entsprechender Erfahrung durchführen zu lassen, haben in den letzten Jahren dazu geführt, daß die Operationssterblichkeit der radikalen Zystektomie gegen Null tendiert (Abb. 1). Darüber hinaus haben die verschiedenartigen modernen Formen der inkontinenten oder kontinenten Harnableitung oder des totalen Blasenersatzes, aber auch die Ureterosigmoidostomie viel dazu beigetragen, der radikalen Zystektomie ihren früheren verstümmelnden und sozial stigmatisierenden Charakter zu nehmen.

Daher ist im Laufe der letzten Jahre die kurative Intention bei der Indikationsstellung zur radikalen Zystektomie in den Vordergrund getreten und hat die in den früheren Jahren häufig vorherrschende palliative Zielsetzung weitgehend verdrängt. Prognosekriterien des Blasenkarzinoms gewinnen deshalb an klinischer Relevanz. Neben einer Abschätzung der Heilungschance gestat-

Urologische Klinik und Poliklinik der Johannes Gutenberg-Universität,
Langenbeckstraße 1, D-6500 Mainz.

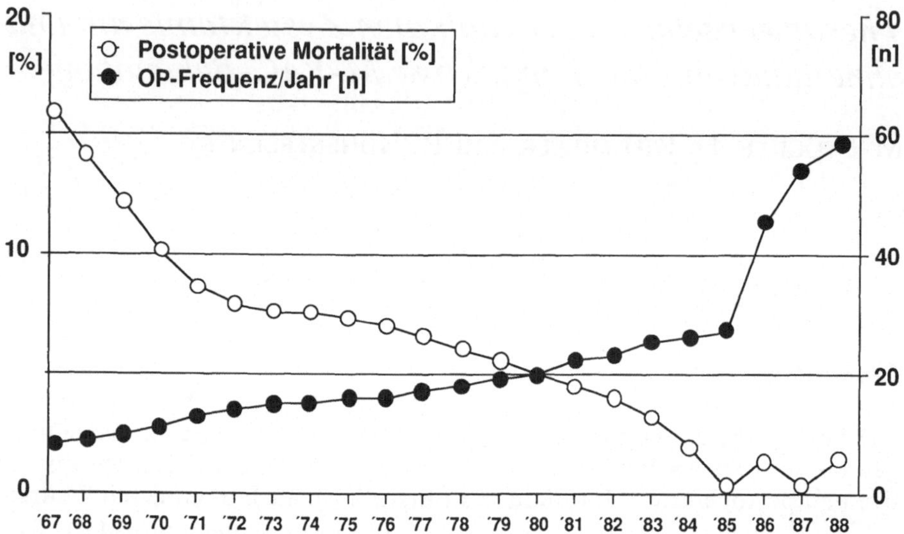

Abb. 1. Operationsfrequenz und postoperative Mortalität (innerhalb der ersten drei postoperativen Monate) der radikalen Zystektomie an der Urologischen Klinik der Universität Mainz von 1967–1988 (n = 403)

ten solche Prognosekriterien auch, den optimalen Zeitpunkt zur radikalen Zystektomie zu definieren und diejenige Patientengruppe einzugrenzen, die von einer zusätzlichen Behandlung profitieren könnte.

Das oberflächlich invasive Blasenkarzinom (pT_1) – eine Indikation zur radikalen Zystektomie?

Das Tumorstadium pT_1 galt bislang ebenso wie der nicht invasive Tumor (pTa) als Domäne der transurethralen Resektion. Die Langzeitheilungsrate der oberflächlich invasiven Tumoren nach transurethraler Resektion liegt aber zumindest bei entdifferenzierten Tumoren nur zwischen 40% und 60% [1, 6, 8, 10]. Es gilt daher heute als unbestritten, daß ein nicht unerheblicher Teil der pT_1-Tumoren mit einer alleinigen transurethralen Resektion inadäquat behandelt ist. Die schlechte Prognose des oberflächlich-invasiven Blasenkarzinoms, insbesondere durch die frühzeitige Neigung dieser Tumoren zur lymphogenen Ausbreitung bedingt, wird auch durch eine topische chemotherapeutische Rezidivprophylaxe nicht verändert. Nach unserer Erfahrung und gemäß der Literatur findet man beim pT_1-Karzinom bereits in 5–10% der Fälle Lymphknotenmetastasen [11, 17]. Die Rate der noch nicht nachweisbaren mikroskopischen lymphogenen Aussaat dürfte weitaus höher liegen und für die schlechten Therapieergebnisse der transurethralen Resektion solcher Tumoren verantwortlich sein.

Inwieweit sich ein fehlgeschlagener transurethraler Therapieversuch des pT_1-Karzinoms auf die Prognose einer späteren Zystektomie auswirkt, wurde 1987 retrospektiv an einer Serie von 246 Zystektomiepatienten untersucht [13]. Dabei zeigte es sich, daß jene Patienten (n = 61), die in ihrer Vorgeschichte transurethrale Resektionen mit kurativer Zielsetzung beim invasiven Karzinom hatten (späte Zystektomie), eine um etwa 30% schlechtere Heilungschance hatten als jene, die bereits nach dem ersten Nachweis eines invasiven Karzinoms zur Zystektomie kamen (n = 159, frühe Zystektomie). Bei 26 Patienten, die erst nach dem Versagen einer definitiv geplanten Radiotherapie zur Zystektomie kamen (Salvage-Zystektomie) fand sich die schlechteste Prognose mit einer 5-Jahres-Überlebensrate von nur etwa 10%. Die unterschiedliche Prognose zwischen den spät und den früh zystektomierten Patienten ließ sich auch dann noch nachweisen, wenn diese Patienten bezüglich des endgültigen pT-Stadiums im Zystektomiepräparat stratifiziert wurden (Abb. 2). Innerhalb der Gruppe der spät zystektomierten Patienten erwies es sich als prognostisch unerheblich, ob der ursprünglich transurethrale resezierte Tumor nur die Submukosa (n = 39) oder auch schon die Muskularis (n = 22) infiltriert hatte. Diese Ergebnisse zeigen in Übereinstimmung mit der Literatur [1, 6, 8, 10], daß die alleinige transurethrale Resektion beim oberflächlich invasiven Blasenkarzinom, zumindest in entdifferenzierten Fällen, nicht als zuverlässig kurative Therapie angesehen werden kann. Die frühe Zystektomie bietet solchen Patienten eine ausgezeichnete Langzeitheilungschance und sollte ihnen daher im Falle eines vertretbaren Operationsrisikos und einer guten biologischen Lebenserwartung angeboten werden.

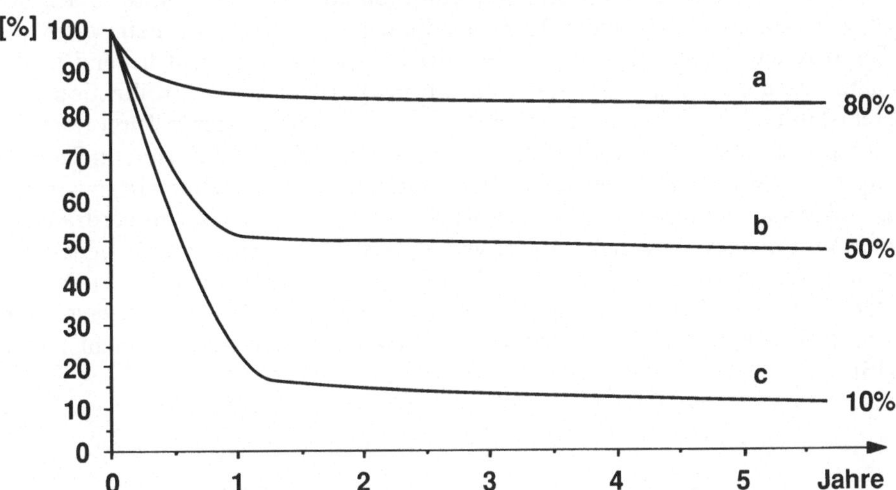

Abb. 2a–c. Kaplan-Meier-Überlebenskurven nach radikaler Zystektomie beim Tumorstadium pT_2 in Abhängigkeit vom Operationszeitpunkt. **a** Zystektomie nach dem Erstnachweis eines invasiven Karzinoms (früh, n = 37). **b** Zystektomie nach Rezidiv eines transurethralen resezierten T_1/T_2-Karzinoms (spät, n = 16). **c** Zystektomie nach fehlgeschlagener Radiotherapie (Salvage, n = 9)

Die adjuvante, systematische Polychemotherapie nach transurethraler Resektion oberflächlich invasiver Tumoren, wie von Rübben [10] vorgeschlagen, ist eine derzeit noch in der Erprobung befindliche Behandlungsalternative zur frühzeitigen Zystektomie. Aufgrund der heute vorliegenden Daten darf man der Chemotherapie die Fähigkeit zur Abtötung zurückgelassener invasiver Tumorzellen oder bereits vorhandener Mikrometastasen zutrauen, definitive Zahlen zur diesbezüglichen Wirksamkeit liegen jedoch noch nicht vor. Andererseits bleibt aber abzuwarten, wie vielen der derart behandelten Patienten die Blase langfristig wirklich erhalten werden kann, da die Chemotherapie nicht vor der Entstehung neuer Tumoren schützt.

Ein weiteres, außerordentlich wichtiges Problem, das sich häufig einer adäquaten Therapieentscheidung bei Patienten mit oberflächlichen oder oberflächlich invasiven Tumoren in den Weg stellt, sind die unterschiedlichen Kriterien, nach denen Pathologen zwischen diesen beiden Tumoren unterscheiden. Vergleicht man verschiedene Arbeiten über diese zumeist unter dem Oberbegriff des oberflächlichen Blasentumors subsumierten Geschwülste, so fällt auf, daß einige Autoren nur 25%, andere hingegen z.T. über 90% pT_1-Tumoren finden [3, 6, 7, 10]. In den Serien, wo fast jeder Patient dem Tumorstadium pT_1 zugeordnet wird [3], wäre fraglos ein Großteil der Patienten überbehandelt, wollte man jeden derartigen Tumor wie ein invasives Karzinom therapieren. Ursache dieser diskrepanten Befunde ist zum einen die schlechte intra- und interindividuelle Reproduzierbarkeit des Stagings und Gradings von TUR-Material [9], zum anderen aber auch das unterschiedliche Infiltrationsverhalten des Blasenkarzinoms [2, 5, 17], welches dem Pathologen mangels klar festgelegter Richtlinien einen breiten Ermessensspielraum bei der Abgrenzung zwischen pT_A- und pT_1-Tumoren läßt. Für unser Empfinden hat es sich bewährt, von einem Tumorstadium pT_1 nur zu sprechen, wenn die Tumorzellen die Basalmembran zerstört haben und verstreut liegend in die Submucosa einsickern (diffuser Infiltrationstyp). Bei diesem Infiltrationsmuster ist mit einem hohen Risiko lymphogener oder hämatogener Tumoraussaat zu rechnen. Der solide Infiltrationstyp hingegen wächst in Form von Tumorzapfen in die Tiefe vor, die gleichsam eine tumoreigene Basalmembran vor sich herschieben. Bei diesem Tumortyp ist die Abgrenzung zwischen verdrängendem und invasivem Wachstum schwierig, das Risiko einer lymphogenen Tumoraussaat darüber hinaus wesentlich geringer. Bei diesem Infiltrationsmuster sollte man für unser Empfinden den Begriff der Infiltration erst dann benutzen, wenn die Tumorzapfen die Muskulatur der Blase erreicht haben [13].

Prognostische Relevanz der Tumorbiologie

Gebräuchlichster Parameter zur Festlegung der Tumorbiologie ist das histologische Grading. Das Grading besitzt jedoch mehrere methodische Schwachpunkte, die seine Aussagekraft stark einschränken:

1. Die Zuordnung zu einem bestimmten histologischen Malignitätsgrad unterliegt der subjektiven Einschätzung des Pathologen und ist daher sowohl intra- wie interviduell nur schlecht reproduzierbar [9].
2. Das histologische Grading unterscheidet nur drei unterschiedliche Malignitätsgrade des Urothelkarzinoms, obwohl klinisch der Eindruck besteht, daß das Spektrum unterschiedlich agressiver Tumoren wesentlich breiter angelegt ist. Berücksichtigt man nur das invasive Blasenkarzinom, so engt sich das Spektrum des histologischen Grading sogar auf die Grade II und III ein, die sich bezüglich der Langzeitprognose nicht signifikant voneinander unterscheiden [4].

Eine subtilere und darüber hinaus eindeutig reproduzierbare Charakterisierung der Tumorbiologie erlaubte die DNS-Zytometrie unter Verwendung eines automatisierten Bildanalysesystems [16]. Mit dieser Methode war zum einen eine breitere Palette unterschiedlicher Tumoren voneinander unterscheidbar, die sich zum anderen auch in ihrer Prognose wesentlich deutlicher voneinander unterschieden (Abb. 3). Die DNS-Zytometrie erlaubt daher im Falle oberflächlicher Tumoren die eindeutige Abgrenzung solcher Geschwülste, bei denen im Falle eines Tumorrezidivs mit einem Tumorprogress zu rechnen ist, und die daher besonderer Aufmerksamkeit bedürfen. Da die Methode auch an urinzytologischen Ausstrichpräparaten durchführbar ist, besteht die Möglichkeit eines Monitoring bei aneuploiden Karzinomata in situ während einer Instillationstherapie. Ob die Methode auch beim lokal fortgeschrittenen Karzinom eine differenziertere Behandlung des einzelnen Patienten gestattet, muß in weiteren Studien überprüft werden.

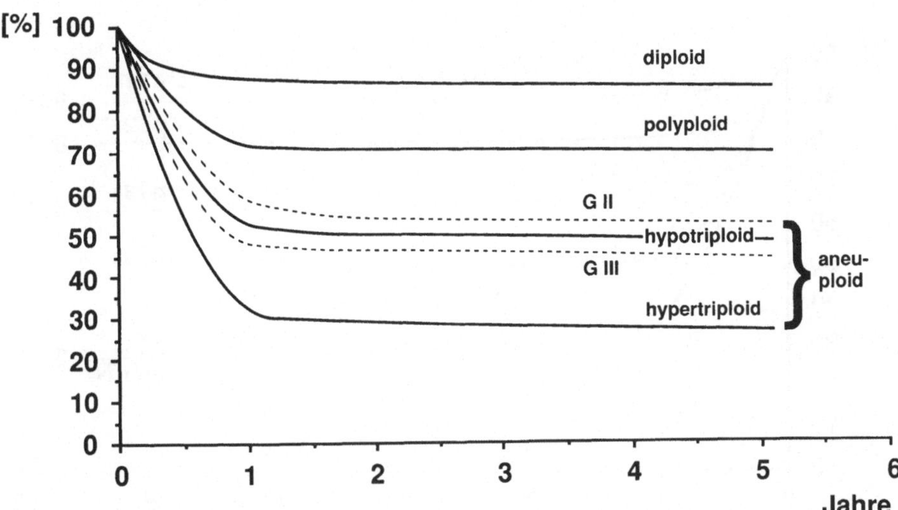

Abb. 3. Kaplan-Meier-Überlebenskurven nach radikaler Zystektomie in Abhängigkeit vom Ploidiegrad und vom histologischen Differenzierungsgrad der Tumoren (Multivarianzanalyse unter der Annahme eines konstanten Tumorstadiums pT_3 N0 und früher Zystektomie)

Prognostische Relevanz des Tumorstadiums

Bei früher Zystektomie liegt die 5-Jahres-Überlebenschance der Patienten mit einem pT_1-Karzinom um 90%. Die 5-Jahres-Überlebensrate nimmt mit fortschreitendem Tumorstadium schrittweise bis auf etwa 30% bei den Stadien pT_{4a}, pN_1 und pN_2 ab (Abb. 4). Nimmt man auch die später zystektomierten Patienten hinzu, liegen die Gesamtergebnisse etwa 10% schlechter. Daß auch bei lymphogener Metastasierung noch eine definitive Heilung bei einem begrenzten Teil der Patienten möglich ist, ist an unserem Patientengut erstmals 1986 aufgefallen [14]. Die früher übliche Praxis, eine geplante Zystektomie beim Nachweis von Lymphknotenmetastasen abzubrechen, wurde seither an unserer Klinik aufgegeben. Seither zeichnet sich auch prospektiv eine Heilungschance dieser Patienten ab, die eher noch über 30% liegt.

Bei den Patienten mit den Tumorstadien pT_{3b}, pT_{4a} und/oder pN_1 und pN_2, voraussichtliche Heilungsrate auf der Basis der bisher erzielten Ergebnisse etwa 40%, wird seit 1987 im Rahmen eines prospektiv-randomisierten Protokolls überprüft, ob sich die Heilungschance der Patienten durch die adjuvante Verabreichung von 3 Zyklen M-VAC [12] nach der Zystektomie verbessern läßt. In diese Studie sind bisher an unserer Klinik 33 Patienten eingegangen, von denen die Hälfte die 3 Zyklen Chemotherapie erhalten hat. Fallzahl und Nachbeobachtungszeit reichen für eine Aussage zur Effizienz von M-VAC noch nicht aus. Unsere Erfahrungen widerlegen jedoch die häufig geäußerte Ansicht, eine Polychemotherapie nach stattgehabter Zystektomie sei nicht praktikabel, weil sich die Patienten in einem psychisch und physisch zu schlechten Zustand befänden. Die Ergebnisse dieser Studie scheinen aber auch prospektiv unsere früheren retrospektiven Ergebnisse zu bestätigen, daß mit

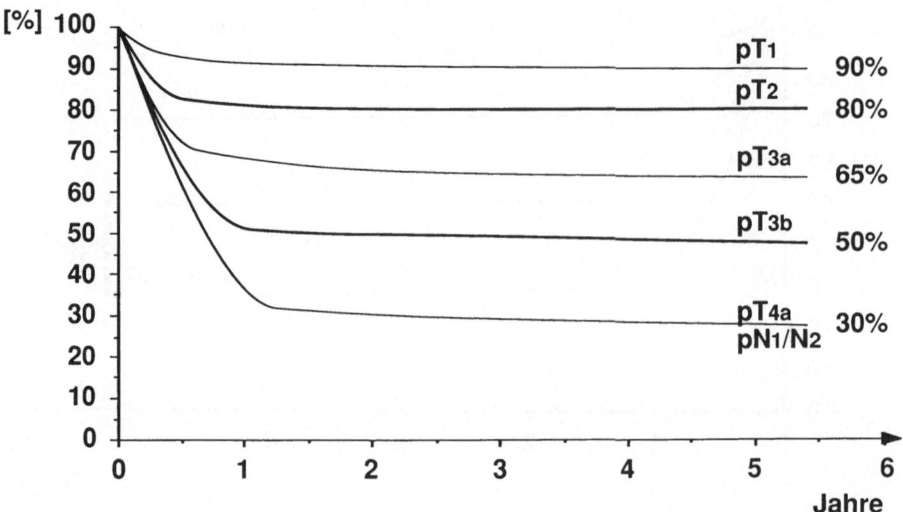

Abb. 4. Kaplan-Meier-Überlebenskurven in Abhängigkeit vom definitiven Tumorstadium (bei früher Zystektomie)

der radikalen Zystektomie auch ein Teil der lymphogen metastasierten Blasenkarzinome geheilt werden kann.

Chemotherapeutische Vorbehandlung und anschließende Chirurgie bei primär inoperablem Blasenkarzinom

Insgesamt 14 Patienten mit primär inoperablem Blasenkarzinom wurden mit vier (n = 3) bzw. drei (n = 11) Zyklen M-VAC [12] vorbehandelt. 12 dieser 14 Patienten hatten vor Einleitung der Therapie eine tumorbedingte Obstruktion des oberen Harntraktes, 11 von ihnen wurden vor der Chemotherapie mit einer perkutanen Nephrostomie entlastet. Von diesen hatten wiederum sechs sogar eine beidseitige Nephrostomie.

Sieben der 14 Patienten erreichten eine partielle klinische Remission und konnten anschließend radikal zystektomiert werden. Die verbleibenden 7 erreichten eine komplette klinische Remission, 5 von ihnen konnten radikal zystektomiert werden. Die beiden verbleibenden Patienten erwiesen sich trotz fehlendem histologischem Nachweis von Resttumor aufgrund eines vollständig narbig ausgemauerten kleinen Beckens, eines sog. „frozen pelvis", als inoperabel.

Von den 5 Patienten, die nach einer kompletten klinischen Remission zystektomiert werden konnten, erwies sich keiner als vollständig tumorfrei. Zwei hatten nicht invasive Tumorreste, einer davon allerdings in den Prostatagängen. Ein Patient hatte einen oberflächlich invasiven Tumor. Die beiden verbleibenden hatten mikroskopische Tumorreste in den tiefen Muskelschichten sowie in den Lymphbahnen bei vollständig unauffälliger Blasenschleimhaut. Einer hatte zusätzlich auch eine obturatorische Lymphknotenmetastase.

Im Langzeitverlauf sind diese 5 Patienten, die eine komplette klinische Remission erreicht hatten, jedoch sämtlich tumorfrei am Leben bei einer Nachbeobachtungszeit zwischen 6 und 38 Monaten.

Der Nachweis vitalen Tumorgewebes in allen Zystektomiepräparaten trotz vorangegangener kompletter klinischer Remission deutet an, daß M-VAC in Fällen fortgeschrittener Blasenkarzinome auch bei günstigem Ansprechen des Tumors eher eine Ergänzung als eine Alternative zur Radikaloperation darstellt. Dieser Eindruck wird verstärkt durch die beiden Patienten, die trotz einer kompletten klinischen Remission ohne bioptischen Nachweis von Resttumorgewebe schlußendlich doch nicht zystektomiert werden konnten: Beide erlitten innerhalb weniger Monate nach der frustranen Operation einen lokalen Tumorprogress und sind relativ kurzfristig daran verstorben. Nach operativer Ausräumung der in der Regel noch vorhandenen Tumorreste nach kompletter klinischer Remission („surgical complete remission"), scheinen diese Tumoren aber eine gute Prognose zu haben.

Im Gegensatz dazu ist die Langzeitprognose der Patienten, bei denen nur eine partielle klinische Remission erreicht werden konnte, relativ ungünstig: Obwohl die Tumoren überwiegend in eindrucksvoller Weise ansprachen, z. T. auf 25% des Ausgangsvolumens, z. T. sogar bis auf ein Carcinoma in situ zurückgingen, hat bislang lediglich 1 Patient aus dieser Gruppe bei einer Nachbeobachtungszeit von 28 Monaten tumorfrei überlebt. Die übrigen 6 Patienten sind längstens 15 Monate nach der Radikaloperation tumorbedingt verstorben.

Die Unterschiede im Ansprechverhalten der einzelnen Blasenkarzinome auf die Polychemotherapie sind offensichtlich sehr maßgeblich für die Prognose des einzelnen Patienten. Charakteristika der Tumorbiologie, beispielsweise die oben erwähnten unterschiedlichen DNS-Histogrammtypen [16], könnten künftig überragende klinische Bedeutung gewinnen, falls sie geeignet wären, das Ansprechverhalten des einzelnen Blasentumors auf die Chemotherapie vorauszusagen.

Literatur

1. Bandhauer K, Nemeth Th (1983) Die prognostische Relevanz des primären Differenzierungsgrades und des Erythrozyten-Adhärenz-Testes (SRCA) bei oberflächlichen Blasenkarzinomen. Akt Urol 14:119
2. Heney NM, Proppe K, Prout GR, Griffin PP, Shipley WU (1983) Invasive bladder cancer: Tumour configuration, lymphatic invasion and survival. J Urol 130:895–897
3. Hetherington JW, Newling WW, Robinson MRG, Smith PH, Adib RS, Whelan P (1987) Intravesical Mitomycin C for the treatment of recurrent superficial bladder tumours. Br J Urol 59:239–241
4. Jacobi GH, Klippel KF, Hohenfellner R (1983) 15 Jahre Erfahrung mit der radikalen Zystektomie ohne präoperative Radiotherapie beim Harnblasenkarzinom. Akt Urol 14:63
5. Jakse G, Rauschmeier H, Lentsch P, Hofstaedter F (1983) Der Tumorinfiltrationstyp. Eine Möglichkeit zur Klassifizierung muskelinfiltrierender Blasentumoren. Akt Urol 14:179
6. Jakse G, Loidl W, Seeber G, Hofstaedter F (1987) Stage T_1 grade 3 transitional cell carcinoma of the bladder: Unfavourable tumour? J Urol 137:39–43
7. Kurth KH, Ten Kate F, Sylvester R, de Pauw M (1988) The impact of review pathology on the evaluation of prognostic factors in superficial TCC of the bladder: Poster. 8. Congress of the European Association of Urology (EAU), London, 20.05
8. Lutzeyer W, Rübben H, Dahm H (1982) Prognostic parameters in superficial bladder cancer: an analysis of 315 cases. J Urol 127:250
9. Ooms EC, Anderson WA, Alons CL, Boon ME, Velhuizen RW (1983) An analysis of the performance of pathologists in the of bladder tumours. Hum Pathol 14:140–143
10. Rübben H, Lutzeyer W, Fischer N, Deutz F, Lagrange W, Giani G and members of the registry for urinary tract tumors, Rheinisch Westfälische Technische Hochschule Aachen (1988) Natural history and treatment of low and high risk superficial bladder tumors. J Urol 139:283
11. Skinner DG (1982) Management of invasive bladder cancer: A meticulous pelvic node dissection can make a difference. J Urol 128:34
12. Sternberg CN, Yagoda A, Scher HI, Watson RC, Herr HW, Morse MJ, Sogani PC, Vaughan ED jr, Bander N, Weiselberg LR, Geller N, Hollander PS, Lipperman R, Fair WR, Whitmore WF jr (1988) M-VAC (Methotrexate, Vinblastine Doxorubicin and Cisplatin) for advanced transitional cell carcinoma of the urothelium. J Urol 139:461
13. Stöckle M (1990) Kommentar. Akt Urol 21:75–76
14. Stöckle M, Alken P, Jacobi GH, Hohenfellner R (1986) Hat die pelvine Lymphadenektomie im Rahmen der radikalen Zystektomie eine therapeutische Bedeutung? In: Frohmüller H (Hrsg) 38. Verhandlungsbericht der Deutschen Gesellschaft für Urologie, Springer, Berlin Heidelberg New York Tokyo, S 39–40

15. Stöckle M, Alken P, Engelmann U, Jacobi GH, Riedmiller H, Hohenfellner R (1987) Radical cystectomy - Often too late? Eur Urol 13:361-367
16. Stöckle M, Tanke HJ, Voges Gl, Hohenfellner R (1989) The DNA-histogram of invasive bladder carcinoma-comparison of flow cytometry and automated image analysis. In: Rübben H, Jocham D, Jacobi GH (eds) Investigative Urology, vol III. Springer, Berlin Heidelberg New York Tokyo, pp 107-114
17. Tomasino RN, Orestano F, Morello V (1985) Pathologische Charakteristika des infiltrierenden Blasenkarzinoms mit Bezug Metastasierung: Eine vorläufige Auswertung von 59 radikalen Zystektomiepräparaten. Akt Urol 16:218-221
18. Whitmore WF (1982) Editorial Comment. J Urol 128:36

Weichteiltumoren des Beckens

Weichteiltumoren des Beckens

P. H. Petritsch [1], M. G. Smola [2] und Ch. E. Urban [3]

Einleitung

Weichteiltumoren (WTT) gehen laut Definitionem [8] vom nicht-epithelialen Gewebe aus, wobei Tumoren des retikuloendothelialen Systems, der Glia und des Stützgewebes parenchymatöser Organe ausgenommen sind. Das unterschiedliche Differenzierungsvermögen der mesenchymalen Zellen erklärt die strukturelle Vielfalt dieser Tumoren. Auf Grund dieser Definition unterscheiden wir 16 Gruppen von Weichteiltumoren, die ca. 170 histologische Typen umfassen, davon 60 Sarkome ausgehend von Muskulatur, Bindegewebe, Fettgewebe, Gefäßen und bestimmten Anteilen des peripheren Nervengewebes (Schwann-Scheide). Prinzipiell wird bei den WTT zwischen gutartigen und bösartigen Tumoren unterschieden, wobei erstere auf Grund der Größe und Lokalisation (z. B. die Lipomatosis pelvis, Neurofibromatosis) unter Umständen Probleme aus urologischer Sicht verursachen können. Trotzdem wird in dieser Übersicht in erster Linie auf die bösartigen WTT des Beckens eingegangen. WTT bzw. Weichteilsarkome (WTS) stellen eher seltene Geschwülste dar und ihre Inzidenz beträgt nach amerikanischen Statistiken 0,1–1% aller Malignome [8]. Man kann also damit rechnen, daß pro 100000 Einwohner 1–2 an einem malignen WTT erkranken. Eine kooperative Weichteilsarkomstudie (CWSS) die derzeit in Österreich im Anlaufen ist, rechnet mit etwa 300 Neuerkrankungen pro Jahr in Österreich. Dementsprechend noch seltener werden wir mit WTS des Beckens konfrontiert. Wir überblicken derzeit an unserem Department 11 Fälle von Tumoren, die in die Kategorie der WTS des Beckens einzuordnen sind (Tabelle 1).

Auf Grund der Seltenheit und der schlechten Prognose maligner WTT des Beckens in der Vergangenheit [7, 15, 16], wurden diese zumindest von den Urologen etwas stiefmütterlich behandelt. Positive Ergebnisse, vor allem hinsichtlich der Prognose, dank einer geänderten therapeutischen Strategie, haben in letzter Zeit auch das Interesse der Urologen geweckt und zu einer vermehrten Anstrengung auf diesem Gebiet geführt bzw. haben dazu geführt,

[1] Department für Urologie,
[2] Chirurgische Universitätsklinik Graz, Auenbruggerpl. 15, A-8036 Graz.
[3] Universitätskinderklinik, Auenbruggerplatz 30, A-8036 Graz.

Tabelle 1. Maligne Weichteiltumoren des Beckens, eigenes Krankengut (1975–1990)

Rhabdomyosarkom der Blase/Prostata (Kind)	4
Leiomyosarkom der Blase (Kind)	1
Spindelzellsarkom der Prostata	1
Liposarkom Becken/Retroperitoneum	1
Fibrosarkom	1
Paratestikuläres RMS	1
Paratestikuläres Liposarkom	1
Vaginalsarkom	1
Total	11

Urologen in die laufenden kooperativen Multicenterstudien zu integrieren. Ein wesentlicher Anteil an dieser positiven Entwicklung kommt der besseren pathohistologischen Aufarbeitung des Tumorgewebes durch immunhistochemische Methoden zu, [23] weiters Fortschritte auf dem Gebiet der adjuvanten Therapie in Form einer Polychemotherapie und/oder Strahlentherapie.

Diagnostik

Die Kenntnis und das bessere Wissen um WTT ermöglicht die raschere Deutung bestimmter Symptome, insbesondere auch im Säuglings- und Kindesalter. Der Umstand einer besonders aufmerksamen peripartalen Observanz der Säuglinge und Kleinkinder und die Möglichkeit primär nicht invasiver bildgebender Verfahren – in erster Linie dem Ultraschall – ist es zu verdanken, daß WTS zumindest in dieser Patientengruppe relativ früh diagnostiziert werden. Etwas anders sieht es bei den WTT des Erwachsenen aus, da Symptome unter Umständen erst sehr spät auftreten. Steht die Diagnose eines expansiven Prozesses einmal fest, sind alle bildgebenden Verfahren (Abb. 1, 2) anzuwenden, um ein adäquates Staging zu ermöglichen. Besondere Bedeutung kommt dabei in letzter Zeit vor allem auch in der Verlaufskontrolle dem Ultraschall, der Computertomographie (CT) und der Kernspintomographie (MRI) zu. Von grundlegender Bedeutung ist ferner eine adäquate histologische Klassifizierung des Tumors unter Heranziehung immunhistochemischer Methoden (Abb. 3, 4, Tabelle 2). Dies macht es erforderlich, dem Pathologen representatives Tumormaterial zur Verfügung zu stellen. Als Methode der Wahl kommt eine ausgiebige Biopsie in Form einer Inzissionsbiopsie bzw. Exzissionsbiopsie, oder als Punktionsbiopsie mittels Trucat oder Vim-Silverman Nadel in Frage. Eine Feinnadelbiopsie wird derzeit als nicht ausreichend angesehen. Alle diese diagnostischen Maßnahmen sind darauf ausgerichtet, eine exakte Stadieneinteilung einschließlich Malignitätsgrad zu erstellen, die als Grundlage für die einzuschlagende Therapie anzusehen ist. Als Grundlage für die Klassifizierung der WTS kann das pTNM System (UICC [24], AJCC [1]) herangezogen werden (Tabelle 3) [22].

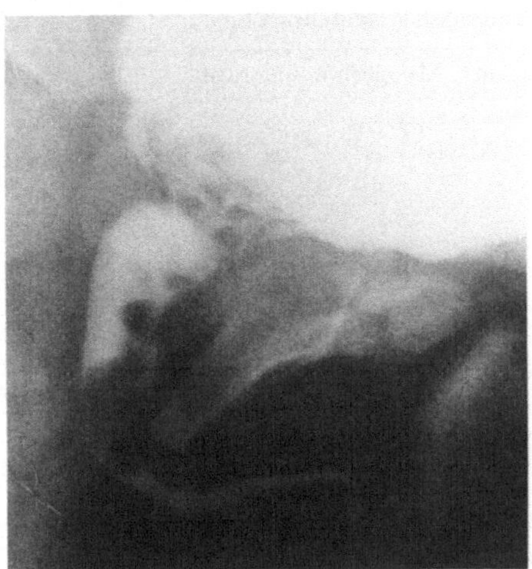

Abb. 1. Miktionszystographie bei einem 8 Monate alten Knaben zeigt Füllungsdefekte am Blasenhals und in der hinteren Harnröhre entsprechend einem embryonalen Rhabdomyosarkom der Prostata

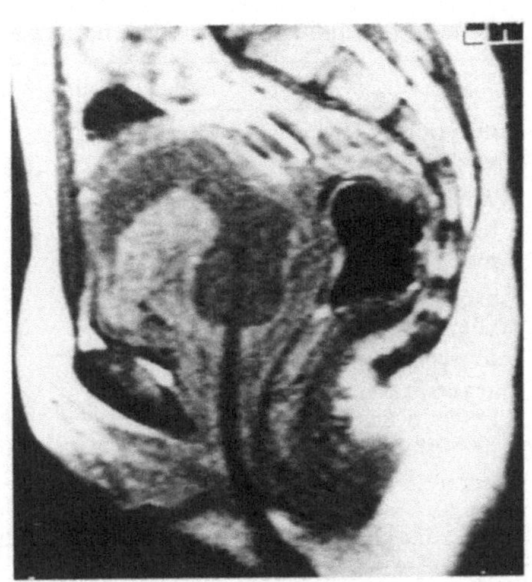

Abb. 2. MRI bei einem 9 Monate alten Säugling zeigt ein embryonales Rhabdomyosarkom vom botryoidem Typ

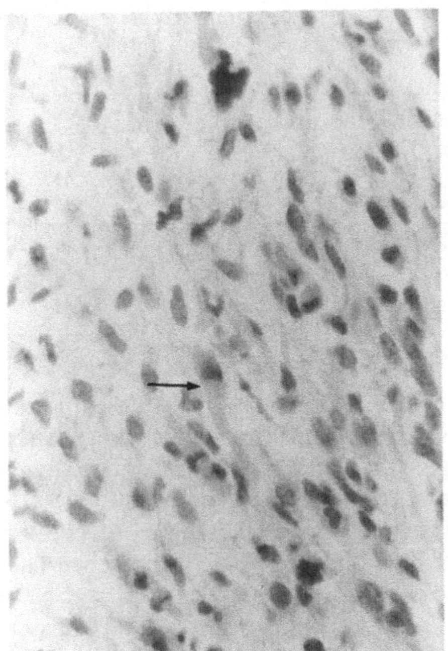

Abb. 3. Histologisches Präparat eines embryonalen Rhabdomyosarkoms (HE-Färbung) zeigt für diese Tumorart typische Rhabdomyoblasten (*Pfeil*)

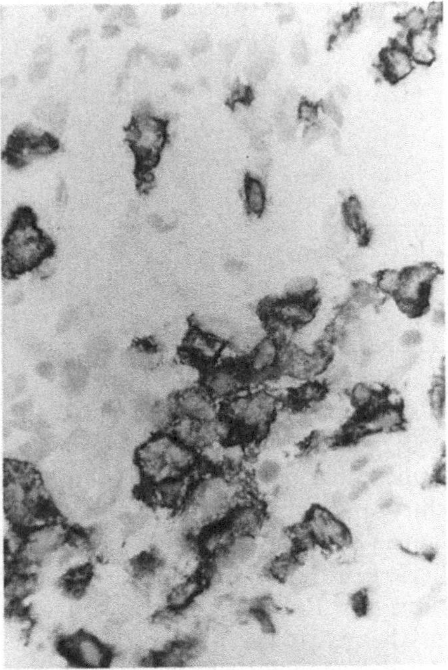

Abb. 4. Histologisches Bild einer Knochenmarksmetastase (Desmin-Färbung), die durch immunhistochemische Untersuchung als Rhabdomyosarkom erkannt wurde

Tabelle 2. Immunhistochemische Charakterisierung der Weichteilsarkome

WTS	Desmin	Vimentin	Myoglobin	Keratin	S-100	NSE
Embryonales RMS	+	(+)	(+)	–	–	–
Alveoläres RMS	+	(+)	(+)	–	–	–
Synoviales Sarkom						
biphasisch	–	+	–	+	–	–
monophasisch	–	+	–	(+)	–	–
Fibrosarkom	–	+	–	–	–	–
Malignes Schwannom	–	+	–	–	(+)	–
Leiomyosarkom	+	–	–	–	–	–
Extraossäres Ewing-Sarkom	–	+	–	–	–	–

+ positiv in fast allen Zellen; (+) positiv in wenigen Zellen; – negative Reaktion

Tabelle 3. AJCC – Stadieneinteilung der Weichteilsarkome: Definition der Stadien

Stad. I	
Stad. I a ($G_1T_1N_0M_0$)	Grad 1 Tu. > 5 cm keine reg. Lnn. od. Fernmetastasen
Stad. I b ($G_1T_2N_0M_0$)	Grad 1 Tu. < 5 cm keine reg. Lnn. od. Fernmetastasen
Stad. II	
Stad. II a ($G_2T_1N_0M_0$)	Grad 2 Tu. > 5 cm keine reg. Lnn. od. Fernmetastasen
Stad. II b ($G_2T_2N_0M_0$)	Grad 2 Tu. < 5 cm keine reg. Lnn. od. Fernmetastasen
Stad. III	
Stad. III a ($G_3T_1N_0M_0$)	Grad 3 Tu. > 5 cm keine reg. Lnn. od. Fernmetastasen
Stad. III b ($G_3T_2N_0M_0$)	Grad 3 Tu. < 5 cm keine reg. Lnn. od. Fernmetastasen
Stad. IV	
Stad. IV a ($G_{1-3}T_{1-2}N_1M_0$)	Tumor jeglichen Grades und Größe, der benachbarte Strukturen invadiert, mit pos. Lnn., jedoch ohne Fernmetastasen
Stad. IV b ($G_{1-3}T_{1-2}N_{0-1}M_1$)	Tumor mit Fernmetastasen

AJCC – American Joint Committee on Cancer [1]

Therapie beim Erwachsenen

Bis vor einigen Jahren, vielfach auch heute noch, hat sich die Therapie des malignen WTT auf die chirurgische Entfernung der Geschwulst beschränkt, wobei mehr oder minder radikal vorgegangen wurde. Diese Form der alleinig chirurgischen Therapie ergab schlechte Ergebnisse und die Mortalitätsrate betrug 88–90% innerhalb des ersten Jahres [7, 8, 15, 16]. Erst eine altersadaptierte Form der Therapie, im Sinne einer Kombination von chirurgischer Therapie und Polychemotherapie bzw. Radiotherapie verbesserte die Ergebnisse zusehends [10, 11, 12, 14, 22, 23]. 1974 konnten Heyn et al. [12, 13] auf eine Zweijahresüberlebensrate von 85% bei kindlichen Rhabdomyosarkomen des klinischen Stadium I hinweisen, und zwar bei Anwendung einer kombinierten Therapie, während in der Kontrollgruppe ohne adjuvante Chemotherapie die „Recurrence Rate“ nach zwei Jahren 53% betrug.

Aktueller Stand der Therapie

Die chirurgische Therapie steht bei den meisten WTS im Mittelpunkt aller therapeutischen Überlegungen. Die Radikalität des Eingriffes stellt mit Ausnahme beim kindlichen WTS den bestimmenden Faktor für die Überlebenschancen dar. Die Lokalrezidivrate und damit die Prognose hängen von der sachgemäßen chirurgischen Ersttherapie (Resektionsabstand) ab. Als oberstes Prinzip gilt, daß der Tumor während der Operation nicht gesehen wird. Adhärente Strukturen werden en-bloc entfernt, wobei die Resektionsränder histologisch abgesichertn werden sollen. Entsprechend den chirurgischen Möglichkeiten, vor allem auch in Hinsicht einer zusätzlich einzuschlagenden adjuvanten Therapie, werden 5 verschiedene Radikalitätsmodalitäten [5, 15, 20] unterschieden (Tabelle 4). Eine komplette Resektion wird in der Hälfte bis ⅔ der WTS, die in der präoperativen Abklärung als resektabel eingestuft wurden [15], erreicht.

Konnte ein hochdifferenzierter Tumor nach obigen Kriterien radikal entfernt werden, ist die Therapie damit abgeschlossen. Im anderen Fall oder bei Kindern sind weitere Therapiemodalitäten erforderlich.

Tabelle 4. Radikalitätsmodalitäten

Intraläsional (intrakapsulär bzw. subtotal)	
	Tumor wird eröffnet, makroskopischer Tumor (oder Pseudokapsel) bleiben zurück, adhärente Strukturen (Nerven, Gefäße, Knochen) sind histologisch nicht tumorfrei. Histologisch positive Resektionsränder, gleiches gilt für die intraläsionale Amputation
Marginale Resektion	
	Der Resektionsrand reicht bis an den Tumor heran, der Resektionsrand ist histologisch tumorfrei (einige mm – 1 cm), innerhalb der reaktiven Zone, extrakapsulär, gleiches gilt für die marginale Amputation
Weite Resektion	
	Histologisch tumorfreie Resektionsgrenzen (1 – 3 cm), außerhalb der reaktiven Zone, innerhalb des Kompartments, „Skip-Lesions" können verbleiben, gleiches gilt für weite Amputation
Radikale Resektion	
	Histologisch tumorfreie Resektionsränder (3 cm und mehr), Organresektion (erweitert radikale Resektion), das tumortragende Kompartment wurde en-bloc reseziert. Radikale Amputation (Exartikulation) oder Amputation im proximalen Extremitätenabschnitt
Palliative Resektion	
	Tumorverkleinerung, Staging, Grading, makroskopisch deutliche Tumorreste

(Nach Lawrence et al. [15], Enneking [5] und CWSS-89 [20])

Adjuvante Therapie

Chemotherapie

Auch wenn der Tumor radikal entfernt werden konnte, ist die Rezidivrate, insbesondere beim niedrig differenzierten WTS, hoch. Vielfach entwickeln diese Patienten Metastasen, vor allem in der Lunge. Aus diesem Grund sollte eine effektive adjuvante Therapie nach Beendigung der chirurgischen Therapie angeschlossen werden [4, 9, 10, 19]. Die wirksamsten Substanzen sind: Adriamycin (Remissionsraten 15–33%), Epirubicin (RR.: 15–33%), Ifosfamid (RR.: 30%), hochdosiertes MTX (RR.: 20%), DTIC (RR.: 17%), Aktinomycin D (RR.: 17%), Cyiclophosphamid (RR.: 15%) [2, 3]. Da alle WTS an unserer Klinik in den letzten Jahren im Rahmen der CWSS [20] behandelt wurden, wurde je nach Stadium bzw. Grading eine Kombination von Ifosfamid, Adriamycin und DTIC (IFADIC) bzw. bei fortgeschrittenen WTS an Stelle des Adriblastins Cyanamid (Novantron) (IFNDIC) [20] verabreicht.

Radiotherapie

Die Rationale der Verbindung von chirurgischer Therapie mit einer Strahlentherapie beim Erwachsenen liegt vor allem in der Organerhaltung bzw. Extremitätenerhaltung zum Preis einer geringeren chirurgischen Radikalität. Die Bestrahlung ist scheinbar in der Lage, mikroskopische Tumorzellen im adhärenten Gewebe zu sterilisieren. Es wird über idente Resultate wie nach radikaler chirurgischer Therapie [18] berichtet. Wir führen eine adjuvante Bestrahlung nur im Falle einer marginalen bzw. weiten Resektion durch und nicht nach radikaler Resektion. Im Kindesalter wird eine Strahlentherapie nur im Fall von Extremitätensarkomen bzw. bei Nichtansprechen einer Chemotherapie empfohlen (s. dort) [17, 22]. Die Strahlensensibilität der einzelnen Tumortypen ist heute noch nicht allgemeingültig definiert. Eine hohe Strahlenempfindlichkeit zeigen embryonale Rhabdomyosarkome, das Kaposi-Sarkom und das myxoide Liposarkom. Geringe Strahlenempfindlichkeit weisen das Fibro- und Synovialsarkom auf.

Metastasenchirurgie

Sind zum Zeitpunkt der Diagnose bereits Metastasen vorhanden, ist die Operation nur noch ein Teil eines Palliativkonzeptes. Verstümmelnde Eingriffe sind in solch einem Fall nicht mehr gerechtfertigt. Eine besondere Stellung nehmen Lungen- und Lebermetastasen ein. Bei solitären Metastasen in diesen Lokalisationen, vor allem bei einer Verdoppelungszeit des Metastasenvolumens über 40 Tage, kann eine Enukleation versucht werden [18].

Therapiekonzept beim Säugling und Kind

Im Gegensatz zu den WTS des Erwachsenen wird beim embryonalen WTS, meist Rhabdomyosarkomen, auf Grund des praktisch immer vorliegenden niedrigen Differenzierungsgrades eine adjuvante Therapie notwendig. Im Prinzip haben sich Vorgangsweisen bewährt, die in ihrem Aufbau alle ähnlich sind (Tabelle 5). Alle haben eines gemeinsam, daß sie im Gegensatz zur chirurgischen Therapie des Erwachsenen primär eine Organerhaltung anstreben (minimal surgery). Vielfach wurden auch Versuche einer neoadjuvanten Therapie zwecks „Downstaging" unternommen [17]. An unserer Klinik wird im Fall kindlicher WTT entsprechend den Kriterien der Deutsch-Österreichischen Weichteilsarkomstudie (CWS-86) vorgegangen. In jedem Fall wird im Anschluß an eine ausgiebige Biopsie bzw. Resektion des Tumors (je nach Ausdehnung) eine unter neoadjuvanten Gesichtspunkten ausgelegte Therapie mit Vincristin, Actinomycin D, Ifosfamid und Adriamycin (VAIA) angeschlossen. Nur bei Extremitätentumoren wird primär zusätzlich eine Strahlentherapie durchgeführt. Aus der Geschwindigkeit und Komplettheit des Ansprechens (Response-Zeit-Faktor) ergibt sich ein allen anderen Faktoren (Histologie, Dignitätsgrad, Lokalisation und Ausbreitung), deutlich übergeordneter Prognosefaktor [23]. Bei völliger, durch multiple Biopsien unter Umständen im Rahmen einer Zweitoperation bestätigter Zurückbildung des Tumors, bleibt die eingeleitete Chemotherapie unverändert und es kann auf eine totale Resektion des tumortragenden Kompartments verzichtet werden (nur bei 30% der Rhabdomyosarkome der Blase). Im Gegensatz dazu wird bei unzureichendem Ansprechen nach der 6.–7. Woche noch vor der definitiven chirurgischen Sanierung eine lokale Radiatio durchgeführt bzw. auch die Chemotherapie intensiviert.

Tabelle 5. Therapie des kindlichen Weichteilsarkoms

- o Adäquate Biopsie und Staging
- o Polychemotherapie (VAC) alle 4 Wochen
- o Wenn 2 Wochen später Progreß, begrenzte Resektion, wenn nicht resektabel zusätzlich Strahlentherapie
- o Nach 8 Wochen mindestens 50%ige Tumorverkleinerung, wenn nicht Radiatio und Chirurgische Therapie
- o Nach 16 Wochen, wenn Resttumor vorhanden, Radiatio und Chirurgische Therapie (auch ablativ)

Mayo Klinik [21]

Ist damit zum Zeitpunkt der Operation (16. Woche) noch immer keine komplette Remission erreicht, dann muß der Tumor radikal auch um den Preis eines verstümmelnden Eingriffes entfernt werden.

Prognose

Die Prognose maligner WTT hat sich seit 1960 dramatisch gebessert. Dies gilt in erster Linie auch für das Rhabdomyosarkom, dem wohl häufigsten malignen urologischen WTT des Beckens. Vor dieser Zeit war die Prognose trotz radikaler Chirurgie sehr schlecht. Die Fünfjahrestodesrate betrug 90–98% [6, 8]. Durch eine adjuvante Polychemotherapie, gelegentlich in Kombination mit einer Radiotherapie, konnte die Prognose wesentlich verbessert werden. So beträgt die 5-Jahres-Überlebenszeit für Stad. I Tumoren 83%, für Stad. II Tumoren 70%, für Stad. III WTS 52% und für Stad. IV Tumoren immerhin noch 20% [11, 12].

Literatur

1. AJCC-American Joint Committee on Cancer (1988) Manual for staging of cancer, 3rd edn. Lipincott, Philadelphia
2. Antman K, Montella D et al (1985) Phase II trial of ifosfamide with mesna in previously treated metastatic sarcoma. Cancer treat rep 69:499
3. Bramwell V, Mouridsen H, Santoro G et al (1987) Cyclophosphamide versus ifosfamide; final report of a randomized phase II trial in adult soft tissue sarcomas. Eur J Cancer Clin Oncol 23:311
4. Chang AE, Kinsella T, Glatstein E et al (1988) Adjuvant chemotherapy for patients with high grade soft tissue sarcomas of the extremities. J Clin Oncol 6:1491
5. Enneking WF (1983) Muscosceletal tumor surgery, vol I, II. Churchill Livingstone, New York Edinburgh London Melbourne
6. Enzinger FM (1965) Recent trends in soft tissue pathology in tumors of bone and soft tissue. Medical Year Book, Chicago
7. Enzinger FM, Shiraki M (1969) Alveolar rhabdomyosarcoma. An analysis of 110 cases. Cancer 24:18
8. Enzinger FM, Weiss SW (1988) Soft tissue tumors, 2nd edn. Mosby, St. Louis Washington Toronto
9. Fortner JG, Martin S, Hajdu S, Turnbull A (1981) Primary sarcoma of the retroperitoneum. Semin Oncol 8:180
10. Glenn J, Kinsella T, Glatstein E (1985) A randomized prospective trial of adjuvant chemotherapy in adults with soft tissue sarcomas of the head and neck, breast and trunc. Cancer 55:106
11. Grosfeld JL, Smith JP, Clatworthy HW (1972) Pelvic rhabdomyosarcoma in infants and children. J Urol 107:673
12. Heyn R, Ragab A, Raney RB et al (1986) Late effects of therapy in orbital rhabdomyosarcoma in children. A report from the intergroup rhabdomyosarcoma study. Cancer 57:1738
13. Heyn RM, Holland R, Newton WA jr, Tefft M, Breslow N, Hartman JR (1974) The role of combined chemotherapy in the treatment of rhabdomyosarcoma in children. Cancer 34:2128
14. Kaplan WE, Firlit CF, Berger RM (1983) Genitourinary rhabdomyosarcoma. J Urol 130:116
15. Lawrence W jr, Neifield JP, Terz JJ (1983) Manual of soft tissue tumor surgery. Springer, New York Berlin Heidelberg Tokyo
16. Markhede G, Angervall L, Stener B (1982) A multivariant analysis of the prognosis after surgical treatment of malignant soft tissue tumors. Cancer 49:1721

17. Olive-Sommelet D, D'Oleire F, Treuner J, Flammant F, Keim M, Rodary CH (1990) Complete local control in unresectable pediatric non rhabdomyosarcomas malignant mesenchymal tumors. Procedd ASCO 9:299
18. Potter DA, Glenn J, Kinsella T et al (1985) Patterns of recurrence in patients with high grade soft tissue sarcomas. J Clin Oncol 3:353
19. Rosenberg SA, Suit HD, Baker LH, Rosen G (1982) Sarcomas of the soft tissue and bone. In: De Vita VT, Hellman S, Ropsenberg SA (eds) Cancer principles and practice of oncology. Lippincott, Philadelphia, pp 1036–1095
20. Smola MG, Arian K, Böheim K, Depisch D, Dinstl K, Hawlicek R, Jakse R, Kotz R, Piza H, Ritschl P, Salzer-Kuntschik M, Samonig H (1990) Weichteilsarkom. ACO – Arbeitsgemeinschaft Chirurgische Onkologie, Manual der Chirurgischen Krebstherapie, 2. Aufl. Springer, Wien New York Heidelberg New York Tokyo
21. Smithson WA, Benson RC (1984) Lower genitourinary tract. In: Kelalis, King, Belman (eds) Clinical pediatric urology. Saunders, Philadelphia, p 1189
22. Springfield DS (1986) General guidelines in the treatment of sarcomas. In: Van Oosterom AT, Van Unnik JA (eds) 8 Management of soft tissue sarcomas and bone sarcomas. Raven Press, New York, pp 97–99
23. Treuner J, Kaatsch P, Anger Y, Seipp A, Spaar HJ, Gerein V, Suder J, Niethammer D (1986) Ergebnisse der Behandlung von Rhabdomyosarkomen (RMS) bei Kindern. Ein Bericht der Cooperativen Weichteilsarkomstudie (CWS-81) der Gesellschaft. Klin Pädiatr 198:208–217
24. UICC-TNM Klassifikation der malignen Tumore, 4. Aufl (1987) Springer, Berlin Heidelberg New York Tokyo
25. Wilbur JR, Sutow WW, Sullivan MP, Castro JR, Kaizer H, Taylor HG (1971) Successful treatment of inoperable embryonal rhabdomyosarcoma. Ped Res 5:408

Urologische Chirurgie bei Beckenverletzungen

Urologische Chirurgie bei Beckenverletzungen

J. Frick und D. Mack

Historischer Überblick

Erste Berichte über die erfolgreiche perkutane Drainage eines Urinoms findet man in der Literatur 1890 von v. Erichson. 1892 wurde von Kelly ein rupturierter Harnleiter mittels einer End-zu-Seit-Invagination erstversorgt. Hinsichtlich der Blasenverletzungen reichen die ersten Berichte nochmals um hundert Jahre zurück. Bereits zur Zeit Napoleons versorgten spezielle Chirurgen, die sog. „Steinschneider" – eigentlich französische Militärchirurgen, wie Pare, Hunter, Bell, Larey – Blasenverletzungen mittels Katheter. Ungefähr zur gleichen Zeit gab es erste Veröffentlichungen über die erfolgreiche Behandlung von Harnröhrenverletzungen. So hat 1757 von Verguin eine Harnröhrenruptur durch Katheterdrainage versorgt. 1784 plädierte von Erichson für ein frühes Einführen eines Katheters nach Verletzungen der hinteren Harnröhre oder aber für eine Harnableitung über den Damm. 1792 setzte sich Chopart für eine andere Form der Erstversorgung nach Harnröhrenruptur ein. Er plädierte vor allem für Inzision und Wunddrainage und hält einen Katheter nur bei nicht möglicher Miktion für sinnvoll. Im selben Jahr berichtete Birkett erstmals über die primäre Adaptation einer Harnröhrenruptur mittels Seidennaht.

Zur Ätiologie der urologischen Verletzungen bei Beckentraumen

Die Verletzungen des pelvinen Harnleiters sind äußerst selten und meist auf abgesplitterte Knochenteile bei Beckenfrakturen zurückzuführen.

Hinsichtlich der Blase handelt es sich in erster Linie um stumpfe Bauchtraumen mit oder ohne Beckenfrakturen. Kontusionen der Harnblase kommen ebenso vor wie Blasenrupturen; ursächlich werden in der Literatur zunehmend Schleudertraumen der Blase diskutiert; dafür spricht auch die zunehmende Zahl an Blasenrupturen ohne Beckenfraktur [9].

Zu Verletzungen der hinteren Harnröhre kommt es bei Zerreißung des Beckenbodens und durch freigesprengte Knochenteile.

Urologische Abteilung, Landeskrankenanstalten Salzburg, Müllner Hauptstr. 48, A-5020 Salzburg.

Tabelle 1. Klassifikation der Beckenfraktur nach Trunkey et al. [8]

Typ I:	„Crush"-Verletzung bei Beteiligung des gesamten Beckenringes
Typ II A + B:	„Malgaigne'sche Beckenfraktur"
Typ II C:	Symphysensprengung
Typ II D:	Isolierte Azetabulumfraktur
Typ III:	Isolierte Schambeinastfraktur

Klassifizierung der Beckenverletzungen (nach Trunkey)

siehe dazu Tabelle 1

Die Typ II-Beckenfraktur ist am häufigsten assoziiert mit einer Blasen- und Harnröhrenruptur, gefolgt vom Typ I. Es ergibt sich weiters eine direkte Relation zwischen dem Grad der Verletzung und der Mortalitätsrate.

Zur Diagnostik der Harntraktsverletzungen

Die Erhebung einer Anamnese ist bei polytraumatisierten Patienten oft nicht möglich. Beim klinisch-urologischen Status empfiehlt sich darum zusätzlich die Suche nach Kontusionsmarken, Hämatomen – auch am Genitale und am Perineum – und möglichen Blutungen aus dem Meatus urethrae externus.

Ergänzend hilfreich in der Diagnosestellung ist die vorsichtige, rektale Untersuchung. Beim intrapelvinen Harnröhrenabriß kommt es z. B. zu einer Dislokation der Prostata nach proximal.

Bei der Inspektion des Harnes unterscheidet man zwischen Makro- und Mikrohämaturie, wobei sich daraus keine Konsequenz hinsichtlich der weiteren Diagnostik ergibt. Bei Verdacht auf Harnröhrenverletzungen ist unbedingt ein retrogrades Urethrogramm mit einem wasserlöslichen Kontrastmittel indiziert.

Zur weiteren Abklärung ist ein Infusionsurogramm durchzuführen, welches ein gut beurteilbares Zystogramm beinhalten und dem ein Postmiktionsbild zum Ausschluß eines Extravasates bei Verdacht auf Blasenruptur angeschlossen werden sollte.

Bei intraperitonealer Ruptur der Harnblase zeigt sich zumeist die Markierung der Darmgrenzen, bei extraperitonealen Rupturen findet man eine sternförmige oder federförmige Verteilung des Kontrastmittels (Abb. 1).

Klinisch unterscheidet man zwischen intra- und extraperitonealer Ruptur, wobei die extraperitoneale Form die wesentlich häufigere ist. So geben Corriere u. Sandler [2] 62 extraperitoneale, im Gegensatz zu nur 5 intraperitonealen Rupturen an. 12 waren kombiniert mit Harnröhrenverletzungen. Bei Penetrationstraumen findet man die Ruptur häufig entlang der lateralen Blasenwand und seltener am Blasendom, während bei stumpfen Traumen der Blasendom der häufigste Verletzungsbereich ist, gefolgt von der zur Beckenverletzung

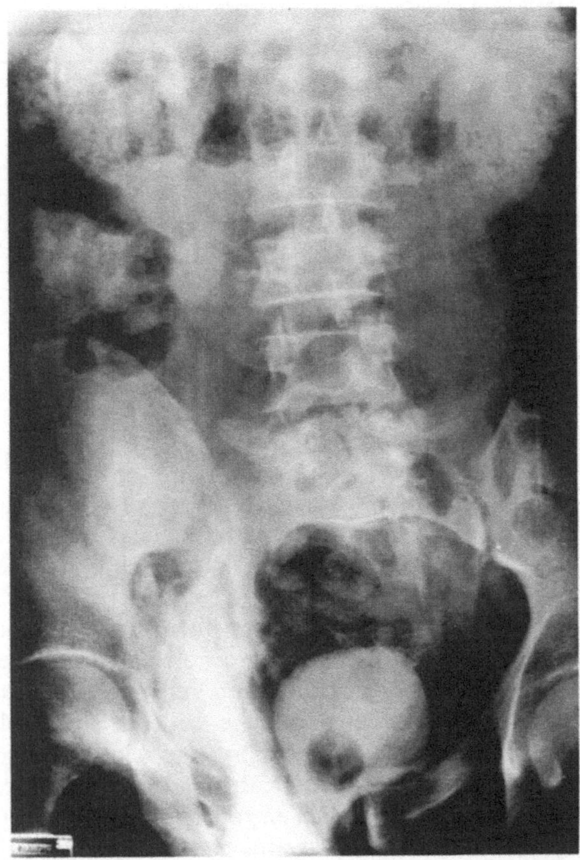

Abb. 1. Urogramm eines 30jährigen Patienten mit Beckenfraktur Typ II und extraperitonealer Blasenruptur: federförmige Verteilung des Kontrastmittels entlang der rechten Blasenseitenwand

kontralateralen Blasenwand. Möglich ist weiters die Verletzung der Blase durch Knochensplitter – und in nur 34% der Fälle befindet sich die Blasenverletzung im Bereich der Beckenverletzung selbst. Die Lokalisation der Blasenruptur in Relation zur Verletzungsweise ist aus Tabelle 2 ersichtlich [1].

Bei Verdacht auf eine Ureterbeteiligung ist ein retrogrades Ureterogramm anzustreben.

Therapie der Harntraktsverletzungen

1. Distaler Ureter
   Die Erhaltung der Niere sollte immer oberstes Gebot sein! Die Methodik reicht von der perkutanen Nephrostomie und dem inneren Splint bis über

Tabelle 2. Lokalisation der Blasenruptur in Relation zur Verletzungsweise (Nach Caroll et al. [1])

	penetrierende Verletzung	nicht penetrierende Verletzung
Seitenwand	42%	29%
Blasenhals	5%	14%
Vorderwand	11%	10%
Hinterwand	11%	10%
Dom	32%	34%

die Ureteroneozystostomie mit oder ohne Psoashitch bzw. Boari, über die Ureteroureterostomie bis zur Transureteroureterostomie. Letztlich muß die Methode der jeweils vorliegenden Situation angepaßt werden.

2. Harnblase
   a) Blasenkontusion: Benötigt keine chirurgische Intervention. In Ausnahmefällen ist eine Dauerkatheterdrainage bei ausgeprägter Hämaturie erforderlich.
   b) Blasenruptur: Hier steht die alleinige Versorgung durch Katheter kontroversiell zur primären Exploration und Versorgung der Verletzung. Hinsichtlich der alleinigen Versorgung der extraperitonealen Blasenruptur mit Katheterdrainage existiert eine Publikation von Corriere et al. [2]. Die Autoren geben in einer relativ großen Serie von 117 Patienten in sieben Jahren ihre Erfahrung mit dieser Therapie weiter. Das nichtoperative Vorgehen bei extraperitonealen Blasenrupturen ist in ihren Augen in erster Linie für weibliche Patienten mit kleinen Einzelverletzungen der Blase angezeigt – neben Patienten, die für ein invasiveres Vorgehen in zu schlechtem Allgemeinzustand sind. Wird der Patient aber aus unfallchirurgischen Gründen laparotomiert, schließen auch sie sich mit einer primären Versorgung der Blasenverletzung an.
   Die Mortalität bei Beckenfraktur mit Blasenverletzung ist immer noch sehr hoch. So gibt McAninch 1985 eine Mortalitätsrate von 44% bei Typ I-Beckenfraktur, von 25% bei Typ II und 14% bei Typ III an [6]. Zudem findet man häufig assoziierte Organverletzungen bei Blasenrupturen (s. Tabelle 3).

3. Hintere Harnröhre
   Zur Versorgung der hinteren Harnröhre bei Beckenverletzungen gibt es in der Literatur mehrere Lehrmeinungen:
   a) Zystostomie und Drainage als Sofortmaßnahme, mit Versorgung der Urethra zum späteren Zeitpunkt [4];
   b) suprapubische Harnableitung und sofortige Schienung der Harnröhre (Marberger und Frick).
   Bereits 1974 am ersten Kongreß der European Association of Urology in Padua setzten sich H. Marberger und J. Frick in einem Round Table

Tabelle 3. Assoziierte Organverletzungen bei Blasenruptur (Nach McAninch [6])

Ort	Nichtpenetrierende Traumen n = 32	Penetrierende Traumen n = 13
Becken	31	–
Röhrenknochen	16	1
Schädel	9	–
Thorax	9	–
Milz	6	–
Niere	4	–
Harnröhre	4	–

Gespräch über traumatische Läsionen der Urethra für eine sofortige Schienung der Harnröhre mittels innerem Splint ein. Weiters halten sie gerade bei gröberen Verletzungen die sofortige Exploration des retropubischen Raumes, die Drainage des Hämatoms und der Wundhöhle sowie die vorübergehende suprapubische Harnableitung und schließlich die Beckenstabilisierung für wesentlich [7];

c) die primär endoskopische Versorgung: Die Methoden sind erst in den letzten Jahren zur Anwendung gekommen. Langzeitergebnisse liegen noch nicht vor, somit ist eine endgültige Beurteilung nicht möglich.
Gelbard et al. [3] verwenden dazu spezielle Sonden, Schienen und Faßzangen. Alle Patienten werden nach der retrograden Urethrographie mit einem kleinlumigen Zystoskop beurteilt. Anschließend wird über die Zystostomie antegrad in die prostatische Harnröhre eine 24 Ch Goodwin Hohlsonde eingeführt. Über diese wird dann ein Ureterenkatheter gelegt und bis zur Blase durchgezogen. Die postoperative Katheterdrainage wird von diesen Autoren abgelehnt. Vier Wochen später wird der Durchzugskatheter entfernt und eine radiologische Kontrolle durchgeführt.
Marshall et al. [5] propagieren die sekundäre endoskopische Versorgung der allerdings nur kurzstreckigen Harnröhrenverletzung und zwar fluoroskopisch mit entsprechendem Armamentarium. Primär setzen auch sie eine Zystostomie. Einige Monate später verwenden sie zur Rekonstruktion ein flexibles Nephroskop, das suprapubisch in die proximale Urethra vorgeschoben wird. Das starre Nephroskop wird als Zystoskop von distal her eingeführt.
Unter fluoroskopischer Kontrolle wird eine kleine Hohlnadel in den Apex der prostatischen Harnröhre durch den Verletzungsbereich geführt. Die urethrale Kontinuität wird mittels Ballondilatation hergestellt und ein relativ dicker Katheter gesetzt. Nach längstens 4 Wochen werden mit dem Kinderresektoskop und lokaler Kortisoninstillation die restlichen Gewebsteile im Verletzungsbereich therapiert. Nach 2–4 Wochen wird der Katheter entfernt und der Patient angehalten, sich selbst zu bougieren.

Die im endoskopischen Umgang eher aufwendige Methode bietet sich vor allem bei sehr adipösen Patienten an, weiters ist die Komplikationsrate hinsichtlich erektiler Impotenz wesentlich niedriger.
Komplikationen nach Harnröhrenverletzungen beziehen sich in erster Linie auf Inkontinenz, Harnröhrenstriktur, Fistelbildung und Impotenz, wobei in der Literatur hinsichtlich Impotenz vor allem das invasive chirurgische Vorgehen angeschuldigt wird.

Zusammenfassend sei festgestellt, daß die Wahl der Methode bei Verletzungen des Harntraktes nach Beckentraumen von mehreren Faktoren abhängig ist: von der Lokalisation der Verletzung, dem Ausmaß der Verletzung, dem Zustand des Patienten und nicht zuletzt von der Erfahrung des Chirurgen.

Literatur

1. Carroll PR, McAninch JW (1984) Major bladder trauma: mechanisms of injury and a unified method of diagnosis and repair. J Urol 132:254–257
2. Corriere JN, Sandler CM (1988) Mechanisms of injury, patterns of extravasation and management of extraperitoneal bladder rupture. Due to blunt trauma. J Urol 139:43–44
3. Gelbard MK, Heyman AM, Weintraub P (1989) A technique for immediate realignment and catheterization of the disrupted prostatomembranous urethra. J Urol 142:52–55
4. Johansson B (1953) Reconstruction of the male urethra and strictures. Acta Chir Scand (Suppl) 176
5. Marshall FF, Chang R, Gearhart JP (1987) Endoscopic reconstruction of traumatic membranous urethral transection. J Urol 138:306–309
6. McAninch JW (1985) Trauma management, vol II: Urogenital trauma. Thieme, Stuttgart New York
7. Traumatic lesions of the urethra – Immediate and delayed treatment (1975) Round table discussion. Eur Urol 1:3–13
8. Trunkey DD, Chapman MW, Lim RC, Dumphy JE (1974) Management of pelvic fractures in blunt trauma injury. J Trauma 14:912–923
9. Wolk DJ, Sandler CM, Corriere JN jr (1985) Extraperitoneal bladder rupture without pelvic fracture. J Urol 134:1199–1201

Sachverzeichnis